Mein Weg zur Heilung

Eine Biographie

Mike Genung

SAFER SURFING
KINDER-, JUGEND- UND ERWACHSENENSCHUTZ IM INTERNET

Titel der Originalausgabe:
The Road to Grace

Published by Blazing Grace Publishing,
Colorado Springs, CO 80920, USA

Kinder-, Jugend- und Erwachsenenschutz im Internet
www.safersurfing.eu
safer@safersurfing.eu
Fabriksgasse 19, 2340 Mödling, Österreich
ZVR-Zahl: 730044457
4. Auflage 2017

Die Bibelstellen wurden, soweit nicht anders angegeben,
der »Zürcher Bibel 1931«
(Verlag der Zürcher Bibel, Zürich) entnommen.

Übersetzung: Hans Fritz
Bearbeitung: Philip Pöschl
www.loveismore.de

Umschlaggestaltung/-Foto:
Original, English cover design © copyright TLC Graphics,
www.TLCGraphics.com
Überarbeitet von Wilhelm G. Adelberger, München

Druck/Verarbeitung: ViViT s.r.o., Slowakei
Satz: Wilhelm G. Adelberger, München
http://www.adelberger.name

ISBN 978-3-200-01494-7

FÜR MICHELLE

Du hast 1989 einen Mann geheiratet, ohne zu wissen, dass er ein Sexabhängiger war, und dann hast du zehn leidvolle Jahre erduldet, denn er war dir gedanklich, körperlich und emotional untreu. Die Gnade, die du ihm, der dich so tief verletzt hat, erwiesen hast, in dem du ihm vergeben hast, ist unbezahlbar.

Du bist die Gefährtin meiner Seele, und ich liebe dich.

FÜR JESUS

Dieses Buch wurde geschrieben, weil Du mein Leben verändert hast, in dem Du mein Herz mit der Liebe Gottes erfülltest, obwohl ich Dich viele Jahre meines Lebens betrogen habe. Danke, dass Du diesen verlorenen Sohn nachhause gebracht hast. Du bist meine erste Liebe. Mögest Du dieses Buch dazu verwenden, um die Herzen vieler mit Liebe zu Dir zu entflammen.

MEIN WEG ZUR HEILUNG

DER KLEINE JUNGE – TEIL 1

In seinen jungen Jahren war der Kleine Junge ein fröhliches Kind mit einem freudigen, abenteuerlustigen Temperament. Er spielte gerne mit seinen Soldatenspielzeugen und tat so, als wäre er der Held, der die Situation rettete. Er stellte sich vor, dass er Rambo wäre, furchtlos, entschlossen und mit großem Bizeps, bereit, in einem Augenblick in den Kampf gegen eine überwältigende Übermacht zu springen und zu siegen. Oder er stellte sich vor, er wäre *Braveheart*, ein Anführer, dessen Mut und Integrität von Männern und Frauen gleichermaßen bewundert wurde. Ja, Sir, solch ein Mann wollte der Kleine Junge sein. Er malte sein Gesicht blau an und stürmte über den Hinterhof, schlug mit seinem Spielzeugschwert auf Büsche und Bäume ein und stellte sich imaginären Feinden in einer verzweifelten Schlacht.

Am liebsten wollte der Kleine Junge wie sein Vater sein. Dieser war all das, was der Kleine Junge sein wollte: klug, stark und zäh. Er war stolz auf seinen Papa und brüstete sich anderen kleinen Jungen gegenüber, dass sein Papa ihre schlagen könnte. Er liebte es, wenn sie miteinander rauften und zusammen lachten oder über Männersachen redeten … dann, wenn sein Papa mal zuhause war. Sein Papa musste in seinem Beruf viel reisen und war oft fort. Es machte den Kleinen Jungen traurig, dass er nicht mehr Zeit mit ihm verbringen konnte.

Aber der Kleine Junge bemerkte, dass andere kleine Jungen nicht traurig wurden. Sie waren zu rau und rüpelhaft, um solche Dinge zu fühlen. Deshalb entschloss er sich, ebenfalls ein rauer und rüpelhafter Junge zu sein. Obwohl sie Dinge sagten und taten, die seine Eltern ihm verboten hatten, was ihm innerlich Probleme bereitete, fühlte er sich gut, wenn die anderen Jungen ihm sagten, wie cool er sei.

Eines Tages waren seine Mama und sein Papa irgendwohin gefahren, und sie ließen ihn und seine kleine Schwester bei Onkel Frank, um bei ihm zu übernachten. Der Kleine Junge hatte immer gedacht, dass Onkel Frank seltsam wäre.

Sein Onkel war ruhig, und hin und wieder bemerkte er, dass Onkel Frank ihn auf eine merkwürdige Art und Weise ansah, wobei er sich unbehaglich fühlte.

Aber an dem Abend schien Onkel Frank glücklich zu sein. Sie schauten sich zusammen lustige Filme an und aßen Popcorn, und er ließ sie etwas länger aufbleiben. Als es spät geworden war, brachte Onkel Frank seine Schwester zuerst ins Bett in einem Gästeschlafzimmer im Haus. Dann brachte Onkel Frank den Kleinen Jungen in sein Schlafzimmer ... und tat einige fürchterliche Dinge mit ihm ... dazu gehörte das Berühren von den ganz privaten Teilen des Kleinen Jungen.

Hinterher ging es dem Kleinen Jungen so schlecht, dass er sich übergeben musste. Er wollte weglaufen, aber hatte zu viel Angst davor. »Wenn du irgendjemand davon erzählst, was geschehen ist«, sagte Onkel Frank zu ihm, »dann mache ich das noch einmal mit dir.« Der Kleine Junge versprach, niemandem ein Wort zu sagen.

Während der nächsten paar Jahre fing der Kleine Junge an, sich zu verändern. An manchen Tagen wurde er ohne Grund wütend, an anderen weinte er viel. Er wollte seinem Papa sagen, was geschehen war, damit er Onkel Frank zerstampfen würde, aber sein Papa war sogar noch mehr auf Reisen. Außerdem stritten seine Mama und sein Papa viel miteinander. Der Kleine Junge hatte jetzt Angst davor, von anderen Menschen berührt zu werden. Er hasste auch Familienzusammenkünfte, denn Tante Susi, die jeden umarmen und küssen musste, war immer dabei. In manchen Nächten hatte er Albträume über das, was mit Onkel Frank passiert war, und wenn er sie hatte, wachte er oft mit Angstschauern auf.

Ein paar Jahre später war der Kleine Junge eines Tages in *Jimmies* Haus. *Jimmie* war auch ein rauer, rüpelhafter Junge, und er und der Kleine Junge unternahmen viel zusammen. *Jimmie* nahm den Kleinen Jungen zu einem versteckten Platz in seinem Zimmer mit und zeigte ihm eine Sammlung von Zeitschriften, die er besaß, Magazine mit vielen schockierenden Bildern von kleinen Mädchen. Obwohl der Kleine Junge instinktiv wusste, dass diese Magazine schlecht waren, erregten ihn die Bilder. »Na los, nimm eins mit nachhause,« lachte Jimmie, »ich habe noch viel mehr.«

Der Kleine Junge nahm die Zeitschrift mit nachhause und schaute sie an. Er schaute sie sehr viel an. Er erinnerte sich daran, was Onkel Frank mit ihm gemacht hatte und wie sich das angefühlt hatte, und er machte das mit sich selbst.

»Das macht Spaß«, dachte der Kleine Junge. Bald hatte er seine eigene Sammlung von Magazinen, genau wie Jimmie.

Eines Tages begannen die Mama und der Papa des Kleinen Jungen zur Kirche zu gehen. Sie hatten kürzlich von jemandem namens Jesus gehört, und zur Kirche gehen schien das zu sein, was Leute taten, die mehr über Ihn wissen wollten. In der Kirche lernte der Kleine Junge, dass Jesus Gott ist, dass Er ihn liebt und am Kreuz für ihn starb. Er hörte, dass die bösen Leute in die Hölle kommen, und dass Christen, die Jesus lieben, in den Himmel kommen. Der Kleine Junge wollte nicht in die Hölle kommen, und so beschloss er, Christ zu werden. Augenblicklich passierte innerlich etwas Seltsames. Der Kleine Junge merkte, dass er nicht mehr rau und rüpelhaft sein wollte, er wollte Jesus gefallen.

Über die Jahre ging der Kleine Junge mit seinen Eltern zu einigen Gemeinden und bemerkte, dass die Pastoren unterschiedliche Dinge über Gott sagten. Ein Pastor schrie: »Wenn du viel sündigst, kommst du in die Hölle!«, was dem Kleinen Jungen Angst machte, und so begann er, sein Bestes zu versuchen, um gut zu sein. Ein anderer sagte: »Du musst alles aus der Bibel lernen und tun, was da steht, damit du Gott gefällst.« Ein dritter Pastor sagte sehr häufig: »Gott liebt dich.« Das hörte der Kleine Junge gerne, aber er fühlte sich nicht immer so, als ob Gott ihn liebte, besonders dann nicht, wenn er sich die Magazine angeschaut hatte. »Außerdem, wenn Gott mich liebt, warum hat Er dann zugelassen, dass Onkel Frank diese Dinge mit mir macht?«, fragte er sich.

In einer Gemeinde traf der Kleine Junge eines Tages ein hübsches, Kleines Mädchen in einem blauen Kleid. Das Kleine Mädchen war etwas Besonderes. Sie haute ihn um wie noch kein anderes Mädchen vorher. Er liebte alles an ihr – wie sie aussah, sprach und dachte. Wenn sie zusammen waren, war er glücklich, und er wollte sie nicht verlassen. Bald wurden sie die besten Freunde.

In ihrer Kindheit tanzte das Kleine Mädchen gerne. Einige Jahre zuvor bereitete ihre Schule ein Theaterstück vor, und sie sollte die Hauptrolle spielen. Das Stück bedeutete alles für das Kleine Mädchen. In den Monaten vor der Aufführung übte sie ihre Bewegungen zwei Stunden täglich. Sie wollte an dem Abend perfekt sein.

Am Tag vor der Aufführung ging ihre Mama mit ihr in ein Geschäft, um ihr ein schönes, weißes Rüschenkleid und neue Schuhe zu kaufen, nur für das Stück. »Ich kann es gar nicht erwarten, dass Papa mich in diesem Kleid sieht«, dachte sie und betrachtete ihr Aussehen in einem Spiegel des Geschäfts. Er würde so stolz auf sie sein. Als sie zuhause ankamen, sahen sie einen Notizzettel auf der Arbeitsplatte in der Küche. Ihre Mama begann zu weinen, während sie ihn vorlas. »Er hat uns verlassen«, sagte sie. Der Papa des Kleinen Mädchens hatte sie wegen einer anderen Mama mit zwei kleinen Mädchen verlassen. Ihr Herz war zerbrochen, und das Kleine Mädchen trug nie wieder das Kleid und nahm auch nicht an der Aufführung teil. Sie erklärte der Schule, dass sie zu krank zum Tanzen sei, und ein anderes, kleines Mädchen übernahm ihre Rolle.

Es dauerte nicht lange, bis das Kleine Mädchen und der Kleine Junge beschlossen, beste Freunde für das ganze Leben zu werden. Sie waren beide begeistert. Jetzt würden sie von jemandem geliebt werden, der sie nicht verletzen würde. In seiner Begeisterung darüber, dass er heiraten würde, warf der Kleine Junge seine Sammlung von Magazinen in den Müll. Er würde sie nicht mehr brauchen, jetzt, wo er sein Kleines Mädchen hatte.

Während der ersten Monate hatten sie viel Spaß in ihrer Ehe. Sie lachten, küssten und umarmten sich viel. Es war großartig, die besten Freunde für das ganze Leben zu sein. Aber dann begann etwas falsch zu laufen. Der Kleine Junge fühlte sich wieder so, wie es war, bevor sie die besten Freunde für das Leben geworden waren – zornig, ängstlich und so, als ob er viel weinen wollte. Er hörte auf, so wie vorher viel mit seinem Kleinen Mädchen zu reden, und sie küssten sich nicht mehr so oft. Das Kleine Mädchen fühlte sich verletzt und ungeliebt und drängte den Kleinen Jungen, zu reden und ihr zu sagen, was falsch war. Das Problem war, je mehr sie ihn drängte, desto verängstigter wurde er, und schließlich stritten sie sehr viel miteinander.

Eines Tages, während das Kleine Mädchen einkaufen gegangen war, entdeckte der Kleine Junge, dass er sich Bilder wie die, die er in seiner alten Magazinsammlung gesehen hatte, anschauen konnte, wenn er seinen Computer benutzte, um ins Internet zu gehen. Er erinnerte sich, wie gut er sich früher dabei gefühlt hatte. »Das ist der einzig sichere Weg, wie ich geliebt werden kann«, sagte er sich selbst. Er schaute sich die Bilder von anderen kleinen Mädchen am Computer an und berührte sich dabei oft selbst. Er schlich sich ins Computerzimmer, wenn das Kleine Mädchen eingeschlafen war oder unterwegs war, um Besorgungen zu machen.

Eines Nachts wachte das Kleine Mädchen auf, nachdem der Kleine Junge das Zimmer verlassen hatte, um sich an den Computer zu setzen. Irritiert darüber, dass er nicht da war, ging sie zum Computerzimmer und war entsetzt zu sehen, dass ihr Kleiner Junge sich selbst berührte, während er sich auf dem Computer die Bilder von anderen kleinen Mädchen ansah. Sie konnte nicht glauben, was ihr bester Freund tat und fing an zu weinen.

Der Kleine Junge war peinlich berührt und fühlte sich schrecklich. Wie konnte er sein Kleines Mädchen nur so verletzen? »Ich werde es nie wieder tun, es tut mir Leid«, versprach er ihr kühn. Mehr als alles andere wollte das Kleine Mädchen ihrem Kleinen Jungen vertrauen. Obwohl sie tief verletzt war, glaubte sie ihm und willigte ein, bei ihm zu bleiben.

In den folgenden Wochen tauchten die Bilder beständig in der Vorstellung des Kleinen Jungen auf, und gelegentlich brach er das Versprechen, das er dem Kleinen Mädchen gegeben hatte. »Es wird schon okay sein, solange sie es nicht herausfindet«, dachte er. »Was sie nicht weiß, wird sie nicht verletzen.« Sie fragte ihn von Zeit zu Zeit, ob er sich noch immer diese Bilder anschaute, aber er log jedes Mal, um sie nicht wieder zu verletzen.

Obwohl ihr Kleiner Junge ihr gesagt hatte, dass er sich die Bilder nicht mehr anschaute, war da etwas in der Art seines Verhaltens, von dem das Kleine Mädchen fühlte, dass etwas nicht richtig war. Er lachte nicht mehr viel und war häufig still. Er küsste sie kaum noch. Wenn sie ihn fragte, ob alles in Ordnung sei, wurde er zornig und abwehrend, als sei er verärgert darüber, dass sie ihm überhaupt diese Frage stellte. Obwohl er sagte, dass nichts verkehrt war, schien ihre Freundschaft zu sterben.

Ein paar Monate später saß das Kleine Mädchen eines Tages zuhause an ihrem Computer und schrieb einen Brief, als sie versehentlich eine falsche Taste drückte – und war entsetzt, als das schockierende Bild von einem anderen kleinen Mädchen auf dem Bildschirm auftauchte. In der Hoffnung, dass das ein Einzelfall wäre, rief sie eine ihrer Freundinnen an, die ihr erklärte, wie man Bilder findet, die im Computer gespeichert sind – und war fassungslos, als sie Hunderte weitere fand. Aus den Zeitangaben der Dateien wurde ersichtlich, dass ihr Kleiner Junge sich *jeden Tag* die Bilder von anderen kleinen Mädchen angesehen hatte. »Wie konnte ich ihm die ganze Zeit nur glauben!?«, fragte sie sich unter Tränen des Zorns und des Schmerzes.

Das war mehr, als sie ertragen konnte. Schnell schrieb sie eine Notiz, die besagte: »Du hast mich zu sehr verletzt, und ich kann dir nicht mehr vertrauen.

Es tut mir leid, aber ich kann nicht länger deine beste Freundin für das Leben sein.« Sie packte ihre Koffer und verließ ihr Zuhause.

Als der Kleine Junge spät am Abend nachhause kam, war er verwundert darüber, dass das Haus dunkel war. »Gewöhnlich lässt sie ein Licht an, was ist los …« und dann sah er ihre Notiz. »*Oh nein, was habe ich getan?*«, rief er aus. In einem ersten Impuls wollte er an den Computer stürzen und sich gleich wieder die Bilder anschauen, damit er sich besser fühlte und seine Einsamkeit vergessen konnte … aber dann erkannte er: »Dieser Schund ist der Grund, warum ich mein Kleines Mädchen verloren habe … ich will das nicht mehr; ich will sie.« In Panik rief er sein Kleines Mädchen im Hause ihrer Mutter an und versprach, wieder gut zu sein, doch sie weigerte sich, ihn anzuhören. »Du hast mich zu viele Male belogen, ich kann dir nicht mehr von Herzen vertrauen«, sagte sie und legte auf.

In dieser Nacht weinte der Kleine Junge mehr als jemals zuvor in seinem Leben. Er dachte über Gott und all die Dinge nach, die er in den Gemeinden gehört hatte. Er wusste, was in der Bibel stand, war aber jahrelang ungehorsam gewesen. »Vielleicht habe ich so viel gesündigt, dass ich in die Hölle komme«, fragte er sich. »Vielleicht liebt Jesus mich nicht mehr.«

»Gott, ich habe ein Chaos aus meinem Leben gemacht, und ich weiß nicht, was ich tun soll. Wenn du da bist, bitte, hilf mir,« betete er. Der Kleine Junge war so krank vor Traurigkeit, dass er sich zum Erbrechen fühlte. Spät in der Nacht schlief er endlich ein.

KAPITEL 1

LÜGEN, WAHRHEIT UND HOFFNUNG

Wir aber müssen Gott allezeit eurethalben danken, vom Herrn geliebte Brüder, dass euch Gott von Anfang an erwählt hat zum Heil in der Heiligung durch den Geist und im Glauben an die Wahrheit. 2. THESSALONICHER 2,13

Im Juni 1991 erkannte ich, dass ich ernsthafte Probleme mit sexueller Abhängigkeit hatte. Ich hatte die Kontrolle verloren, masturbierte wenigstens einmal am Tag zu Pornografie. Es war egal, ob ich alleine zuhause war, während sich meine Frau Michelle außer Haus befand, oder ob ich mich auf einer Geschäftsreise in einem Hotelzimmer aufhielt.

In den Hotels war es am schlimmsten. Die Isolation und die Einsamkeit, verbunden mit der Versuchung, einen Pornofilm anzuschauen, war zu viel für mich. Ich verbrachte die Nächte damit, in Lust zu schwelgen und sah einem langen Tag voller Verkaufsgespräche entgegen nach nur zwei Stunden Schlaf und mit einem überwältigenden Gefühl der Scham.

Die meiste Zeit meines Lebens war ich zur Kirche gegangen und kannte all die Aussprüche wie ›sexuelle Unmoral soll nicht wohnen im Reich Gottes‹, aber die Angst vor dem Gericht bewirkte nicht viel mehr, als dass die Last der Scham noch größer wurde. Willenskraft allein reichte nicht aus; ich versuchte viele Male aufzuhören. Je mehr ich kämpfte, desto häufiger versagte ich. Wie die meisten naiven jungen Männer dachte ich, dass heiraten mein Problem mit Lust beseitigen würde. Aber die unausweichlichen Reibungen, die zwischen einem Mann und einer Frau auftreten und oft ganz andere Ursachen haben wie gestörte Verhältnisse in der Herkunftsfamilie, trieben mich mehr zur Pornografie, als es während der Zeit meines Ledigseins der Fall gewesen war. Meine arglose, junge Frau, mit der ich seit zwei Jahren verheiratet war, kannte die christliche *Dr.- Jekyll-Seite* von mir, aber sie wusste nichts von dem Kerl, der sich im Schatten versteckte, *Mr. Hyde.*

Da andere Christen nicht über Kämpfe mit Pornografie oder über sexuelle Sünde sprachen, nahm ich an, dass mit *mir* etwas ernsthaft falsch war. Ich hatte sogar Zweifel, ob ich wirklich Christ war. Ich überlegte, Hilfe in Anspruch zu nehmen sollte, bevor ich zu weit gehen und meine Ehe zerstören würde.

Aber … wo sollte ich nach Hilfe suchen?

In eine Gemeinde brauchte ich nicht zu gehen. *Das* hatte ich schon früher einmal versucht.

1990 hatten Michelle und ich an einem von einer Gemeinde veranstalteten Eheseminar in den Bergen von San Bernardino teilgenommen. Meine Frau wusste nicht, dass ich einige Tage vor dem Seminar durch eine Pornotour gegangen und wie gewöhnlich in Scham versunken war.

Zum Aufwärmen wurden am Samstagmorgen Lobpreislieder zum Herrn gesungen. Die klare, aufbauende Musik und der Anblick von Gottes majestätischer Schöpfung rieb Salz in die Wunden meiner Scham. Im Laufe des Vormittags wurde es immer schlimmer, bis ich es nicht mehr aushalten konnte. Ich musste mit jemandem reden. Der pensionierte Pastor, der die Lehre hielt, schien warmherzig und freundlich zu sein, und so beschloss ich, mit ihm über mein Problem mit Pornografie zu sprechen.

Als wir in die Pause entlassen wurden, sagte ich zu Michelle, dass ich einen Augenblick mit dem Seminarleiter sprechen wollte und später zu ihr kommen würde. Nervös näherte ich mich ihm. Noch nie zuvor hatte ich mich jemandem wegen dieser Sache geöffnet …

»Hallo, ich schätze die Sachen sehr, die Sie uns mitteilen … und ich … äh … ich habe ein Problem mit etwas, worüber ich sprechen möchte.«

Er lächelte: »Sicher! Was ist das Problem?«

Ich fühlte eine Spur der Erleichterung über mich hinwegschwappen. Bis jetzt ging es ganz gut. »Ich … äh … habe ein Problem …« Ich schluckte schwer. »Mit Pornografie … das ist etwas, womit ich schon lange kämpfe … ich hatte die Hoffnung, dass Sie mir vielleicht einen Rat geben könnten, was ich da tun kann …«

Sein Gesichtsausdruck verdunkelte sich. Offensichtlich befand er sich in der Gegenwart eines Sünders, mir, und ich musste zu Recht gebracht werden. Er durchbohrte mich mit seinen Augen und stieß hervor: »Höre einfach auf damit! Einfach aufhören!«

Ich nickte schwach und schlenderte davon. Ich hielt Ausschau nach einem Loch, in das ich mich verkriechen konnte, und war dankbar, dass der Seminarleiter nicht zu meiner Gemeinde gehörte.

Ich schauderte. Was wäre gewesen, wenn ich es jemandem aus meiner Gemeinde gesagt hätte? Ich konnte mir schon jetzt die Ansage bei den Sonntagmorgen-Mitteilungen vorstellen: »Mike Genung hat bekannt, dass er ein Sexabhängiger ist. Das Ausschlussverfahren nach 1. Korinther findet heute Abend um 18:30 Uhr im Lobpreiszentrum statt. Anschließend werden Kaffee und Gebäck gereicht.«

Einige Jahre lang hatte ich eine christliche Psychologin aufgesucht, aber ich konnte nicht mit einer Frau über mein Pornoproblem sprechen. Ich dachte über meine männlichen Freunde nach, aber all die Männer, mit denen ich Zeit verbrachte, arbeiteten in derselben Firma wie ich. Wenn sie die Meldung verbreiteten: »Mike ist ein Porno …« Ich wollte gar nicht daran denken.

Und meine Frau? Oh yeah, das konnte ich mir jetzt schon ausmalen: »Liebling, ich kann nicht aufhören, zu den Bildern von anderen nackten Frauen zu masturbieren … denkst du, du könntest für mich beten?« Ich hätte auch gleich den Country Song singen können, den die Frau, die siebenmal verheiratet gewesen war, gesungen hatte: ›D-I-V-O-R-C-E‹ (Scheidung). Alle unsere Freunde würden es erfahren, und ich würde mich an irgendeinen trostlosen Ort wie Alaska zurückziehen müssen, um noch einmal von vorne anzufangen.

Meine Gemeinde, mein Seelsorger, meine Freunde und meine Frau fielen aus. Was blieb noch?

Ich hatte von den Anonymen Alkoholikern gehört und dachte, dass es vielleicht ein ähnliches Programm für Leute geben könnte, die mit Sexabhängigkeit zu tun haben. Ich schaute in den Gelben Seiten nach und fand eine 12-Schritte-Gruppe für Sexabhängige. Die Treffen wurden einmal wöchentlich in einer Stadt abgehalten, die 45 Minuten mit dem Auto entfernt lag, und sie trafen sich an diesem Abend.

Ich murmelte zu Michelle, dass ich noch etwas zu erledigen hätte, zog los und fuhr auf der Autobahn IS-60 Richtung Osten. Normalerweise hätte mir die Fahrt Spaß gemacht, aber ich war zu nervös im Hinblick auf das Treffen. Ich stellte mir vor, wie ich in einem schwach beleuchteten Zimmer saß mit ein paar schmierigen Typen mit schmutziger Kleidung und blassem Gesicht. Beinahe wäre ich umgekehrt.

Das Treffen fand in einer Nervenklinik statt, die aus flachen, weißen Gebäuden bestand, die einer Irrenanstalt nicht unähnlich aussahen. Ich betrat das Eingangsgebäude und näherte mich der Besucherstation, wo sich ein Mädchen in Straßenkleidung aufhielt. Eine Welle der Scham schwappte über mich. Einer Frau zu sagen, dass ich mit Lust zu kämpfen hatte, war das Letzte, was ich tun wollte.

»Wo ist der Raum für … äh … die Gruppe für Sexabhängigkeit?« Sie schaute mich an, als wäre ich nur ein weiterer Nervenkranker und zeigte mir, wo ich hingehen musste, zu einem Raum, der sich gleich um die Ecke von ihrer Station befand.

Ich atmete tief durch und trat ein. Der Raum war rechteckig, mit Teppich ausgelegt und etwa acht Meter lang und drei Meter breit, die sauberen, weißen Wände mit zeitgenössischer Kunst dekoriert. Ein langer, hölzerner Konferenztisch füllte das Zimmer aus, und auf gepolsterten Bürosesseln saßen acht Männer. Keiner von ihnen sah so aus, wie ich es mir in meiner Fantasie vorgestellt hatte. Einige trugen Anzüge, der Rest trug saubere Freizeitkleidung.

Das Treffen begann damit, dass jeder sich vorstellte und einiges über seinen Hintergrund mitteilte. Mit jeder neuen Vorstellung wurden meine Augen größer und fielen meine Kinnladen weiter herunter. *Fast alle von ihnen waren Christen.* Sie waren auch nicht einfach nur Kirchenbankdrücker. Einer von ihnen war Hauptpastor gewesen und ein anderer Musikdienstleiter. Ihre Kämpfe waren den meinen ähnlich. Alle hatten sie ein Problem mit Pornografie und Masturbation, während andere Promiskuität, Affären oder Prostitution zugaben.

»*Was ist denn hier los?*«, dachte ich. »Dies ist doch ein säkulares Programm, aber die meisten Leute hier sind Christen. Könnte es sein, dass es in der Kirche mehr Leute gibt, die ein Problem mit sexueller Sünde haben, als ich mir vorgestellt habe?«

Seit jenem Abend habe ich viele Treffen für sexuell Verderbte besucht und geleitet. Ich habe Pastoren, Priester, Leiter von Musikdiensten, Älteste und Missionare bei diesen Gruppen gesehen. Pornografie und sexuelle Sünde haben die Kirche auf jeder Ebene infiltriert, und trotzdem wird über das Thema kaum gesprochen, vor allem nicht von der Kanzel. Ich denke, die Leute sehen Pornografie noch immer so an, wie ich es einmal tat: als Randproblem der Gesellschaft, wo ein paar alte Männer in schmutzige Bücherläden für Erwachsene im Industriegebiet der Stadt gehen, um dort einzukaufen.

Heute sieht die schmutzige Wirklichkeit so aus, dass Pornografie genauso amerikanisch ist wie Apfelstrudel, und viele Christen nähren sich davon. Sehen wir einmal folgende Statistik:

» Es gibt geschätzte 4,2 Millionen Porno-Websites, die 372 Millionen Seiten mit sexuellem Inhalt anbieten.[1]
» Die Einkünfte der Pornoindustrie sind mit 12 Milliarden $ in den USA größer als die der NFL (*National Football League*), *NBA (National Basketball Association)* und *Major League Baseball* zusammen. Der weltweite Pornoverkauf wird mit 57 Milliarden $ angegeben. Im Vergleich dazu hat *Microsoft*, das die Betriebssysteme verkauft, die auf den meisten Computern verwendet werden (zusätzlich zu anderer Software), Verkaufszahlen von 36,8 Milliarden $ im Jahr 2004.[2]
» Hollywood verbreitet jährlich 11.000 Filme für Erwachsene.[3]
» In Hotelzimmern, wo Pornofilme verfügbar sind, sind zwei Drittel der gemieteten Filme Pornofilme. Im Durchschnitt werden diese Filme zwölf Minuten lang angeschaut.[4]
» 53 % der Männer, die zu der christlichen Organisation *Promise Keepers* gehören, besuchen jede Woche Pornowebsites
» Im Dezember 2000 führte die *National Coalition to Protect Children and Families* (Nationale Koalition zum Schutz von Kindern und Familien) eine Befragung an fünf christlichen Universitäten durch, um zu sehen, wie es bei der nächsten Generation von Gläubigen im Hinblick auf sexuelle Reinheit aussieht: 48 % der Männer gaben zu, sich gegenwärtig mit Pornografie zu beschäftigen. 68 % der Männer sagten, dass sie sich in der Schule gezielt einschlägig sexuelle Websites anschauen.[6]
» In einer Befragung aus dem Jahre 2000 der Zeitschrift *Christianity Today* (Christsein Heute) gaben 33 % der Geistlichen zu, eine Website mit einschlägigem, sexuellen Inhalt besucht zu haben. Von denen, die Pornoseiten besucht hatten, gaben 53 % an, dass sie diese Seiten ›ein paar Mal‹ im letzten Jahr aufgesucht hatten, 18 % besuchten die sexuell

einschlägigen Seiten zwischen mehrmals monatlich bis zu mehrmals pro Woche.[7]

» In seinem Buch *Men's Secret Wars* (Die geheimen Kriege der Männer) veröffentlichte *Patrick Means* das Ergebnis einer vertraulichen Befragung von 350 Männern. 10 % davon waren evangelikale Pastoren und 90 % Laien, die Leiter in Schlüsselpositionen aus zwölf Denominationen waren. 64 % gaben an, mit Pornografie, zwanghafter Masturbation oder anderen geheimen, sexuellen Aktivitäten zu kämpfen. 25 % der verheirateten Männer gab zu, Ehebruch begangen zu haben, während weitere 14 % sexuellen Kontakt nahe am Geschlechtsverkehr bekannten.[8]

» In einer Erhebung, die im September 2003 durchgeführt wurde, gaben 34 % der weiblichen Leser von *Today's Christian Woman's online newsletter* (Internet-Rundbrief von Christliche Frauen Heute) zu, absichtlich auf Pornoseiten im Internet zuzugreifen.[9]

» Im März 2002 führte *Rick Warren's* ›Pastors.com‹-Website eine Erhebung unter 1.351 Pastoren über den Gebrauch von Pornografie durch. 54 % hatten sich Internetpornografie im letzten Jahr angeschaut, 30 % davon hatten Porno-Websites während der letzten 30 Tage besucht.[10] In einer Befragung von über 500 christlichen Männern auf einer Männerfreizeit gaben über 90 % zu, dass sie sich von Gott getrennt fühlten, weil Lust, Pornografie oder Fantasien in ihrem Leben Fuß gefasst hatten.[11] 47 % von Familien sagten, dass bei ihnen zuhause Pornografie ein Problem sei.[12]

Ich weiß, dass diese statistischen Angaben überwältigend und schockierend sind. Die Vorstellung, dass *wenigstens* die Hälfte der christlichen Männer ein Problem mit Pornografie haben könnte, ist schwer zu fassen. Wenn man sich im Sonntagmorgen-Gottesdienst die Gesichter in der Menge ansieht, von denen man viele kennt, denkt man: »Das kann nicht sein … nicht in *meiner* Gemeinde.«

Dasselbe hatte ich auch gedacht. Im Frühjahr 2004 willigte der Pastor der Gemeinde, die ich besuchte, ein, eine Befragung an den Männern zum Thema Pornografie durchzuführen. Unsere 600 Gemeindemitglieder setzten sich hauptsächlich aus Familien zusammen, und ich konnte mir nicht vorstellen, dass so viele christliche Väter und Ehemänner, neben denen ich jeden Sonntag saß, sich mit Pornografie abgaben. Zu meiner Überraschung spiegelte das Ergebnis die nationalen Befragungen wider: 25 % der Männer, die antworteten, hatten sich

Pornografie im letzten Monat angeschaut, 44 % innerhalb der letzten sechs Monate, und 61 % während des letzten Jahres.

Aber wenn man sich nur die Zahlen ansieht, vergisst man leicht, dass hinter der Statistik reale Menschen stehen, die – oftmals – tragische Geschichten zu erzählen haben:

» Tom ist ein ehemaliger Gemeindeältester, der eine Frau heiratete, die vor ihrer Eheschließung als Missionarin tätig war. Sie haben drei Kinder und haben in ihrer Gemeinde zusammen im Kinderdienst gearbeitet. Toms Abhängigkeit von Pornografie und Masturbation brachte ihre Ehe an den Punkt der Krise, als seine Frau ihn dabei überraschte, wie er vor pornografischen Magazinen masturbierte.
» Sammy war der verheiratete Vater von zwei Kindern, der den Musikdienst in seiner Gemeinde leitete, während seine Frau im Chor mitsang. Sowohl Sammy als auch seine Frau hatten ein Problem mit Lust. Sammy gab sich mit Pornografie und Masturbation ab, während seine Frau ehebrecherische Affären hatte. Ihre Scheidung hatte einen tief greifenden Einfluss auf ihre Tochter im Teenageralter, die in einer Nervenklinik landete und wegen Selbstmordgefahr unter Beobachtung gestellt wurde.
» Jim ist Christ, der mit Pornografie, Masturbation und Promiskuität kämpfte. Während seiner zweiten Ehe hatte er Sex mit einer Prostituierten. Überwältigt von Schuld ging er zu seiner Gemeinde und bekannte seine Sünde vor den Leitern der Gemeinde, die ihn dann mit Öl salbten und über ihm beteten. Jim fühlte sich danach besser, als er sie verließ, aber dann traf ihn die Einsamkeit, die ihn schon sein ganzes Leben geplagt hatte, mit voller Wucht wieder, und er ging noch am selben Abend zu einer zweiten Prostituierten. Einige Monate später reichte seine Frau die Scheidung ein.
» Bill war ein verheirateter Vater von zwei Kindern, der die meiste Zeit seines Lebens mit Pornografie und Masturbation zu tun hatte. Er verbrachte viele Jahre in verschiedenen 12-Schritte- und anderen Hilfsprogrammen und hatte eine Unterstützergruppe in seiner Gemeinde geleitet. Bill hatte sich von Pornografie getrennt, konnte aber die Masturbation nicht aufgeben. Er sah nichts Falsches darin, obwohl seine Frau ihn anflehte, sich zu ändern. Er erzählte mir, dass seine Frau ihn dabei beobachtete, wie er alleine ins Schlafzimmer ging und wusste, dass er sich selbst befriedigen würde. Über einen Zeitraum von drei

Jahren starb ihre Ehe langsam. In der Zeit gab es nicht einen einzigen intimen Augenblick zwischen ihnen beiden. Einige Monate später reichte Bills Frau die Scheidung ein.

» Markus war ein angesehener Polizeibeamter, der mit einer Frau verheiratet war, die aus ihrer vorherigen Ehe eine Tochter im Teenageralter mitbrachte. Auch er hatte ein geheimes Problem mit Pornografie und Masturbation. Eines Abends brachte ihn seine Lust dazu, in das Schlafzimmer seiner Stieftochter zu gehen – mit verheerenden Konsequenzen. Markus verlor seine Familie, seinen Job und seine Freiheit. Markus verbrachte fünf Jahre im Gefängnis.

» Als Teenager geriet Jeff in einen homosexuellen Lebensstil und fand dann in seinen frühen Zwanzigern zum Herrn. Er war entschlossen, sein Leben für Christus zu leben, er machte einen sauberen Bruch mit seiner sündhaften Vergangenheit und schloss sich einer Gemeinde an. Nach einigen Jahren führte ihn der Herr mit einer starken, christlichen Frau als Ehefrau zusammen. Ihr Leben verlief gut, aber dann wurde seine Frau bei einem tragischen Autounfall getötet. Überwältigt von Gram und plötzlicher Isolation fing Jack an, in homosexuelle Pornografie und Masturbation zurückzugleiten.

» Rich ist Christ, der eine schöne, intelligente Frau heiratete, mit der er drei Kinder hat. Er und seine Frau sind finanziell gesegnet – zusammen verdienen sie 250.000 $ im Jahr. Sie besitzen ein Millionen-Dollar-Haus, neue Autos und alle übrigen Spielereien. Obwohl er 14 Jahre am 12-Schritte-Programm für sexuell Abhängige teilnahm, hat sich seine Beschäftigung mit Pornografie und Masturbation von hässlich bis zu außer Kontrolle entwickelt. Rich ist einer meiner engsten Freunde, und ich bete, dass seine Abhängigkeit von sexueller Sünde nicht eine weitere Familie zerstört.

Wenn Männer zur ersten Mal in eine Unterstützergruppe kommen, höre ich oft, dass sie sagen: »Ich dachte, ich wäre der einzige Christ, der ein Problem mit Lust hat.« Satans Strategie besteht darin, den mit sexueller Sünde Kämpfenden davon zu überzeugen, dass er es geheim halten muss. Wenn ich ›der Einzige‹ bin, dann wage ich es nicht, anderen davon zu erzählen, denn ich möchte nicht das Ziel sein, wenn die Hexenjagd beginnt. Niemand kann mein Problem verstehen, und das bedeutet, dass es keine Hoffnung gibt, sodass ich niemals frei werden kann von der Scham und der Sünde, die mich so leicht herunterzieht. Als Ergebnis regieren Verzweiflung und sexueller Götzendienst mein Leben.

Wenn wir Lust geheim halten, herrscht sie über uns. Jahrelang ließ ich zu, dass Lügen und Beschuldigungen wie die Folgenden mich davon abhielten, Hilfe zu suchen:

»Das kannst du niemandem erzählen.«

»Was werden sie von dir denken, wenn sie wissen, was du tust?«

»Du bist *Christ* und tust *so etwas*?!«

»Niemand sonst hat dieses Problem, also bist du entweder ein Freak oder ein Perverser ...«

»Sie werden dich aus der Gemeinde rausschmeißen, wenn du es dort jemandem sagst ... schämst du dich eigentlich nicht über dich selbst?«

Und dann, was am schlimmsten ist: »Du hast doch sowieso schon gesündigt, also kannst du auch gleich einen Schritt weitergehen ... Hey, es ist doch nur ein bisschen Porno. Du bist doch jetzt allein, und niemand sieht dich; was soll daran schlimm sein?«

Es ist Satans Absicht, dich in Sünde und Scham gefangen zu halten, aber der Plan des Allmächtigen Gottes ist es, dich zu befreien. Ich habe erlebt, wie Er das Leben von sexuell Verderbten verändert hat, einschließlich Männern, die im Gefängnis gelandet sind und sie dann dazu gebrauchte, anderen zu helfen. Ich habe erlebt, dass Ehen, die vor der Scheidung standen, gerettet wurden, und ich habe gesehen, dass Männer, die jahrelang masturbiert haben, damit aufhörten. Er hat das Leben von vielen verändert, die mit sexueller Sünde zu tun hatten, einschließlich mir selbst, und Er ist gewillt und bereit und Er wartet darauf, dasselbe für dich zu tun, ganz egal, was du getan hast. Ich glaube, die Tatsache, dass du dieses Buch jetzt gerade liest, zeigt, dass Er in deinem Leben arbeitet und dich zu Sich ziehen möchte.

Du bist nicht der einzige Christ, der mit Lust kämpft. Du bist nicht ein einzigartiger Perversling, und es gibt reichlich Hoffnung. Wenn du es zulässt, wird der Herr dein Leben verändern. Begeben wir uns gemeinsam auf den Weg zur Barmherzigkeit. Die Reise mag zwar manchmal hart sein, aber das Endergebnis ist es mehr als wert.

KAPITEL 2

ISOLATION IST TÖDLICH

Wer sich absondert, sucht sein eigenes Verlangen, er strebt gegen alle vernünftige Weisheit. SPRÜCHE 18,1 (direkt übers.)

Wir Männer werden von Geschichten angezogen, die von tapferen, mutigen Kriegern handeln. Wir stellen uns vor, selbst *Braveheart* zu sein, der eine raue und verwegene Gruppe von Kerlen gegen ein böses Imperium ins Feld führt und es ausradiert; Rocky, der nach einem heftigen Kampf den Boxtitel in der letzten Minute gewinnt; oder ein Superheld unserer Wahl, der den Bösewicht überwindet und die Situation rettet.

Einige von uns mögen anstreben, ein heroischer Mann Gottes zu sein wie Elia, ein Mann von starkem Glauben, der sich gegen die Nation Israel stellte und erlebte, wie Gott mächtig wirkte. Oder wie Stephanus, der sein Leben aufs Spiel setzte und den Pharisäern entgegentrat, oder wie Paulus, ein kühner Zeuge des Evangeliums inmitten von entschlossenem Widerstand, Schlägen und Leiden. Wir lieben Erzählungen über Kühnheit und äußerstes Risiko, denn wir möchten gerne selbst eine solche Art von Mann sein, der sein Leben auf diese Weise lebt.

Ein Bursche, der seine Schwächen und Fehler zugeben kann, ist ein Mann mit Mumm. Es braucht Mut und leidenschaftliche Hingabe an Christus, um unseren Stolz zu ignorieren und zu bekennen, dass unser Leben ein Chaos ist. Wenn ein Mann über seine Schwächen schonungslos ehrlich ist, werden andere dadurch inspiriert und herausgefordert, so sein zu wollen wie er. Wahre Stärke wird am Herzen eines Mannes gemessen und nicht daran, wie gut er im Armdrücken ist.

Vor einigen Jahren kam ein Bursche, der sich mit Pornografie abgab, zum ersten Mal in unsere Selbsthilfe-Gruppe. Er war fast zwei Meter groß, von kräftiger Statur, trug einen Bart und war beim Militär gewesen. Äußerlich war er das Abbild eines Mannes. Er kam zehn Minuten früher, und während er auf die Ankunft der anderen wartete, stellte er einige Fragen über das Treffen.

»Wie viele Personen kommen zu dieser Gruppe?«, fragte er. Zu der Zeit waren es durchschnittlich fünf Männer. Im Scherz sagte ich: »Oh, ungefähr 25.« Er ging buchstäblich in die Knie. Voller Entsetzen sah er mich an und sagte: »Ich muss hier raus.« Die Vorstellung, einer großen Gruppe von Männern seinen Kampf mit Pornografie und Masturbation mitteilen zu müssen, war zu viel für ihn. Schnell beruhigte ich ihn und versicherte ihm, dass an diesem Abend keine 25 Männer kommen würden.

Die Aussicht, zuzugeben zu müssen, dass man mit Pornografie, Masturbation oder einer anderen Art sexueller Sünde zu tun hat, kann erschreckend sein. Scham, Angst vor Ablehnung und die Bedrohung des Stolzes sind reale Feinde, denen man ins Auge sehen muss. Es besteht das Risiko, dass die Person, der man es mitteilt, uns herunterputzt oder uns ablehnt, wie es dieser pensionierte Pastor mit mir tat, wie ich in Kapitel 1 geschildert habe. Aber obwohl es im Leib Christi einige geben mag, die sich nicht mit der schmutzigen Wäsche von anderen abgeben wollen, gibt es viele andere, die Zugang dazu finden – und von unserer Ehrlichkeit gesegnet werden. Erinnern wir uns, dass wenigstens die Hälfte der Männer in den Gemeinden etwas mit Pornografie zu tun hat.

»Warum sollte ich einer anderen Person erzählen, dass ich mit sexueller Sünde kämpfe?«, fragst du. »Gib es denn keinen anderen Weg?«

Im Kampf gegen Lust funktioniert Willenskraft nicht. Die Tatsache, dass du gerade dieses Buch liest, beweist das wahrscheinlich. Um die Lust alleine besiegen zu können, müssten wir wohl in der Lage sein, in unser Herz zu greifen und es zu reinigen. Das wäre so, als würde ein Mensch versuchen, an sich selbst eine Krebsoperation durchzuführen.

Wie jeder andere Mann versuchte ich alles, um zu vermeiden, dass jemand anders von meiner sexuellen Sünde erfuhr. Ich versprach Gott, dass ich damit brechen würde, betete und las jeden Tag meine Bibel, lernte Schriftstellen auswendig und fastete. Ich machte auch kühne und heldenhafte Schritte, um die Lust zu besiegen. An einem Abend, als ich auf einer Geschäftsreise allein in einem Hotelzimmer war, schnitt ich mit meinem Taschenmesser das Stromkabel des Fernsehers durch, damit ich mir nichts anschauen konnte. Als dann aber die Wellen der Lust über mich hinwegrollten, schnitt ich die Kabelenden des Stromkabels auf und steckte sie in die Steckdose. Unglücklicherweise kreuzte ich das Stromkabel mit dem Erdungskabel und verursachte einen Kurzschluss, wodurch der Stromkreis für das gesamte Zimmer unterbrochen wurde. Es war mir zu peinlich, dem Hotelmanager mitzuteilen, was passiert war, und so verbrachte ich den Rest meines Aufenthalts in Dunkelheit.

Soviel zur Willenskraft.

In seinem Buch *Pure Desire* (Reines Verlangen) vergleicht *Ted Roberts* Lust mit einer Schlinge:

Als ich während der Jahre zu vielen Gruppen über das Thema von sexuellen Kämpfen gesprochen habe, bin ich unglücklicherweise immer wieder solchen begegnet, denen tödliche Ratschläge gegeben worden waren. Ein geistlicher Leiter hatten ihnen gesagt, dass sie einfach nur ihre Bibel mehr lesen sollten, mehr beten und sich beim nächsten Mal noch mehr anzustrengen, dann würden sie es nicht mehr tun.

In solchen Situationen hatte der Seelsorger die geistliche Schlinge um die Seele der Person nicht bemerkt, eine Schlinge, die sich mehr zuzog und die Dinge noch schlimmer machte, je mehr die Person daran zog. Was die Person wirklich brauchte, war, dass das Seil durchgeschnitten wurde! Jemandem zu sagen, er solle nur stärker ziehen, funktioniert nicht. Tatsächlich wird das Gegenteil bewirkt![1]

Lust nährt sich, wird gezüchtet und gedeiht in Isolation. Je mehr wir dagegen kämpfen, desto stärker wird sie. Ich habe noch von keiner Person gehört, die in der Lage war, Lust alleine zu vertreiben, und ich habe seit 1991 mit Männern und Frauen zu tun gehabt, die damit kämpfen. In dieser Schlacht ist Isolation tödlich. Der einzige Weg, um die Macht der Lust zu brechen, besteht darin, ihr den Treibstoff zu entziehen, der sie antreibt.

Das *American Heritage Dictionary* (US-amerikanisches Wörterbuch) definiert das Wort *isolieren* als ›von anderen abgesondert oder abgeschnitten sein‹. Alleine sein bedeutet nicht das Gleiche wie abgesondert sein. Man kann in Frieden alleine sein, wenn man Gemeinschaft mit Gott hat, sich aufbauende Musik anhört, ein Buch liest oder Sport treibt. Jesus hat oft alleine Zeit mit Gott verbracht, deshalb ist ein Leben allein nicht notwendigerweise ein Leben in

Isolation. Wir ›schneiden uns selbst von anderen ab‹, wenn wir uns nach innen drehen und uns in unser Schneckenhaus zurückziehen. Ich habe mich jahrelang in meiner Ehe emotional isoliert oder ›abgesondert‹ von meiner Frau. Man kann in einer Ansammlung von Menschen isoliert sein, so wie man beim Alleinsein mit Gott und anderen verbunden sein kann.

Wenn eine Person in Scham watet, ist die natürliche Reaktion, sich emotional ›von anderen abzusondern‹. Dieses ›sich absondern‹ hat die heimtückische Wirkung, dass der Lust genau das gegeben wird, was sie braucht, um zu wachsen wie ein gedüngtes Unkraut. Ein Mann, der von Liebe abgeschnitten ist, muss sich emotional immer noch von etwas nähren, und so gibt er sich mit dem Müll der Lust zufrieden.

Gottes Wort spricht über den Irrsinn der Isolation und was geschieht, wenn wir Sünde verborgen halten:

> *Wer sich absondert, sucht sein eigenes Verlangen, er strebt gegen alle vernünftige Weisheit.* SPRÜCHE 18,1 (direkt übers.)

> *Wenn ich meine Sünde verschweige, verschmachtet mein Leib ob meines unablässigen Stöhnens.* PSALM 32,3 (direkt übers.)

Wenn jemand, der in dem Karussell der sexuellen Abhängigkeit gefangen ist, nach etwas sucht, worauf er seine Lust fixieren kann, zählt nur noch ›das eigene Verlangen suchen‹. Das Leben wird zu ›alles dreht sich um mich‹, und alle vernünftige Weisheit wird aus dem Fenster geworfen. Das ist das irrsinnige *›Jekyll und Hyde‹*- Leben von sexabhängigen Christen: sie kennen Gottes Wort und Seine Gebote hinsichtlich sexueller Sünde, aber sie ›streiten dagegen‹ und ›suchen ihr eigenes Verlangen‹.

Wenn wir uns ›absondern‹ und unsere Sünde verbergen, umarmen wir sie. Sünde umarmen heißt, Sünde anzubeten, und wenn man Sünde anbetet, wird man ihr Sklave. (*»Denn wovon ein Mensch überwältigt ist, davon wird er versklavt.«* 2. Petrus 2,19b) Ein Mann, der von ›anderen abgeschnitten‹ ist, trägt seine schwere Last allein auf den Schultern, und der tägliche Trott der Bedrückung von sexueller Sünde ›lässt seinen Leib verschmachten‹. Als sexuelle Sünde mein Leben regierte, hatte ich Schlafstörungen, war oft müde und wurde leicht krank. Mit fortschreitender Zeit kämpfte ich mit Ängsten und Panikattacken und wurde auf Antidepressiva gesetzt, mein Nervensystem wurde gerädert durch die Last meiner Sünde.

Wir können unsere Last auf einfache Weise niederlegen, indem wir unsere Kämpfe freiwillig anderen mitteilen, oder wir können es auf die harte Tour haben und warten, bis ›es‹ passiert, wie viele Männer es tun. John war einer von denen, die auf ›es‹ warteten. Fast sein ganzes Leben war John, ein verheirateter Mann, von Pornografie abhängig, und eines Abends beschloss er, eine Prostituierte aufzusuchen. Lust bewirkt bei ihren Opfern immer, dass sie mehr wollen, und Bilder reichten John nicht länger aus. Er wollte die reale Sache. Die Prostituierte, bei der John landete, war ein verdeckter Ermittler der Polizei. Johns geheimes Leben wurde weit offen gelegt, was einen immensen Druck auf seine Ehe ausübte. Gleich nach dieser Erfahrung nahm John Kontakt mit mir auf, um Hilfe zu erhalten.

Die meisten Männer erkennen nicht, dass sexuelle Sünde emotionale und geistliche Blindheit hervorruft. Der ehemalige Pastor der Gemeinde, zu der wir gehören, pflegte zu sagen: »Sünde macht dich dumm.« Nachdem ich Jahre damit verbracht habe, im dichten Nebel der Dämlichkeit herumzuwandern, weiß ich, dass er Recht hat. Blind und mit uns selbst beschäftigt können wir den entgegenkommenden Sattelschlepper nicht sehen, bis es zu spät ist.

> *Würde Gott solches nicht herausfinden? Denn Er kennt die Geheimnisse des Herzens.* PSALM 44,21 (direkt übers.)

Wenn du deine sexuelle Sünde nicht ans Licht bringst, wird Gott es tun. In ihrem Buch *An Affair of the Mind* erzählt Laurie Hall Folgendes:

An einem Tag, als Alice den Hobbyraum ihres Mannes putzte, gab ihr der Herr den Eindruck, sie sollte in die Mitte eines Stapels mit alten Zeitschriften schauen. »Was für ein lächerlicher Gedanke«, sagte sie zu sich selbst. Aber der Gedanke wollte nicht weggehen. Schließlich ging sie zu dem Stapel hinüber und zog die Zeitschrift in der Mitte heraus. Es war ein Exemplar der neuesten Playboy Ausgabe. Jetzt ergab das befleckte, zusammengeknüllte Handtuch, das sie in der Schublade mit Bobs Unterwäsche gefunden hatte, als sie seine frisch gewaschenen Socken eingeräumt hatte, einen Sinn. Er hatte zu Pornografie masturbiert.

»Ich hätte nie geglaubt, dass er sich mit solchem Zeug abgibt«, sagte sie mir.

Der Herr öffnete auch die Augen von Helen. Ihr Mann, ein Diakon in der Kirche, war äußerst eifersüchtig und Stimmungsschwankungen unterworfen. Eines Nachts, nachdem Helen den Herrn gebeten hatte, ihr zu offenbaren, was los war, weckte der Herr sie auf und drängte sie, ins Wohnzimmer zu gehen.

»Das kann doch nur ein Scherz sein, Herr«, sagte sie und schaute auf den Wecker. »Es ist drei Uhr morgens!« Dann fiel ihr auf, dass Paul nicht im Bett war. Sie ging zum Wohnzimmer und erstarrte, als sie dort ihren Ehemann vorfand, der den Playboy-Kanal anschaute.[2]

Wir können unsere Sünde nicht vor dem Herrn verstecken. Wir können den ›leichten Weg‹ nehmen und sie selbst ans Licht bringen oder es Ihm überlassen, es auf die harte und unerfreuliche Weise zu tun. Er liebt dich zu sehr, um zuzulassen, dass du mit der Sünde weitermachst. Und das, was du tust, ist verletzend für dich selbst und für die, die dich lieben. Ich habe Geschichten von vielen Männern gehört, die ihre Spuren sorgfältig verwischt hatten, in dem sie alle Pornofiles auf ihrem Computer löschten, nur um zu erleben, dass ihre Frauen über das *eine* Bild stolperten, das sie ›irgendwie‹ vergessen hatten.

Die Eruption, wenn man erwischt wird, mag hässlich sein, aber Gott verwendet das, um einen Mann oder eine Frau zur Heilung zu bewegen. Er offenbart Seine Liebe für dich, selbst wenn Er erlaubt, dass du erwischt wirst. John sagte später, dass der Tag, an dem seine Sexabhängigkeit herauskam, ein Segen vom Herrn war, denn sonst hätte er weitergemacht.

> *Wer seine Sünden verbergen will, wird keinen Erfolg haben, wer sie aber bekennt und lässt, der findet Erbarmen.* SPRÜCHE 28,13 (direkt übers.)
>
> *So bekennet nun einander die Sünden und betet füreinander, damit ihr gesund werdet! Viel vermag die Bitte eines Gerechten in ihrer Wirkung.* JAKOBUS 5,16

In Isolation ist es unmöglich, Freiheit von Lust zu finden. Die, die ihre sexuelle Sünde verbergen, ›werden keinen Erfolg haben‹. Wenn wir die Wunden, die uns davon abhalten, Gottes Erbarmen zu empfangen, aufdecken wollen, müssen wir die Blutung stoppen (die sexuellen Handlungen), und der einzige Weg, um die sexuellen Handlungen zu stoppen, besteht darin, sich aus der Isolation zu lösen und ihr fernzubleiben. Einen anderen Weg gibt es nicht.

Sich von Isolation fernzuhalten bedeutet, dass wir uns mit einem Mann oder einer Gruppe von Männern in einer Unterstützergruppe auf einer beständigen, wöchentlichen Basis treffen. Eine christuszentrierte und auf die Gnade ausgerichtete Unterstützergruppe, die darauf fokussiert ist, ihren Teilnehmern Hilfe zur Befreiung von sexueller Sünde zu geben, ist besser, als nur einen einzigen Austauschpartner zu haben, dem man Rechenschaft gibt. In einer Gruppe gibt es mehr Unterstützung, Ermutigung, Input und Gebet für dich. Auf der ›LOVEISMORE‹-Website (www.loveismore.de) haben wir Informationen verfügbar, wo es im Land Selbsthilfe-Gruppen gibt oder wie man seine eigene Gruppe beginnen kann.

> *Ihr Brüder, wenn auch ein Mensch von einem Fehltritt übereilt wird, so sollt ihr, die Geistbegabten, den Betreffenden wieder zurechtbringen im Geist der Sanftmut; und dabei sieh dich selbst vor, dass nicht auch du versucht werdest!* GALATER 6,1

Viele der Männer, die zu den Selbsthilfe-Gruppen kommen, haben wenige oder gar keine Freunde, denen sie sich mitteilen können. Einige öffnen sich zum ersten Mal in ihrem Leben. Wenn ein Mann in ein Gruppentreffen hineinspaziert, weiß er, dass wir wissen, warum er da ist. Es gibt kein Versteckspiel. Wir kommen gleich zur Sache und lassen das oberflächliche Geplauder beiseite. In dem Prozess des Abladens ihrer Lasten entdecken sie, dass es nichts Besseres gibt, als eine Gruppe von Männern zu haben, wo man ehrlich zueinander ist. Es ist für mich eine der größten Freuden meines Lebens, beobachten zu können, wie diese Männer frei werden von Scham und ihre Stärke wiederentdecken.

Wir bitten die Männer, ehrlich zu sein über jede Lust in Gedanken, Kämpfe mit Versuchungen, Verwendung von Pornografie, Masturbation oder Sex außerhalb der Ehe. Wir verlangen grundlegende Ehrlichkeit, nicht, um zu beschämen oder zu demütigen, sondern weil das Verbergen von Geheimnissen sie in Scham gefangen hält. Wenn ein Mann sagt: »Ich habe es gestern Abend getan«, wird er aufgefordert, konkreter zu sein. Es ist ein Unterschied, ob jemand die ganze Nacht in Pornografie geschwelgt und dabei dreimal masturbiert hat oder ob er einen kurzen Blick auf ein Unterwäschemodell auf einer Nachrichten-Website geworfen hat. Um unsere ganze Scham loszuwerden, müssen wir all unsere geheimen Sünden ans Licht bringen.

> *Wohl dem, dessen Übertretungen vergeben und dessen Sünde bedeckt ist! Wohl dem Manne, dem der Herr die Schuld nicht anrechnet und in dessen Herzen kein Falsch ist!* PSALM 32,1+2

Es gibt eine Ausgewogenheit im Bezug auf das, was man anderen mitteilt. Sei spezifisch, aber nicht anschaulich. Ein Bild davon zu malen, was du dir angeschaut hast, würde die gleichen Vorstellungen im Verstand deiner Brüder zeichnen und könnte sie zu Fall bringen. Halte deine Mitteilung sauber und vermeide eine beschreibende Bildersprache. Es ist auch nicht angebracht, genau zu beschreiben, wo sich der Buchladen für Erwachsene befindet, den du aufgesucht hast oder die Adressen von Porno-Websites zu nennen.

Wenn du während der Woche in Versuchung gerätst, geh ans Telefon und nimm eine andere Person mit in die Schlacht. Versuchungen, die wie turmhohe Giganten erscheinen, verschwinden, wenn sie einem anderen gegenüber bloßgelegt werden. Löse dich aus der Isolation und widerstehe der Versuchung, dich allein mit Godzilla anzulegen. Im Kapitel 5 werden wir darüber sprechen, wie wir mit Versuchungen in den Gedanken umgehen.

Um Isolation und Scham zu zerstören, ist ein wirksamer Doppelschlag nötig. Lesen wir Jakobus 5,16 noch einmal:

> *So bekennet nun einander die Sünden und betet füreinander, damit ihr gesund werdet! Viel vermag die Bitte eines Gerechten in ihrer Wirkung.* JAKOBUS 5,16

Gott verspricht, dass wir geheilt werden, wenn wir unsere Sünden bekannt haben und unsere Brüder für uns beten. Wir schlagen mit offenem Bekennen auf und werfen dann eine rechte Diagonale mit dem Gebet von anderen. Wenn andere in einem speziellen Bereich der Not für uns beten, erlauben wir dem Geist Gottes, zu uns zu sprechen, uns zu dienen und uns zu heilen, wo wir es brauchen. Darum ist es wichtig, dass wir *all* unsere Schwächen, Kämpfe und Versuchungen mitteilen. Unsere Brüder können nicht für etwas beten, wovon sie nichts wissen.

Das bedeutet nicht, dass wir Knall auf Fall beten, und ruck zuck sind alle Kämpfe mit Lust verschwunden. Gottes Zeiten und Wege sind nicht wie unsere, und Er tut ein gründliches Werk. Es mag Zeiten geben, wo Er seinen Finger auf andere Bereiche legt, die wir sehen und bearbeiten müssen, bevor Er sich um das kümmert, wofür gebetet worden ist. Er hört jedes Gebet und jede Bitte und kennt den richtigen Prozess und das richtige Timing für jeden Einzelnen.

Ich habe erlebt, dass Gott durch Gebet allein Wunder bewirkt hat. Frank kam zum ersten Mal zu unserer Gruppe, kurz nachdem er seiner Frau von seinen Affären, seinem Umgang mit Pornografie und Masturbation erzählt hatte. Sie hatte Frank aus dem Haus geworfen und verlangte die Scheidung. Es machte die Sache nur noch schlimmer, dass ihre Freunde sie mit dem Rat vergifteten, »sich so schnell wie möglich von diesem schmutzigen Hohlkopf scheiden zu lassen«. Sie hatten zwei kleine Kinder, was bedeutete, dass eine weitere Familie der schwarzen Plage der sexuellen Sünde zum Opfer fallen würde. Um ehrlich zu sein, ich hatte die Hoffnung aufgegeben, dass ihre Ehe überleben würde.

Wir beteten weiter für Frank und seine Frau, gemeinsam in Treffen und alleine während der Woche, und Gott erweckte ihre Ehe auf wunderbare Weise vom Tod zum Leben. Gott allein rettete Franks Ehe, indem Er durch die Gebete Seiner Leute bewirkte, dass das Herz seiner Frau weich wurde. Frank trug seinen Teil dazu bei, indem er sich von Isolation und Lust fernhielt. Hätte er das nicht getan, hätte Frank seiner Frau keinen Grund gegeben, bei ihm zu bleiben.

> *Wiederum sage ich euch: Wenn zwei von euch auf Erden darin übereinstimmen werden, irgendeine Sache zu erbitten, so wird sie ihnen zuteilwerden von meinem Vater in den Himmeln.*
>
> MATTHÄUS 18,19

Als Bill zu uns kam, stand seine Ehe auf der Kippe. Einige Jahre zuvor hatte er zahlreiche Affären gehabt, und seine Frau hatte ihm gesagt, dass sie ihm niemals vergeben würde. Ihre Ehe war ein Druckkocher von Stress und Konflikten. Wochen später kam Bill herein mit Geschichten von heftigen und wütenden Auseinandersetzungen. An einem Punkt hatte sie die Koffer gepackt und war bereit, auszuziehen. Obwohl Bill schon zu Gruppen gegangen war und seinen Teil beigetragen hatte, war das Herz seiner Frau in Bitterkeit gegen ihn verhärtet. Wir beteten beharrlich, und Gott wirkte wieder ein Wunder. Bills Frau vergab ihm, und seitdem heilt und wächst ihre Ehe. Der zweite Teil von Jakobus 5,16 *»und betet füreinander, damit ihr gesund werdet«* ist genauso wichtig wie das Bekennen unserer Sünde. Eine Unterstützergruppe, die die Macht des Gebets vernachlässigt, verpasst einen Schatz des Segens.

Der Herr befiehlt uns, einander unsere Sünden zu bekennen und füreinander zu beten, weil Er uns heilen will, nicht, um uns zu beschämen oder zu bestrafen. Wenn du dich in der Isolation versteckst, wirst du niemals die unglaublichen Segnungen auf dem Lebensweg nach Jakobus 5,16 entdecken.

Solltest *du* es deiner Frau sagen?

Ich könnte ein ganzes Kapitel dafür verwenden, um diese Frage zu beantworten. Stattdessen nenne ich an dieser Stelle nur sechs Gründe für die von uns, die verheiratet sind, warum wir mit unseren Frauen über unseren Kampf mit Pornografie und sexueller Sünde sprechen sollten.

» Die Ehe wird untergraben, und bis du gereinigt bist, wird die ehebrecherische Lust immer zwischen dir und deiner Frau stehen, Intimität vereiteln, Stress verursachen und dich in Scham und Schuld gefangen halten. Darüber hinaus sind deine Abhängigkeit von Pornografie und Täuschung eine offene Tür der Sünde, die Satan dazu benutzt, dich, deine Frau und deine Kinder zu verderben. Ich habe über die Jahre viele Geschichten von Männern gehört, die an Pornografie geraten sind, als sie die Stapel der Zeitschriften ihrer Väter fanden, und es ist nicht ungewöhnlich zu hören, dass eine Frau, die sich Pornografie anschaute, weil sie wissen wollte, was das war, bei ihrem Mann die Begeisterung daran hervorrief. Kürzlich stellte eine Ehefrau Folgendes auf das Forum der ›LOVEISMORE‹-Website:
Vor ungefähr sechs Monaten musste ich zum Hinterhaus gehen, in dem mein Mann sein Fahrrad stehen hat und viel Zeit verbringt, wenn er Einmachgläser holt. Ich suchte nach Deckeln und öffnete einen Schrank, um Deckel herauszunehmen, und da lagen Tonnen von Pornomagazinen. Ich rede hier nicht von Playboy oder ein paar nackten Mädchen. Das Schlimme daran war, dass meine 15-jährige Tochter danebenstand, als ich sie fand, und sie begann zu weinen.
Wenn du jetzt nicht handelst, könnte es sein, dass deine Frau etwas über deinen Sohn oder deine Tochter in unser Forum stellt. Bitte lass das nicht geschehen.
» Deine Frau mag vielleicht nicht wissen, was du getan hast, aber sie spürt es, und es wird an ihr nagen, ihren Wunsch nach Intimität ermüden lassen und mehr Reibereien in der Ehe verursachen. Erinnerst du dich an Helens Geschichte? Ihr Mann war ›extrem eifersüchtig und

Stimmungsschwankungen unterworfen‹. Von Alices Ehemann schreibt *Laurie Hall*: ›Ihr Mann war emotional distanziert, und er hatte jedes sexuelle Interesse an ihr verloren.‹ Sexuelle Sünde verbiegt den Charakter eines Mannes. Deine Frau, die dich besser kennt als jeder andere, kann das aus meilenweiter Entfernung sehen. Wenn sie Gott sucht, um die Wahrheit herauszufinden, kann und wird Er es ihr offenbaren, so wie Er es bei Helen und Alice tat.

» Viele Frauen sind weit mehr zornig und verletzt von den Lügen und dem Verrat als von dem, was ihr Mann getan hat. Das *American Heritage Dictionary* (US-amerikanisches Wörterbuch) definiert Verrat folgendermaßen: ›Hilfe oder Informationen an einen Feind von … geben‹, ›Verrat begehen gegenüber …‹, ›in die Hände eines Feindes ausliefern unter Verletzung von Vertrauen oder einem Treuegelöbnis‹, ›falsch oder illoyal gegenüber jemandem sein‹, ›jemanden irreführen, täuschen‹. Dein Ehebund ist ein heiliges Versprechen vor Gott, allein deiner Frau gegenüber loyal zu sein. Eine Verbindung mit sexueller Sünde ist ›Verrat gegen‹ deine Angetraute und ›verleitet sie irreführend und täuschend‹ zu der Annahme, dass sie die einzige Frau ist, die du begehrst. Der Verrat endet nicht eher, als bis die Täuschung aufhört.

» Indem du mit deiner Frau darüber sprichst, zwingst du dich selbst, dich zwischen ihr und sexueller Lust zu entscheiden. Viele Männer sehen nicht die Notwendigkeit, sich zwischen Lust und ihrer Frau zu entscheiden, bis es zu spät ist. Wer soll sich im Alter um dich kümmern, Pornografie oder deine Frau?

» Du beraubst deine Frau und dich selbst, wenn du ihr nicht erlaubst, dich in deinem Kampf zu unterstützen und für dich zu beten. Ich bin davon überzeugt, dass die Ehefrau der mächtigste Verbündete im Kampf des Mannes gegen die Lust ist. Wie keine andere Person weiß sie, wie sie für dich beten kann, und ihre Barmherzigkeit und ihre Vergebung werden dir mehr bedeuten, als die von jedem anderen Menschen. Sie ist dein Verbündeter und bester Freund. Lust ist euer gemeinsamer Feind.

» Weil du einem heiligen Gott dienst, der uns befohlen hat, nicht zu lügen.

Du solltest deiner Frau gegenüber Rechenschaft ablegen, aber sei dir auch bewusst, dass Frauen, die stark genug im Herrn sind, um ein Rechenschaftspartner für ihre Ehemänner zu sein, selten sind. Sag ihr, wie es dir geht, wenn sie dich danach fragt, aber habe nicht das Gefühl, du müsstest es ihr jedes Mal mitteilen, wenn du mit sexuellen Fantasien oder Versuchungen zu tun hast – dafür sind deine Brüder da. Männer, die versuchen, ihre Frauen zu dem Partner zu machen, vor dem sie Rechenschaft ablegen, legen die volle Last eines Elefanten auf ihre Ehe. Deine Frau kann und sollte nicht versuchen, dir aus der Patsche zu helfen. Ihre Rolle besteht darin, dich zu unterstützen. Sie geht selbst durch einen eigenen Heilungsprozess, und wenn du ihr jeden Kampf aufbürdest, wird sie im Schmerz stecken bleiben. Umgekehrt willst du auch nicht die einzige Person sein, der sie ihren Schmerz anvertraut. Du bist der Urheber ihres Schmerzes, und wenn du die einzige Unterstützung bist, die sie hat, verbleiben ihr Schmerz und Zorn in der Ehe und können zu einer Explosion anwachsen. Es ist nötig für dich, dass sie andere Frauen hat, die sie begleiten, so wie es um ihretwillen notwendig ist, dass du andere Männer hast, denen du Rechenschaft über Lust gibst. Von anderen umgeben zu sein, ist ein Sicherheitsventil für euch beide, sodass Spannung und Druck von der Ehe weggenommen werden und sie abkühlen und heilen kann.

Es wird nicht leicht sein, deiner Frau mitzuteilen, dass du emotionalen Ehebruch (mit Pornografie) oder mit einer anderen Person begangen hast. Aber eine Ehe, die gehärtet worden ist durch die Weißglut sexueller Abhängigkeit, reift zu einer Tiefe, Stärke und Widerstandsfähigkeit, die den Stürmen der stärksten Prüfungen trotzt. Obwohl ich damit nicht sagen will, dass meine sexuelle Sünde in irgendeiner Weise eine gute Sache war, hat Gott sie benutzt, um unsere Ehe zu reinigen, neu zu ordnen und zu stärken. Wir neigen weniger dazu, über kleine Meinungsverschiedenheiten zu streiten und lösen Konflikte über größere Uneinigkeiten viel schneller als vorher.

Wenn du deiner Frau erst einmal erlaubt hast, dich so zu sehen, wie du bist, mit Fehlern und allem Weiteren, gibt es kein Verstecken mehr, keine Schuld oder Scham, die die Beziehung befallen kann. Ihr werdet beide größere Intimität genießen, und sie wird dein bester Freund sein. Das ist eine Ehe, wie Gott sie beabsichtigt hatte: offen, verwundbar und liebevoll, ein Brunnen des Segens für einen Mann und seine Frau.

Ich weiß, dass es dich vielleicht nervös macht, deine Kämpfe anderen Männer und deiner Frau mitzuteilen, aber die Segnungen, die ein Leben in Transparenz mit sich bringt, sind weitaus größer als alles, was du in Isolation erfahren kannst.

» Gott verspricht denen, die ihre Sünden bekennen und lassen, dass sie Mitgefühl finden werden (Sprüche 28,13). Sind Barmherzigkeit,

Verständnis und Vergebung nicht das, was du zu erhalten hoffst, wenn du deine Schwächen offen legst? Gott *verspricht*, dass du sie erhalten wirst. Du könntest mit der falschen Person sprechen, wie ich es getan habe, aber das wird Gott nicht daran hindern, dich zu segnen. Für Ihn ist es kein Problem, dich zu anderen zu führen, denen du dich öffnen kannst und ›Mitgefühl findest‹. Bitte Ihn, dich zur richtigen Gruppe oder dem richtigen Bruder zu führen.

» Er verspricht, dass wir geheilt werden, wenn wir unsere Sünden bekennen und andere für uns beten (Jakobus 5,16).

» Wenn wir anderen unsere schmutzigen Sünden offenbaren, werden die Flecken der Scham von unserem Herzen abgewaschen. Das Mitgefühl derer, die ›uns im Geist der Sanftmut zu Recht bringen‹, zeigt uns, dass wir kein Schleim sind, dem nicht vergeben werden kann, wie Satan es uns einzureden versucht. Die Barmherzigkeit von anderen bestätigt, ermutigt und baut uns auf und setzt uns frei, die zu sein, als die Gott uns geschaffen hat.

» Wir tragen nicht länger die schwere Last der Sünde. Wir sind befreit von der Notwendigkeit, uns verstecken zu müssen, auszuweichen oder Masken zu tragen (Psalm 32,1–2).

» Wenn wir andere haben, denen wir Rechenschaft ablegen, führt das dazu, dass wir zweimal überlegen, bevor wir sexuelle Handlungen ausüben. Ich habe Männer in den Selbsthilfe-Gruppen sagen hören, dass die Zugehörigkeit zu der Gruppe sie davor bewahrt hat, in der Woche vor dem Treffen zu Fall zu kommen, denn sie wollten nicht, dass sie der Gruppe mitteilen müssten, dass sie gefallen waren.

» Die Fesseln der Lust sind gebrochen. Das bedeutet nicht, dass die Tyrannei der sexuellen Abhängigkeit vorbei ist. Um wahre und dauerhafte Freiheit zu erlangen, müssen immer noch alle Barrieren beseitigt werden, die uns daran hindern, Gottes Gnade zu empfangen. Aber wir sind nicht länger die Sklaven der Lust, wie wir es vorher einmal waren, und arbeiten daran, einen neuen Herrn zu bekommen.

» Wir sind nicht länger die Einzelgängerchristen wie zuvor. Wie in der TV-Show ›*Cheers*‹ haben wir einen Ort, wo wir hingehen können, wo ›jeder unseren Namen kennt‹ und wir Unterstützung und Ermutigung für jede der Prüfungen des Lebens finden können.

» Wir verlassen das wahnsinnige Traumland der Fantasie und finden unseren Weg zu den weit reichenden Perspektiven der Wirklichkeit. Als ich von der Lust versklavt war, bin ich oft so mit Stress umgegangen, dass ich mich in gedankliche Fantasien (sexuellen oder anderen) zurückzog. Wenn wir uns in das Licht von anderen stellen, hat das zur Folge, dass wir ins wirkliche Leben zurückgebracht werden. Die Unterstützung und Ermutigung von anderen half mir, meinen Halt wieder zu gewinnen, und ich entdeckte bessere Wege, um mit dem Leben fertigzuwerden.

» Unsere Frauen und Kinder werden gesegnet, wenn wir mit anderen verbunden sind. Wenn du regelmäßig zu einer Gruppe gehst, zeigst du deiner Frau, dass es dir ernst damit ist, sie zu der einzigen Frau in deinem Leben zu machen. Deine Kinder werden einen Vater haben, der weniger mit sich selbst beschäftigt ist und ihnen mehr Aufmerksamkeit widmet.

» Du wirst wieder lächeln und lachen. Du wirst die Interessen und Hobbys wiederentdecken, die verschwinden mussten, als Lust die Herrschaft übernahm. Du findest wieder Freude und Zufriedenheit in den einfachen Dingen des Lebens wie einem Strandspaziergang, oder wenn du hörst, wie dein Kinder »Papa!« rufen und dich umarmen, wenn du nachhause kommst, oder erfreust dich wieder an der emotionalen und körperlichen Intimität mit deiner Frau.

» Du wirst lernen, Barmherzigkeit zu empfangen und zu geben. Der Mann, der seine Sünden ans Licht gebracht hat und trotz seiner Fehler angenommen worden ist, geht weniger kritisch mit anderen um. Ichbezogenheit verschwindet, und er beginnt, sich mit den Nöten anderer zu beschäftigen.

» Die Gemeinde insgesamt wird gestärkt. Jeder Mann, der seinen Weg frei von Lust geht, ist ein lebender Leuchtturm der Hoffnung für andere, die in Schwierigkeiten stecken. Wenn mehr Männer ›im Licht wandeln‹ (1. Brief des Johannes 1,7), bedeutet das eine stärkere Gemeinde, und eine stärkere Gemeinde widersteht unserer Kultur, formt und erhält sie, anstatt dass es andersherum geschieht.

Siehe, wie fein und lieblich ist es, wenn Brüder einträchtig beieinander wohnen! Wie das köstliche Öl auf dem Haupte, das nieder fließt auf den Bart, den Bart Aarons, nieder fließt auf den Saum seiner Gewänder! Wie Hermon-Tau, der herabfällt, auf die Berge Zions! Denn dahin hat der Herr den Segen entboten, Leben bis in Ewigkeit. PSALM 133,1–3

Du solltest dich einer Gruppe anschließen oder dich um einen Gesprächspartner bemühen, dem du Rechenschaft ablegen kannst, bevor du weiter liest als Kapitel 3. Dieses Buch wird dir nur wenig helfen, wenn du versuchst, es allein zu schaffen. Um Freiheit von sexueller Sünde zu finden, sind die Unterstützung, Ermutigung und die Gebete von anderen obligatorisch, nicht nur eine Möglichkeit. Andernfalls würdest du beständig in Isolation zurückfallen. Erinnere dich an das Wort Gottes: »Wer seine Sünden verhehlen will, wird keinen Erfolg haben.« Isolation ist tödlich und ›Streben gegen alle vernünftige Weisheit‹.

Oft ist Stolz die letzte Barriere zwischen uns und der Bitte um Hilfe an andere. Bei mir war das der Fall. Ich wusste, wenn ich anderen erst einmal gezeigt hatte, wie ich wirklich war, wäre es mit meinem Ruf als ›guter Christ‹ vorbei. Aber es war eine ungeheure Erleichterung, nichts mehr vortäuschen zu müssen oder zu versuchen, jemand zu sein, der ich nie sein konnte. Heute weiß ich, dass der Austausch von Stolz, Sünde und Scham gegen all die oben erwähnten Segnungen ein Kinderspiel ist, als würde man jemanden einen Cent für 10 Unzen Gold geben.

Die von uns, die Christus kennen, sind zu einem kühnen Leben von kompromissloser Integrität, Mut und Wahrheit berufen. Jesus hat das vorgelebt, als Er über unseren Planeten ging, und viele andere vor uns haben das gleiche getan.

> *Darum also wollen auch wir, die wir eine so große Wolke von Zeugen um uns haben, jede hemmende Last und die uns so leicht umringende Sünde ablegen und mit Ausdauer laufen in dem Wettkampf, der vor uns liegt, indem wir hinblicken auf den Anfänger und Vollender des Glaubens, Jesus, der, um die vor ihm liegende Freude zu erlangen, das Kreuz erduldete, die Schande gering achtete und sich dann zur Rechten des Thrones Gottes gesetzt hat. Denn achtet nur auf den, der einen solchen Widerspruch von den Sündern gegen sich erduldet hat, damit ihr nicht ermattet und in euren Seelen verzagt!* HEBRÄER 12,1–3

KAPITEL 3

DIE ENTSCHEIDUNG

»Habe ich den Beschluss gefasst, dass die Sünde gänzlich in mir getötet werden soll? Es dauert lange, bis wir zu einem inneren Beschluss im Bezug auf Sünde kommen; aber es ist der große Augenblick in meinem Leben, wenn ich beschließe, dass so, wie Jesus Christus für die Welt gestorben ist, die Sünde auch in mir ersterben muss; sie muss nicht gebändigt oder unterdrückt oder verhindert werden, sondern gekreuzigt.«[1] OSWALD CHAMBERS

Im Jahre 1957 brachte Disney den Film *Old Yeller* heraus. Die Geschichte, die um 1860 herum spielt, beginnt damit, dass ein Vater seine Frau und seine beiden Söhne verlässt, um an einem dreimonatigen Viehtrieb teilzunehmen. Travis (14) und der jüngere Bruder Arliss sollen sich in seiner Abwesenheit um ihre Ranch in Texas kümmern. Ein großer, gelber Hund kommt auf ihre Ranch, und es dauert nicht lange, bis er zu einem geliebten Mitglied ihrer Familie wird. Old Yeller (dem dieser Name wegen der Farbe seines Fells gegeben wird) ist sowohl Freund, als auch Beschützer. Er hilft Travis bei der Hausarbeit und verjagt die Aasfresser. Er rettet Arliss das Leben, als dieser einer Bärin und ihrem Jungen zu nahe kommt, und hilft Travis, als er von einem Baum mitten unter eine Herde von Wildschweinen fällt.

Später im Film greift ein tollwütiger Wolf Travis' Mutter an, und *Old Yeller* kommt zu ihrer Rettung. Unglücklicherweise wird der Hund gebissen und bekommt Tollwut, eine verhängnisvolle Viruserkrankung, die dazu führt, dass der Befallene aggressiv wird und angreift, ohne provoziert worden zu sein. Travis' Mutter kennt die Gefahr, die ein tollwütiger Hund für ihre Familie bedeutet, und will Old Yeller sofort töten. Auf Travis' Drängen jedoch stimmt sie zu, dass das Tier für einige Wochen in einem Getreideverschlag unter Quarantäne gestellt wird, um zu sehen, ob er wieder gesund wird.

In Travis kämpft es, die Wahrheit zu leugnen oder sich ihr zu stellen, dass sein geliebtes Haustier sich in einen gewalttätigen Feind verwandelt hat und sein bester Freund ihn nun zerfetzen will. Er hält die Veränderung in Old Yellers Verhalten geheim, mit dem Ergebnis, dass sein jüngerer Bruder beinahe getötet wird, als Arliss versucht, das tollwütige Tier frei zu lassen. Schließlich akzeptiert Travis die Wahrheit über das, was er tun muss und nimmt es auf sich, Old Yeller zu erschießen.

Unmittelbar nach Old Yellers Tod kehrt Travis' Vater zurück. Nachdem er gehört hat, was Travis durchgemacht hat, ermutigt er seinen Sohn, dass er das Richtige getan habe und erklärt ihm, dass das Leben manchmal von einem Mann verlangt, harte und schmerzliche Entscheidungen zu treffen.

Lust ist kein lieber Golden Retriever, und sie ist auch nicht dein Freund. Sie ist ein Wolf, verkleidet mit einem weichen, verführerischen Lammfell, mit der Absicht, dich, deine Ehe und deine Familie zu zerstören. Wenn du der Lust erlaubst, am Leben zu bleiben, bringst du deine Familie in Gefahr wie Travis, als er zuließ, dass ein tollwütiger Hund seine Familie gefährdete. Wie Travis musst du dich der Tatsache stellen, dass Lust dich und die, die du liebst, zerstören will. Wenn du überleben willst, hast du keine andere Wahl, als sie zu töten.

Viele Männer sind sich nicht bewusst, wie gefährlich der Werwolf sein kann, den sie verstecken. Bei einem Treffen der *American Academy of Matrimonial Lawyers* (Verband der amerikanischen Eherechtsanwälte) im Jahre 2003 sagten zwei Drittel der teilnehmenden 350 Scheidungsanwälte, dass Internetpornografie bei mehr als der Hälfte von Scheidungsfällen, die sie verhandelten, eine Rolle spielte.[2] Sie sagten ebenfalls, dass Pornografie ›noch vor sieben oder acht Jahren so gut wie keine Rolle bei Scheidungen spielte‹. Beachte, dass ›nur‹ Pornografie der Auslöser für Scheidung war, nicht der körperliche Akt des Ehebruchs. Zu Pornografie zu masturbieren ist emotionaler Ehebruch und hat dieselben, verheerenden Auswirkungen auf die Ehefrau eines Mannes, wie eine Affäre. Vor kurzem erhielt ich nachstehendes E-Mail von einer Ehefrau:

Im letzten August hatte ich Kontakt mit dir, als mein Mann Jim mir seine Abhängigkeit von Pornografie bekannte. Ich sagte ihm, dass ich ihn dabei unterstützen würde, Hilfe zu bekommen, aber er lehnte das mit der Begründung ab, dass er Selbstbeherrschung habe und keine Hilfe wolle oder brauche. Ich sagte ihm, dass das der einzige Weg sei, um unsere Ehe zu retten. Wir hatten uns in der Vergangenheit schon häufig wegen seiner Abhängigkeit getrennt. Ich habe die Scheidung eingereicht. Ich bin bereit, mich zu artikulieren und meine Stimme gegen diese Sache zu erheben, die Familien auseinanderreißt.

Obwohl sich seine Frau wiederholt von ihm getrennt hatte, war Jim blind dafür, wie sehr er sie verletzte. Jim sagte, dass er keine Hilfe brauche, weil er ›Selbstbeherrschung‹ hätte, aber das war nicht der wirkliche Grund. Seine Leidenschaft für das reißende Tier, das ihn aus der Finsternis anknurrte, war größer geworden als die Liebe zu seiner Familie. Am Ende verlor er alles.

Die folgende Nachricht, die eine Frau ins Forum auf der ›LOVEISMORE‹-Website gestellt hat, zeigt, wie die Liebesbeziehung ihres Mannes zu Lust sie beeinflusste:
Manchmal, wenn es am meisten wehtut und ich weine, bitte ich Gott um einen Vers oder irgendetwas, das mich wissen lässt, dass Er da ist, dass Er meinen Schmerz und mein verwundetes Herz sieht, auch wenn mein Mann es nicht sieht. Gott hat mir immer unermesslich mehr gegeben, als ich erbeten hatte oder mir nur vorstellen konnte … gewöhnlich am Boden des Badezimmers mit verschlossener Tür, einer Menge von Tempotaschentüchern, meiner Bibel und meinem Tagebuch. Ich erinnere mich, dass ich viel Zeit mit den Psalmen verbrachte, oder auch … dass ich manchmal ein Buch las, das ich im christlichen Buchladen gefunden hatte. Auch Anbetungsmusik erwies sich als hilfreich, mich in der Verzweiflung aufzubauen und in meinem Herzen die Liebe Gottes zu spüren.

Wenn wir den Werwolf der Lust in unser Zuhause einladen, greift er unsere Frauen an. Er zerfetzt ihr Selbstwertgefühl und bewirkt, dass sie sich unsicher und ungeliebt fühlen von dem einen Mann, der ihr Herz in den Händen hält. Sie können die emotionalen Angriffe nur so lange ertragen, bis sie gehen müssen, um zu überleben, wie es bei Jims Frau der Fall war.

Erinnerst du dich noch an Frank? Das ist der Mann, von dem ich im letzten Kapitel erzählt habe, dass er erst zu unserer Gruppe kam, nachdem seine Frau ihn hinausgeworfen und die Scheidung verlangt hatte. Es war Franks zweite Ehe. Seine erste Frau, mit der er zwei Kinder hatte, ließ sich wegen seiner Sexabhängigkeit von ihm scheiden. Was die Kinder durchmachen, wird oft gar nicht bemerkt. Wir haben gute Freunde, die wegen der Sexabhängigkeit des Ehemannes dieses Jahr geschieden wurden, und es tut so weh, mit anzusehen, wie ihre beiden Söhne emotional stolpern. Der jüngere Sohn, der 11 Jahre alt ist, fragt seine Mutter immer wieder, wann er ›einen neuen Papa bekommen wird‹.

Der Werwolf beendet seine Angriffe nicht eher, als bis er jedes Familienmitglied tödlich verwundet hat. Die Herzen unserer Kinder sind für das ganze Leben verängstigt, wenn ihr Vater aus dem Zuhause gezerrt wird, und sie werden in eine eigene Schlacht mit sexueller Sünde, Drogen oder anderen Problemen getrieben:

» »Drei von vier Selbstmorden von Teenagern finden in einem Zuhause statt, in dem ein Elternteil abwesend ist.«
Jean Beth Eshtain, ›Familienangelegenheiten: Die Not amerikanischer Kinder.‹ Das christliche Jahrhundert (Juli 1993).[3]

» 75 % der Heranwachsenden in Kliniken für chemische Abhängigkeiten kommen aus Familien mit nur einem Elternteil.
Zentrum für Krankheitskontrolle, Atlanta, GA.[4]

» Jungen, die zuhause ohne Vater aufwachsen, geraten zwei- bis dreimal häufiger in Kriminalität, Drogen oder werden geschieden. Mädchen, die ohne Vater aufwachsen, werden zwei- bis dreimal häufiger im Teenageralter schwanger, und ihre Ehen enden mit Scheidung.
»Heading Toward a Fatherless Society,« (Zugehen auf eine vaterlose Gesellschaft) von *Barry Cliff, MSNBC Nachrichten, www.msnbc.com, 31. März 1999.*[5]

» Fast 70 % der jungen Männer im Gefängnis wuchsen zuhause ohne Vater auf.
›American Agenda,‹ World News Today mit Peter Jennings, 12. Januar 1995.[6]

» Geschiedene Frauen gehen zu 300 % öfter bankrott.
»Woman Rank First in Bankruptcy Filings,« (Frauen stehen an erster Stelle in Insolvenz-Akten) von Christine Dugas, USA Today. 21. Juni 1999.[7]

» Im Jahre 1998 betrug das durchschnittliche Einkommen von Haushalten mit ledigen Müttern 18.000 $. (Das durchschnittliche Einkommen von Eheleuten mit Kindern betrug 57.000 $).
›Historical Income Tables-Families,‹ Bureau of the Census, www.census.gov, Zuletzt überarbeitet am 4. Oktober 1999.[8]

Es ist Satans Ziel, dich von Pornografie oder sexueller Sünde abhängig zu machen, damit er deine Frau zerbrechen und deine Ehe auseinanderreißen kann. Er will dich von deiner Familie entfernen und deine Kinder zerstören. Wenn du dir noch einmal die Geschichten aus Kapitel 1 anschaust, wirst du erkennen, dass eine Anzahl von christlichen Ehen mit Scheidung endeten. In unserer Gruppe begegnen uns Männer aus jedem Bereich der Gemeinde – einschließlich Pastoren – die eine Familie verloren haben oder durch Scheidung gehen oder deren Ehe an einem kritischen Punkt angelangt ist. Oft ist der Grund dafür ›nur ein bisschen Porno‹.

Dan hat so etwas erlebt. Er kam zum ersten Mal in unsere Gruppe, nachdem seine Frau die Scheidung wegen seines Porno-Problems verlangte. Dan hat sein Leben lang im Dienst verbracht. Er hatte viele Seminare in Gemeinden abgehalten, Bibelstudien geleitet, Erwachsenengruppen in Gemeinden unterwiesen und vieles mehr. Nach all dem, was er erreicht hatte, war Dan verstimmt und sogar bitter darüber, dass seine Frau die Scheidung verlangte ›nur wegen Pornografie‹. Wir sahen das Gleiche, was seine Frau wahrscheinlich sah, und wiesen ihn freundlich darauf hin. Dan war so darauf fixiert, wie gut er war und auf das, was er wollte (Pornografie), dass er nicht sehen konnte, wie er seine Frau verletzte. Von der Lust gebissen, war Dan blind geworden durch den ›alles dreht sich um mich‹-Virus, genau wie Jim.

Wir haben Dan nie wieder gesehen.
Der Wolf der Lust wird deine Familie zerstören, wenn du versuchst, ihn zu behalten. Du kannst deine Frau nicht täuschen, indem du sie glauben machen willst, dass du genügend Selbstbeherrschung hättest, wie Jim es versucht hat. Es ist auch illusorisch anzunehmen, dass deine guten Werke irgendwie dazu führen werden, dass sie Freude daran hat, aufgefressen zu werden, wie bei Dan. Wenn du nichts unternimmst, weiß deine Frau, dass du Lust mehr willst als sie. Wie bei dem Besitzer von Old Yeller ist die Entscheidung klar: lass die Lust leben und riskiere die verheerenden Konsequenzen, oder *töte sie.*

Im Matthäus 5,27–30 spricht Jesus die Notwendigkeit an, entschlossen gegen alles vorzugehen (soweit es unserer Kontrolle unterliegt), was uns dazu veranlassen könnte, sexuelle Sünde zu begehen:

> *Ihr habt gehört, dass gesagt ist: ›Du sollst nicht ehebrechen.‹ Ich aber sage euch: Jeder, der eine Ehefrau ansieht, um sie zu begehren, hat ihr gegenüber in seinem Herzen schon Ehebruch begangen. Wenn dich aber dein rechtes Auge zur Sünde verführt, so reiß es aus und wirf es von dir; denn es ist besser für dich, dass eins deiner Glieder verloren geht und nicht dein ganzer Leib in die Hölle geworfen wird. Und wenn dich deine rechte Hand zur Sünde verführt, so haue sie ab und wirf sie von dir; denn es ist*

besser für dich, dass eins deiner Glieder verloren geht und nicht dein ganzer Leib in die Hölle kommt.

»Reiß es aus und wirf es von dir« … »haue sie ab und wirf sie von dir« … »es ist besser dass eins deiner Glieder verloren geht und nicht dein ganzer Leib in die Hölle geworfen wird.« Ein Auge, das aus seiner Höhle geschnitten worden ist, kann nicht ersetzt werden, ebenso wenig eine Hand, die abgeschnitten wurde. Ein Auge auszureißen oder eine Hand abzutrennen, erfordert eine gewaltsame, brutale Handlung. Jesus zeigte kein Interesse an der daraus resultierenden Wunde oder den abgetrennten Teilen. Die blutigen Körperteile müssen ›weggeworfen‹ werden wie nutzloses Fleisch. Wir müssen die Stolpersteine der Lust entschlossen angehen, sie brutal abhacken und sie wegwerfen, ungeachtet jeglichen Schmerzes oder Verlustes.
Zweimal sagte Jesus, dass das Beseitigen der Stolpersteine besser ist, als dass ›der ganze Leib in die Hölle geworfen wird‹. Ich will mir hier nicht die Zeit nehmen, um das Thema der Erlösung anzuschneiden, aber es ist offensichtlich, dass Jesus sagt, dass wir nicht Gott und Lust gleichzeitig haben können. Wir müssen uns zwischen beiden entscheiden. Er ließ keinen bequemen Spielraum für die, die willentlich Lust zu ihrem Gott machen.

In Matthäus 6,24 sagt Jesus:

»Niemand kann zwei Herren dienen; denn entweder wird er den einen hassen und den anderen lieben, oder er wird dem einen anhangen und den anderen verachten. Ihr könnt nicht Gott dienen und dem Mammon.«

Obwohl es im Zusammenhang dieses Verses um die Liebe zum Geld geht, lässt sich dasselbe Prinzip auch auf sexuelle Sünde anwenden, wie es Jesus klar in Matthäus 5,27–30 aufgezeigt hat. Man kann Gott gegenüber nicht neutral bleiben: Entweder wir schneiden Lust ab und machen Gott zu unserer ersten Liebe, oder wir ›hassen Gott und lieben das andere‹. Genauso müssen wir die Entscheidung zwischen unserer Frau und Lust treffen.

Travis brachte Old Yeller um, denn er maß seiner Familie einen größeren Wert bei als seinem Hund, obwohl dieser ein Trost für ihn gewesen war. In gleicher Weise muss uns die Beziehung zu Gott und unserer Frau weitaus kostbarer sein als das Kurzzeitvergnügen (und Langzeitelend), das Lust vermittelt.

Wie sieht es also aus, ›Lust zu töten‹?

Zuerst einmal müssen wir verstehen, wer für das Betätigen des Abzugs verantwortlich ist. Jesus befahl uns, dass wir ›rausreißen und abschneiden‹. Er hat niemals gesagt, dass Er das für uns tun würde.

Als Rudy zu unserer Gruppe kam, gab er sich wöchentlich mit Pornografie und Masturbation ab. Obwohl er die meiste Zeit des Jahres unsere Treffen besuchte, machte Rudy kaum Fortschritte. Wenn er in Versuchung war, rief er nur selten jemanden an und entfernte nicht den Fernseher, der für ihn die Hauptquelle der Versuchung war. In den Zeiten unserer Zusammenkünfte beklagte sich Rudy oft darüber, dass Gott die Auseinandersetzung mit Lust nicht von ihm nahm, obwohl er selbst keine großen Anstrengungen unternahm. Beim letzten Treffen, an dem er teilnahm, gab Rudy zu, dass er nicht gewillt war, Lust aufzugeben. Er beschäftigte sich noch immer mit sexuellen Fantasien und hatte die Absicht, damit weiterzumachen.

So wie Rudy hatte auch Sammy ein Problem mit Abhängigkeit von Pornografie. Während des zweiten Treffens gab Sammy zu, dass er einen Stapel von Pornomagazinen zuhause hatte, und ich fragte ihn, ob er bereit wäre, sie zu verbrennen. (Es ist besser, Pornomagazine zu verbrennen, damit niemand anders sie finden kann.) Sammy wand sich ...»lass mich darüber nachdenken ... vielleicht ... Im weiteren Verlauf des Treffens fragte ich ihn noch ein zweites und ein drittes Mal und betonte dabei, dass er niemals von Lust frei würde, wenn er den Pornostapel nicht verbrannte. Das war das letzte Mal, dass wir ihn sahen.

Gott zwingt uns nicht, unsere Sünde aufzugeben, und Er nimmt sie uns nicht weg. Wenn es uns ernst damit ist, von Lust frei zu werden, müssen wir den Werwolf in den Holzverschlag stecken, ihm den Lauf an den Kopf halten, den Abzug betätigen und ihm das Gehirn wegblasen.
Der Prozess beginnt da, wo wir unseren Brüdern unsere Sünden mitteilen und uns von Isolation fernhalten, wie wir im letzten Kapitel ausgeführt haben. Wir ›werfen sie weg‹, wenn wir sie anderen anvertrauen.
Wir befördern Lust aus unseren Ehen hinaus, wenn wir unseren Frauen von den Kämpfen mit sexueller Lust erzählen. Wenn wir einen tollwütigen Hund vor unseren Frauen geheim halten und ihn in der Ehe verstecken, bringen wir unsere Familie in Gefahr. Die gleiche Frau, die ich schon früher zitiert habe, schreibt in unserem Forum:
Mein Mann ließ zu, dass die Angst vor meiner Reaktion ihn verkrüppelte, anstatt Gottes Wahrheit zu vertrauen, dass Freiheit dort kommt, wo Finsternis ans Licht

gebracht wird. Kürzlich erlaubte der Herr, dass er erwischt wurde, und weil er nicht von allein zu mir gekommen war, fällt es mir schwer, ihm zu vertrauen, und ich wundere mich oft über das Ausmaß seiner Lügen. Er sagte, dass er zu Pornografie sexuelle Handlungen vorgenommen hätte und nicht mit einer anderen Person, aber er hat mich schon vorher so überzeugend angelogen, dass es mir schwerfällt, ihm zu glauben, wenn er sagt, wo er gewesen ist, wenn er spät nachhause kommt. Es ist schwer, heil zu werden, wenn man nicht weiß, ob man dem Ehemann glauben kann, was geschehen ist. Bekenntnis ist für uns Frauen besser als das Erwischtwerden, denn es baut Vertrauen auf, in dem es zeigt, dass der Ehemann uns nicht länger anlügen will.

Viele Männer bleiben in der Angst vor der möglichen Reaktion ihrer Ehefrau stecken und erkennen nicht, dass ihre Frauen alles tun würden, damit die Ehe gut läuft – solange ihr Mann bereit ist, Lust zu töten. Jims Frau ließ sich von ihm scheiden, weil er den tollwütigen Hund nicht töten wollte, nicht, weil er mit Lust zu tun hatte. Deine Frau wird dein größter Verbündeter sein, wenn du sie lässt. Lust zu töten bedeutet, jeden Stolperstein zu beseitigen, der unter unserer Kontrolle ist, angefangen zu Hause:

> *Ich will acht haben auf den Wandel des Frommen, wenn er vor mich kommt. Ich wandle mit lauterem Herzen in meinem Hause. Ich halte mein Auge nicht gerichtet auf nichtswürdige Dinge; ich hasse es, Übertretung zu üben, sie soll mir nicht anhaften. Falschheit des Herzens bleibt mir fern, Böses will ich nicht kennen.*
>
> PSALM 101,2–4

Beachte die Entschlossenheit des Psalmisten, frei von Sünde zu leben: »ich wandle in meinem Haus … keine nichtswürdigen Dinge … ich hasse Übertretung … sie soll mir nicht anhaften … Böses will ich nicht kennen.« Er spielt keine Spielchen oder ist neutral, wenn es um sexuelle Reinheit geht, und er ist entschlossen, alles Nötige zu tun, um alles aus dem Haus fernzuhalten, was ›ihm anhaften könnte‹.

Tun, was nötig ist, bedeutet, dass der Pornostapel verbrannt wird. Jede CD, die Pornografie enthält, wird zerbrochen und in den Müll geworfen. Wenn du Pornografie vom Internet herunter geladen hast, säubere deine Festplatte, indem du sie neu formatierst. Du möchtest doch nicht, dass irgendwelche übersehenen Files herumschwirren und zur falschen Zeit auftauchen – wenn zum Beispiel eines deiner Kinder am Computer sitzt.

Wenn du nicht ins Internet gehen kannst, ohne einer Versuchung zu unterliegen, arbeite mit deiner Frau zusammen eine Strategie aus, um jede Möglichkeit auszuschalten, dir Pornografie am Computer anzuschauen. Einige Männer versuchen, sich allein auf ihre Software von Pornoblockern zu verlassen, um geschützt zu sein, aber ich habe noch nie von einem Mann gehört, der sie nicht umgehen konnte, wenn er es wollte. Meiner Meinung nach funktionieren Pornoblocker am besten als Wächter für solche, die unbeabsichtigt über Pornografie stolpern könnten, zum Beispiel Kinder. Das heißt nicht, dass Software von Pornoblockern keine gute Idee ist, das ist sie schon, aber darauf sollte man sich nicht als letzte Lösung verlassen. Der Ehemann, der sich mit Internetpornografie herumschlägt, sollte nicht an den Computer gehen, wenn seine Frau nicht zuhause und wach ist. Du könntest ein Passwort im Sicherheitssystem des Bios festlegen, das nur deine Frau kennt, sodass das Betriebssystem nicht ohne das korrekte Passwort arbeiten kann.

Viele haben effektive Software wie
›*Covenant Eyes*‹ (www.covenanteyes.com/?promocode=safersurfing) gefunden. *Covenant Eyes* schickt per E-Mail eine Liste aller Websites, die du besuchst, an einen Rechenschaftspartner deiner Wahl. Es wird auch registriert, wenn die Software nicht installiert oder ausgeschaltet ist. Ich empfehle, dass du die Mitteilungsmail an deine Frau und einen anderen Mann schicken lässt. Das Wissen darum, dass deine Frau jede Website sieht, die du dir anschaust, kann ein mächtiges Abschreckungsmittel gegenüber Lust sein. Das wäre so ähnlich, als würde sie dir über die Schulter blicken, wenn du online bist.

Wenn du das alles getan hast und trotzdem noch ins Stolpern gerätst, muss der Computer verschwinden. Denke an das, was du verlieren könntest, nicht an das, was du aufgibst. Ein Freund von mir ließ seine Frau den Computer aus der Wohnung entfernen, nachdem er ihr gesagt hatte, dass er in Internetpornografie gerutscht war. Nachdem er einige Monate ›trocken‹ gewesen war, brachte sie den Computer zurück. Sie installierten ein Passwort im Gerät, das nur sie kannte. Seitdem geht es ihm gut. Mein Freund sagte mir, wie froh er war, als seine Frau den PC raus warf, denn er hätte nicht die Stärke besessen, es selbst zu tun.

Beachte, dass ich dafür plädiere, einen Plan zusammen mit deiner Frau auszuarbeiten. Es wird ihr gefallen, dass du sie in deine Schlacht mit einbeziehst. Sie könnte Vorschläge machen, an die du nicht gedacht hättest, oder wie bei meinem Freund, könnte sie dich stützen, wenn du zu schwach zum Kämpfen bist. Es ist viel besser, sie an deiner Seite zu haben, als dich zu verstecken und zu versuchen, den Kampf in deiner eigenen Kraft zu führen.

»Zweie sind besser dran als nur einer; sie haben doch einen guten Lohn für ihre Mühe.« PREDIGER 4,9.

Es ist viel leichter zu zielen und zu schießen, wenn jemand anders den Kopf des Wolfes festhält. Wenn sie sieht, dass du die Dinge anpackst, verkürzt du außerdem die Zeit, die nötig ist, um wieder Vertrauen aufzubauen.

Wenn du merkst, wie leicht du durch die sexuell befrachteten Bilder im TV verführt wirst, melde das Kabelfernsehen ab oder reiße die Antenne raus. Eliminiere jede Gefahrenquelle. Es ist weitaus besser, ohne Versuchung zu leben, als Fernsehen zu haben und den Verlust deiner Familie zu riskieren. Wenn du dir Filme ausleihst, achte besonders darauf, solche mit sexuellem Inhalt zu vermeiden.

Wenn du mit Telefonsex zu tun hast, lass den Zugang zu den entsprechenden Nummern bei dir zuhause sperren. Bitte deine Frau, jeden Monat die Rechnung anzuschauen und zu kontrollieren.
Bekommt deine Frau mit der Post die Kataloge von Unterwäschefirmen? Dann bitte sie freundlich, aber entschieden darum, die Herausgeber anzurufen und sie zu bitten, euch von ihrer Adressliste zu streichen. Bitte deine Frau, jeden Tag die Post zu holen. Wenn Zeitschriften- oder Illustriertenabonnements ein Problem sind, kündige sie.

Nachdem du jeden Stolperstein bei dir zuhause entfernt hast, schau dir genau an, was es draußen an Sachen gibt. Wenn Hotelpornografie ein Problem ist, wenn du reisen musst, schalte den Fernseher nicht ein und rufe jeden Abend deinen Rechenschaftspartner an, solange du unterwegs bist. Ich habe gehört, dass einige Männer den Fernseher vom Zimmer entfernen lassen wollten, aber das ist nicht immer praktikabel. Wenn nichts davon funktioniert und du immer noch stolperst, reise nicht allein oder stelle das Reisen ganz ein, selbst wenn das bedeutet, dass du dir einen anderen Job suchen musst. Deine Heiligkeit ist dem Herrn wichtiger als dein Einkommen, und Seine Möglichkeiten der Versorgung, Jobs oder anderen Ressourcen sind nicht begrenzt.

Wer hat mir gegeben, dass ich ihm zurückzahlen müsste? Alles, was unter dem Himmel ist, gehört mir.

HIOB 41,2 (im Englischen Vers 11, direkt übers.)

Wenn du eine Affäre gehabt hast, brich jeden Kontakt mit der anderen Person ab, verbrenne alle Briefe, lösche alle E-Mails und wirf alles in den Müll, was dir geschenkt worden ist. Wohnt sie in der Nähe, und die Versuchung ist zu groß für dich, ziehe um in eine andere Stadt.

> *Fliehet die Unzucht! Jede andere Sünde, die ein Mensch begeht, ist außer dem Leibe; der Unzüchtige aber sündigt gegen seinen eigenen Leib.* 1. KORINTHER 6,18

Für manche sind bestimmte Stadtteile ein Auslöser, vielleicht solche, wo sich Buchläden für Erwachsene oder Tanzbars befinden. Meide diese Bereiche, oder ziehe um.

Mein Stolperstein war das Fernsehen, sowohl zuhause, als auch in Hotels. Von meiner Kindheit an war ich ein Fan der NBA und schaute mir gerne die Spiele der Los Angeles Lakers an. Jedoch werden viele der Spiele erst spät am Abend übertragen – wenn die Werbung für Telefonsex und Pornofilme in den Lokalprogrammen beginnt. Obwohl wir das allgemeine Kabelfernsehen hatten, waren Filmkanäle wie *HBO* oder *Showtime* nicht darin eingeschlossen, aber die Kanäle im normalen Fernsehen waren für mich schon genug, um mich zu Fall zu bringen. Zu wissen, dass ich einen ›*pay-per-view*‹-Pornofilm[1] bestellen konnte, war eine Versuchung, die ich auch nicht brauchte. Nachdem ich die Sache mit meiner Frau besprochen hatte, kamen wir im Jahr 2002 überein, dass wir jeglichen Fernsehempfang bei uns zuhause beendeten. Obwohl ich die geliebten Spiele der Lakers nicht mehr sehen kann, ist die Freiheit von Versuchungen zuhause ein weitaus größerer Segen, als jedes Sportereignis anzubieten hätte. Wir leihen uns noch immer Filme aus, es ist also nicht so, dass wir niemals fernsehen, aber jegliche Versuchung ist eliminiert worden.

Wenn ich allein reise, landet die Programmzeitschrift in der Schublade, und der Fernseher bleibt ausgeschaltet. Ich nehme Bücher zum Lesen mit und einen CD-Spieler, damit christliche Lieder die Atmosphäre mit Gottes Frieden erfüllen können. Durch die Kanäle zappen bringt bei mir die Sache in Gang, deshalb behandle ich die Fernsteuerung, als wäre sie eine zusammengerollte Klapperschlange. Wenn wir miteinander telefonieren, fragt mich Michelle, wie es mir geht, und es ist immer ermutigend für mich, wenn sie mir sagt, dass sie für mich betet. Dass ich meiner Frau und den Männern in unserer Gruppe Rechenschaft gebe, ist ein zweifacher Schutz, denn ich möchte ihnen nicht erzählen müssen, dass ich gefallen bin.

---

1 Filme, die man gegen Bezahlung anschauen kann. Anm. d. Übers.

Wir müssen nur die Dinge abschneiden, die uns ins Straucheln bringen. Wenn die genannten Dinge für dich kein Problem sind, mache dir keine Gedanken darüber. Ich hatte keine Probleme mit Internetpornografie. Das ist für mich keine Versuchung wie das Fernsehen, und ich habe keinen Pornoblocker auf meinem Computer am Arbeitsplatz. Wir sind alle unterschiedlich gelagert und können deshalb an unterschiedlichen Stellen zu Fall kommen. Wenn das Fernsehen für dich keine Sache ist, dann erfreue dich daran. Es ist Gesetzlichkeit, wenn wir unsere Liste anderen geben und verlangen, dass sie sie befolgen müssen. Deine Liste wird anders aussehen als meine, und das ist in Ordnung so.

Ich weiß, dass einige von euch ledig oder geschieden sind. Ich habe in den letzten zwei Kapiteln zu den Verheirateten gesprochen, denn die meisten Männer warten bis zur Ehe, bevor sie sich um ihre sexuellen Sünden kümmern. Die angesprochenen Wahrheiten gelten für Ledige wie für Verheiratete. Wenn du ledig bist, liegst du in dem Spiel vorne, denn du kannst deine zukünftige Frau davor bewahren, durch dieselbe Hölle zu gehen, die so viele Frauen erleiden müssen. Wenn es einen Stolperstein gibt, um den du dich kümmern musst, dann warte bitte nicht. Entferne ihn jetzt.

Mal ehrlich: Dass es uns so schwer fällt, Lust zu töten, liegt zum Teil daran, dass sie uns gefällt. Wir machen Lust zu unserem Trost, unserer Liebe und zu unserem besten Freund und fragen uns: »Was wird den Platz der Lust einnehmen, wenn wir sie erst einmal getötet haben?« Wie Travis wollen wir den tollwütigen Hund nicht umbringen, selbst wenn er eine tödliche Bedrohung für uns und die, die wir lieben, darstellt.

Dieses Buch handelt davon, wie man das Leben und die Liebe findet, die man in Lust zu finden versucht. Solch ein Leben kommt von Gott allein, und Er wird nicht mit Sünde wetteifern. Die Entscheidung ist dir nun in klarer, schwarzweißen Darstellung vorgelegt. So wie Travis musst du eine Entscheidung treffen: töte den tollwütigen Hund oder riskiere die Konsequenzen.

Knarre gefällig?

> *»Gefällt es euch aber nicht, dem Herrn zu dienen, so wählet heute, wem ihr dienen wollt: den Göttern, denen eure Väter jenseits des Stromes gedient haben, oder den Göttern der Amoriter, in deren Land ihr wohnt. Ich aber und mein Haus, wir wollen dem Herrn dienen.«* JOSUA 24,15

KAPITEL 4

DIE FATALE TRAGÖDIE

Das Gesetz, das von Gott eingesetzt worden ist, wird dem Schwachen gegenüber nicht schwach; es bemäntelt unsere Unzulänglichkeiten nicht; es bleibt unabänderlich für Zeit und Ewigkeit. Wenn wir dies nicht erkennen, ist es einzig darauf zurückzuführen, dass wir nicht lebendig sind; sobald wir lebendig sind, wird das Leben zu einer Tragödie.[1] OSWALD CHAMBERS

Im späten Herbst des Jahres 1998 war ich auf Geschäftsreise und schaute mir im Hotelzimmer wieder Pornofilme an, wenn auch ohne zu masturbieren. Obwohl ich mich nicht selbst befriedigte, waren die Bilder, der Schmutz und die Scham, die mich überfluteten, nicht weniger intensiv.

Bald nach meiner Heimkehr traf ich mich mit Jim, einem Mann aus der 12-Schritte-Gruppe, die ich besuchte, zum Mittagessen. Nachdem ich ihm erzählt hatte, was ich gemacht hatte, sagte Jim: »Wenigstens hast du keinen Sex ausgeübt«, womit er meinte, dass ich gemäß der Definition von Sauberkeit der Gruppe immer noch ›sauber‹ war. Nach den acht Jahren des ›Durcharbeitens der Schritte‹ traf es mich zum ersten Mal, dass mich das 12-Schritte-Programm so weit gebracht hatte, wie es ihm möglich war.

Ihre Definition von sexueller ›Sauberkeit‹ war ein Problem. Sie begann mit ›keinen Sex mit sich selbst oder anderen Personen als der Ehefrau‹, was okay war, und dann gab es da noch eine seltsame Aussage darüber, dass ›wahre Sauberkeit fortschreitenden Sieg über Lust bedeutete‹. Weil ›fortschreitender Sieg‹ nur schwer zu greifen war (oder tatsächlich bedeutungslos), konzentrierte sich jeder auf den physischen Aspekt der Definition. Deshalb war ein Mann ›sauber‹, wenn er nicht masturbierte oder keinen Sex mit einer Person außerhalb der Ehe hatte. Männer, die ein Jahr oder länger ›sauber‹ geblieben waren, wurden verehrt, als wären sie Propheten, und Neulinge scharten sich um sie, um ihre Geheimnisse zu ergründen. Als ich in den frühen 90ern in das 12-Schritte-Programm einstieg, kniete ich mich mit aller Kraft rein und schaffte 18 Monate von Sauberkeit. Jetzt war *ich* einer der Auserwählten, um die die anderen herumscharwenzelten. Ich leitete Treffen und unterstützte andere und gab wie Plato meine Weisheiten von mir. Ich war zu so etwas wie dem ›Orakel der Sauberkeit‹ geworden, dachte ich.

Das *American Heritage Dictionary* (US-amerikanisches Wörterbuch) der englischen Sprache definiert Sauberkeit so: »Mäßigung und Enthaltsamkeit vom Genuss alkoholischer Getränke oder dem Gebrauch von Drogen«. Obwohl ich mich für eineinhalb Jahre von Pornografie, Masturbation und Sex außerhalb der Ehe enthalten hatte, war da innerlich immer noch diese bohrende Leere und Einsamkeit, die mich zerfraßen. Dieses geistliche Vakuum forderte ihren Tribut von mir auf einer Geschäftsreise nach Kanada, wo meine achtzehn Monate anhaltende Sauberkeit durch Telefonsex und Masturbation ein Ende fand. Über Nacht verschwand mein Status als ›einer der Weisen‹, und ich war auf den Anfangspunkt zurückgefallen zu denen, die nicht einmal eine Dreißig-Tage-Medaille verdient hatten.

Ich fing mich schnell wieder und blieb für weitere drei Jahre sauber. Mit diesen drei Jahren der Sauberkeit meiner Wenigkeit hatte ich das Gefühl, dass die anderen sich bei meinem Eintreten verbeugen sollten. »Wie könnte ich jemals wieder fallen nach einer so langen Zeit der körperlichen Sauberkeit?«, dachte ich.

1995 zogen wir von Los Angeles nach Colorado Springs. Meine Unterstützerbasis war nicht mehr da, und die immer präsente, innere Leere verstärkte sich zu einem lauten Brüllen. Ich fiel schwer und verlor meine ›Sauberkeit‹ wieder durch ein Gelage von Pornografie und Masturbation. Dieses Mal konnte ich nicht wieder aufstehen und schlitterte in drei Jahre von Schmutz, Scham und Elend.

Es war am Ende dieses dritten Jahres, als ich mich mit Jim zum Mittagessen traf. Als er mir sagte, dass ich ›sauber‹ sei, auch wenn ich mir Pornografie angeschaut hatte, ging in mir ein Licht an, dass ich hinter etwas Tieferem und Mächtigerem her war als nur körperlicher Enthaltsamkeit. Ich wollte die innere Kraft haben, nein zu jeder Versuchung und jedem lustvollen Gedanken zu sagen. Die acht Jahre der Konzentration auf das Äußere hatten mir zeitweilig Erleichterung verschafft, aber keine Freiheit. In meinem Herzen war ich noch immer ein Sklave von sexueller Sünde.

Reinheit und Sauberkeit sind nicht das Gleiche. Das *American Heritage Dictionary* (US-amerikanisches Wörterbuch) definiert Reinheit so:

1. Die Qualität oder der Zustand, rein zu sein

2. Freiheit von Sünde oder Schuld; Unschuld; Keuschheit.

Ein Mann kann sich von Sünde enthalten und trotzdem ein dunkles, einsames, lusterfülltes Herz haben. Unkraut wird solange nicht ausgerottet, bis jemand die Wurzeln frei legt und die komplette Pflanze entfernt. Wenn ein Mann die Blätter des Unkrauts entfernt, aber die Wurzeln intakt lässt, werden die Blätter nach und nach wieder wachsen. Als Jesus Gottes Standard für sexuelle Reinheit aufrichtete, hatte Er etwas viel Tieferes im Sinn, als nur die Oberfläche des Unkrauts.

> *Ihr habt gehört, dass gesagt ist: ›Du sollst nicht ehebrechen.‹ Ich aber sage euch: Jeder, der eine Ehefrau ansieht, um sie zu begehren, hat ihr gegenüber in seinem Herzen schon Ehebruch begangen.* MATTHÄUS 5,27–28

In den vorstehenden Versen sehen wir, wie Jesus von Physischen zum Geistlichem wechselt, wenn Er den *Standard* von sexueller Reinheit aufrichtet. Menschen mögen sich bei der Definition von ›Sauberkeit‹ auf das Äußere konzentrieren, aber Gott schaut das Herz an, denn von dort kommen *›böse Gedanken, Mord, Ehebruch, Unzucht, Diebstahl, falsches Zeugnis, Lästerung‹* (Matthäus 15,19). Jesus ließ keine Schlupflöcher offen. In dem Augenblick, wo wir eine andere Person begehren, haben wir schon gesündigt oder ›unsere Reinheit verloren‹. Da gibt es keine ›Drei-Sekunden-Regel‹, wovon manche gesprochen haben, bei der man eine Frau drei Sekunden lang lustvoll anschauen kann, bevor daraus Sünde wird.

Gottes Standard für sexuelle Reinheit zwingt mich auf die Knie und zum Aufgeben. Die weiße Flagge ist hochgehoben, und die Schlacht ist vorbei, bevor sie begonnen hat. Ich kann zu Unterstützergruppen gehen und meinen Fernseher aus der Wohnung entfernen, aber ich kann mein Herz nicht reinigen. Das wäre so, als würde ich versuchen, einen Damm mit tausend Löchern selbst zu stopfen oder bei mir selbst eine Operation am offenen Herzen vorzunehmen. Da gibt es zu viele Löcher, und ich bin kein Doktor.

Ich bekomme E-Mails von Männern, die sich beklagen, dass ich Abstinenz von Masturbation verfechte, und kann sie jetzt hören: »Das ist unmöglich, wer kann denn einen *solchen* Standard erfüllen???! Niemand kann sein Herz reinigen!« Dem stimme ich zu. Wenn wir ehrlich sind, *ist* Gottes Standard für sexuelle Reinheit unmöglich, und ich glaube, Er hat das so beabsichtigt. Weil nur Gott ein schmutziges, lustvolles und von Selbstsucht erfülltes Herz in ein reines Herz verwandeln kann, bin ich dazu gezwungen, alle Hoffnungen auf meine eigenen Fähigkeiten aufzugeben und mich ganz auf Ihn zu verlassen.

> *Wer darf sagen: ›Ich habe mein Herz geläutert, bin rein geworden von meiner Sünde?‹* SPRÜCHE 20,9

In den Gemeinden, in denen ich aufgewachsen bin, lag eine starke Betonung darauf, Bibellehre zu kennen und zu versuchen, dem entsprechend zu leben, um Gott zu gefallen. Ich habe viel vom meinem früheren, christlichen Leben damit verbracht zu versuchen, ›gut genug zu sein‹, um Seine Anerkennung zu verdienen. Meine Beteiligung an den 12-Schritte-Gruppen war zum Teil der Versuch, das Sündigen zu beenden, damit Er mich lieben würde. Als ich in den Dienst einstieg, hatte ich ›der gute Christ‹ zu sein, der vor anderen eine gute Figur machte. Ich kannte viel von der Bibel, sodass es leicht war, den anderen etwas vorzutäuschen und in der Gemeinde all die richtigen Worte zu sagen.

Durch harte Arbeit und ein gutes Geschäftsempfinden war ich im Geschäftsleben erfolgreich geworden und brachte das in meine Bemühungen ein, Sünde zu überwinden. Ich konzentrierte all meinen Antrieb und meine Willenskraft darauf, sauber zu bleiben, und für kurze Zeit funktionierte das auch … wobei ich den Pegel meiner Fortschritte an dem menschlichen Standard der Enthaltsamkeit maß.

Ich habe mit Pastoren und Leitern von Diensten gesprochen, die mit Pornografie zu tun haben und denken, dass sie wegen der äußeren Umstände okay seien, so wie ich es auch war. Sie beurteilen sich selbst nach ihrem theologischen Wissen, der Größe ihrer Gemeinde und der Anerkennung ihrer Herde. Viele sind begabte Kommunikatoren, die wissen, wie man eine Menge anspricht. So wie ich stehen sie äußerlich gut da, aber ihre kleinen Geheimnisse offenbaren, dass da innerlich etwas faul ist.

Petrus hatte es geschafft. Jesus hatte zu ihm gesagt: »*Ich will dir die Schlüssel des Reiches der Himmel geben; und was du auf Erden binden wirst, das wird in den Himmeln gebunden sein, und was du auf Erden lösen wirst, das wird in den Himmeln gelöst sein«* (Matthäus 16,19). Petrus hatte sich auf Kurzzeit-Missionsreisen begeben, Dämonen ausgetrieben und Kranke geheilt (Matthäus 10). Ihm war ein Thron bei Jesus im Himmel versprochen worden (Matthäus 19,28). Petrus hatte Vollmacht, Autorität, Erfolg im Dienst und wunderbare Verheißungen für die Zukunft.

Dann sagte Jesus am Abend vor seiner Kreuzigung zu Petrus, dass dieser ihn dreimal verleugnen würde. Petrus widersprach heftig und versprach: *»Selbst wenn ich mit dir sterben müsste – ich werde dich nicht verleugnen«* (Matthäus 26,35). Wie konnte ein Mann, vor dem sogar Dämonen flohen, so leicht fallen?

Petrus verleugnete den Herrn dreimal, zuletzt mit einem Fluch. Durch sein öffentliches Versagen gebrochen, *›ging Petrus hinaus und weinte bitterlich‹* (Matthäus 26,75). All seine Erfolge und Fähigkeiten waren nun bedeutungslos. Petrus war zweifellos ruiniert.

> *Denn ich weiß, dass in mir, das ist in meinem Fleische, nichts Gutes wohnt. Denn das Wollen ist zwar bei mir vorhanden, das Vollbringen des Guten aber nicht.* RÖMER 7,18

Nicht lange, nachdem ich mich mit Jim getroffen hatte, zog ich mich zurück, um mit Gott allein zu sein. Ich hatte acht Jahre lang am 12-Punkte-Programm teilgenommen, war mehr als zehn Jahre in Seelsorge (bei christlichen Seelsorgern) gewesen, hatte viele Bücher gelesen, war auf Heilungskonferenzen gewesen, Dämonen wurden aus mir ausgetrieben, ich war hypnotisiert worden, betete täglich und las meine Bibel, leitete Gruppen, begleitete andere, war erfolgreich im Dienst gewesen, und was hatte mir das alles gebracht? Nichts! In tiefer Verzweiflung rief ich aus: »Herr, ich habe all dies Zeug gemacht, und nichts hat funktioniert. Entweder bist Du der Gott, der Du sagst, dass Du bist, der Leben verändern kann, oder diese ganze Sache mit dem Christentum ist Schrott. Du bist meine letzte Hoffnung. Ich weiß nicht einmal, ob ich Dich überhaupt wirklich kenne.«

In diesem Augenblick hielt mir Gott einen Spiegel vor mein Herz. Ich sah ein tiefes, dunkles Loch, zugemauert mit Stolz, verdorben mit Lust und gefüllt mit Selbstsucht. Da gab es nichts Gutes, nicht den kleinsten Schimmer von Licht. Ich war nicht der ›gute Christ‹, wie ich gedacht hatte und der ich die meiste Zeit meines Lebens zu sein versucht hatte. Es war alles eine Lüge, eine Show, die mich selbst und andere für dumm verkaufen und zur Annahme verleiten sollte, ich sei ›es‹. Ich saß weinend am Boden und wusste nicht, was ich als Nächstes tun sollte.

> *Das Licht des Leibes ist das Auge. Wenn nun dein Auge lauter ist, wird dein ganzer Leib voll Licht sein. Wenn aber dein Auge böse ist, wird dein ganzer Leib finster sein. Wenn nun das Licht, das in dir ist, Finsternis ist, wie groß wird die Finsternis sein.*
> MATTHÄUS 6,22–23

Der Prophet Jesaja kannte die Verzweiflung, die entsteht, wenn man ein finsteres Herz sieht:

> *In dem Jahre, da der König Usia starb, sah ich den Herrn auf einem hohen und erhabenen Throne sitzen, und seine Säume füllten den Tempel. Seraphe standen über ihm; ein jeder hatte sechs Flügel: mit zweien bedeckte er sein Angesicht, mit zweien bedeckte er seine Füße, und mit zweien flog er. Und einer rief dem anderen zu und sprach: Heilig, heilig, heilig ist der Herr der Heerscharen! Die ganze Erde ist seiner Herrlichkeit voll! Da erbebten die Grundlagen der Schwellen von der Stimme des Rufers und das Haus ward voll mit Rauch. Da sprach ich: ›Wehe mir! ich bin verloren!‹, denn ich bin ein Mensch mit unreinen Lippen und wohne unter einem Volk mit unreinen Lippen – und habe den König, den Herrn der Heerscharen, mit meinen Augen gesehen.*
> JESAJA 6,1–5

Gottes heilige Gegenwart stand deutlich im Kontrast zu Jesajas sündhaftem Zustand. Er erkannte, dass sein Herz genauso besudelt und verdorben war wie sein Mund. Hätte man ihn gefragt, Jesaja hätte wahrscheinlich zugegeben, dass er gerne fluchte. Sein Herz war so böse, dass er sich an der Sünde erfreute. Als ich mein finsteres Herz sah, musste ich zugeben: Auch bei mir war es so. Ich hatte deshalb solche Schwierigkeiten gehabt, sexuelle Sünde aufzugeben, weil ich sie liebte, obwohl ich die Scham und die Schuldgefühle hasste, die hinterher kamen.

In Lukas 18,9–14 erzählte Jesus ein Gleichnis von zwei Männern: einer verließ sich auf seine Fähigkeiten und guten Werke, der andere stellte sich dem wahren Zustand seines Herzens:

»Er sagte aber auch zu etlichen, die sich selbst zutrauten, gerecht zu sein, und die Übrigen verachteten, dieses Gleichnis: Zwei Menschen gingen hinauf in den Tempel, um zu beten, der eine ein Pharisäer und der andere ein Zöllner. Der Pharisäer stellte sich für sich allein hin und betete so: O Gott, ich danke dir, dass ich nicht bin wie die übrigen Menschen, Räuber, Ungerechte, Ehebrecher oder auch wie dieser Zöllner. Ich faste zweimal in der Woche, ich gebe den Zehnten von meinem ganzen Einkommen. Der Zöllner aber stand von ferne und wollte nicht einmal seine Augen zum Himmel erheben, sondern er schlug an seine Brust und sprach: O Gott, sei mir Sünder gnädig! Ich sage euch: Dieser ging mehr gerechtfertigt in sein Haus hinab als jener. Denn jeder, der sich selbst erhöht, wird erniedrigt werden; wer sich aber selbst erniedrigt, wird erhöht werden.«

Lukas sagt, dass das Gleichnis Jesu sich an solche richtete, die ›sich selbst vertrauten‹. Wenn ich der Pharisäer gewesen wäre, den Jesus in diesen Versen erwähnt, hätte mein ›Gebet zu mir selbst‹ etwa folgendermaßen geklungen: »Gott, ich danke dir, dass ich nicht bin wie andere Leute. Ich bin kein prüder Tugendbold, der nicht wie andere Christen mitreden könnte über die wirklichen Dinge des Lebens. Ich gehe zweimal pro Woche zu einer Unterstützergruppe und bin sexuell sauber (ich kann das mit der Sauberkeitsmedaille beweisen). Ich habe einen Dienst gehabt, kenne die Bibel, mache gutes Geld, und ich bin ein ehrlicher Mensch. Ich kann viele, gute Dinge für dich tun. Ich bin nicht stolz wie andere Christen, die so tun, als wüssten sie alles.«

Als Gott mir mein Herz zeigte, war ich gezwungen, meinen kalten, kritischen und richtenden Geist anzublicken. In meinem Herzen setzte ich ständig andere herab, selbst wenn ich mein Sonntagsgesicht aufgesetzt hatte. Ich richtete andere Christen, die keine Probleme mit Drogen oder Sex hatten, und stufte sie als oberflächlich ein. Ich nahm beständig meine Frau auseinander. Meine Arbeitgeber und Mitarbeiter waren nicht so klug wie ich. Gemeinden, die sexuelle Sünden nicht ansprachen, waren schwach und hatten Angst, sich der Wahrheit zu stellen. Gemeinden, die über sexuelle Sünden sprachen, waren Bibelfanatiker. Es war immer leicht, einen Weg zu finden, andere auseinanderzunehmen, damit ich sagen konnte: »Gott, ich danke dir, dass ich nicht so bin wie andere Leute.«

Nachdem der Herr mir den Spiegel vor mein Herz gehalten hatte, spielte es keine Rolle mehr, wie andere waren; es tat zu sehr weh. Wie bei dem zweiten Mann in dem Gleichnis Jesu konnte ich nur noch ausrufen: »Gott, sei mir Sünder gnädig!«

Wenn jemand, der mit sexueller Sünde zu tun hat, in der Lage sein will, vor dem allmächtigen Gott zu stehen und vor Ihm ›Sauberkeit‹ für sich in Anspruch zu nehmen, muss er dem perfekten Standard Jesu von sexueller Reinheit entsprechen. Lust darf es nicht mal für eine Sekunde in seinem Herzen geben. Wenn wir ehrlich sind, müssen wir zugeben, dass wir das nicht schaffen, egal, wie viele Unterstützergruppen wir besuchen, wie viel Zeit wir mit dem Wort Gottes oder im Dienst verbringen.

Nachdem ich mit anderen Männern gearbeitet habe, weiß ich, dass es nur wenige gibt, die den Mut haben, sich ihrer Verderbtheit zu stellen. Sie mögen in allgemeinen Floskeln darüber reden, dass sie Sünder sind, aber sie haben sich nicht der Tatsache gestellt, dass sie ihr Leben damit verbracht haben, ein Monument ihrer selbst auf einem Fundament von Sand zu bauen. Sie mögen Römer 3,9–18 kennen, aber das sind für sie nur theologische Aussagen und entspricht nicht ihrer persönlichen Realität:

> *Wie nun? Haben wir einen Vorzug? Ganz und gar nicht! Denn wir haben soeben Juden und Griechen als schuldig erwiesen, dass sie alle unter der Herrschaft der Sünde seien, wie geschrieben steht: ›Es ist keiner gerecht, auch nicht einer; es ist keiner, der verständig ist; es ist keiner, der Gott mit Ernst sucht; alle sind abgewichen, sie sind alle zusammen unnütz geworden; es ist keiner, der Gutes tut, es ist auch nicht einer.‹ ›Ein offenes Grab ist ihre Kehle: Mit ihren Zungen reden sie Trug.‹ ›Schlangengift ist unter ihren Lippen.‹ ›Ihr Mund ist voll Fluchens und Bitterkeit.‹ ›Schnell sind ihre Füße zum Blutvergießen; Verwüstung und Jammer ist auf ihren Wegen, und den Weg des Friedens kennen sie nicht.‹ ›Keine Furcht Gottes ist vor ihren Augen.‹*

Jene, die sich ihrer Verderbtheit nicht gestellt haben, mögen nicht ›schnell zum Blutvergießen‹ sein, aber sie wenden sich so wie ich schnell der Pornografie zu. ›Jammer ist auf ihren Wegen‹, und ›den Weg des Friedens‹ gehen sie nicht. In ihrem Inneren wollen sie die Vorstellung nicht aufgeben, dass sie genug sein könnten, um Gottes Liebe zu verdienen, besonders dann, wenn sie viel getan haben ›im Dienst des Herrn‹. Sich der Wahrheit zu stellen, wäre zu schmerzhaft.

Stolz stirbt nicht leicht, meiner jedenfalls nicht. Erinnern wir uns an Dan aus dem letzten Kapitel! Sein ganzes Leben war auf dem Dienst aufgebaut, den er ausübte. Als seine Frau ihn jedoch mit seinem Pornoproblem konfrontierte, wurde er wütend. Wenn du die Evangelien durchliest, wirst du feststellen, dass die Pharisäer wütend wurden, wenn Jesus sie mit ihrem Selbstvertrauen und ihrer Selbstgerechtigkeit konfrontierte. Stolz geht an die Decke, wenn er aufgedeckt und konfrontiert wird. Dans gute Werke konnten nicht verbergen, dass sein Leben eine fatale Tragödie war.

Manche verwenden falsche Demut, um andere abzuwimmeln: »Ich bin ein Stück Dreck. Ich habe zu viel vermasselt, als dass Gott mich lieben könnte.« Sie jammern ständig und schauen sich über die Schultern, um zu sehen, wer sich an ihrer Selbstmitleidsparty beteiligen möchte. Wer der Finsternis ins Auge gesehen und Bankrott erklärt hat, dem ist Mitleid egal. Dadurch werden seine Gläubiger nicht bezahlt.

In Offenbarung 3,14–22 konfrontiert Jesus eine ganze Gemeinde wegen ihres Vertrauens auf sich selbst:

> *Und dem Engel der Gemeinde in Laodicea schreibe: Dies sagt der ›Amen‹, der treue und wahrhaftige Zeuge, der Anfang der Schöpfung Gottes: Ich weiß deine Werke, dass du weder kalt noch warm bist. O dass du kalt oder warm wärest! So aber, weil du lau bist und weder warm noch kalt, will ich dich ausspeien aus meinem Munde. Weil du sagst: Ich bin reich und bin reich geworden und bedarf nichts, und nicht weißt, dass du der Elende und Bejammernswerte und arm und blind und nackt bist, rate ich dir, von mir Gold zu kaufen, das im Feuer geglüht ist, damit du reich wirst, und weiße Kleider, damit du dich bekleidest und die Schande deiner Blöße nicht offenbar wird, und Augensalbe, um deine Augen zu salben, damit du siehst. Ich strafe und züchtige alle, die ich lieb habe. So sei nun eifrig und tue Buße! Siehe, ich stehe an der Tür und klopfe an. Wenn jemand meine Stimme hört und die Tür öffnet, werde ich zu ihm hineingehen und das Mahl mit ihm halten und er mit mir. Wer überwindet, dem will*

ich verleihen, mit mir auf meinem Thron zu sitzen, wie auch ich überwunden und mich mit meinem Vater auf seinen Thron gesetzt habe. Wer ein Ohr hat, der höre, was der Geist den Gemeinden sagt!

Laodicea war ein Wirtschaftszentrum, das für seine Wollindustrie, die Produktion von Augensalbe und für sein Bankwesen bekannt war. Der materielle Reichtum der Stadt hatte die Gemeinde eingelullt und in einen Zustand der Selbstgenügsamkeit und Selbstgefälligkeit versetzt. (Beachte, dass Jesus sie aufforderte, Augensalbe von Ihm zu kaufen, damit sie sehen könnten – ein offensichtlicher Bezug auf ihre Konzentration auf Handel.) Jesus konfrontierte die Gemeinde von Laodicea mit der völligen Verdorbenheit ihrer Selbstgenügsamkeit, in dem Er ihnen sagte, dass sie von Ihm ›Gold, das im Feuer geglüht ist‹ kaufen sollten (das heißt: ein reines Herz).

Mein Erfolg in der Geschäftswelt und mein Dienst hatten auf mich den ›Laodicea-Effekt‹. Obwohl ich wusste, dass in Gottes Wort materieller Erfolg als Grundlage für Selbstgerechtigkeit verdammt wird, ließ ich mich durch die materiellen Annehmlichkeiten des Lebens zu der Annahme verleiten, dass ich ›nichts brauchte‹. Fügt man der Mischung die Verderbtheit der Pornoabhängigkeit hinzu, war das Stadium des lauwarmen Christen erreicht.

Wer auf seine Fähigkeiten und Anstrengungen vertraut wie die Pharisäer, oder wer glaubt, dass er wegen seines Dienstes okay ist wie Dan, oder wer durch materiellen Wohlstand zur Apathie verleitet wird wie die Gemeinde in Laodicea, sieht nicht, wie verzweifelt er Gott braucht. Es sind die ›Jämmerlichen und Armen‹, die schreien: »Ich bin ruiniert … Gott, sei mir Sünder gnädig«, und sie empfangen Gnade und Segen im Überfluss. Schauen wir, was passierte, nachdem Jesaja seine Verderbtheit zugab:

> *Da flog einer der Seraphe zu mir her, einen glühenden Stein in der Hand, den er mit der Zange vom Altar genommen. Und er berührte damit meinen Mund und sprach: Siehe, das hat deine Lippen berührt, und deine Schuld ist gewichen und deine Sünde gesühnt. Da hörte ich die Stimme des Herrn, der sprach: Wen soll ich senden? Wer wird uns gehen? Ich sprach: Ich will's, sende mich! Und er sprach: Gehe und sprich zu diesem Volk …*
>
> JESAJA 6,6–9

Das *American Heritage Dictionary* (US-amerikanisches Wörterbuch) beschreibt Missetat als ›grobe Unmoral oder Ungerechtigkeit, Bosheit‹. In einem Augenblick verbrannte der Herr alle Sünden Jesajas und vergab sie. Nachdem er frei geworden war, wurde Jesaja von Gott machtvoll gebraucht, zu der Nation Israel zu reden.

Sehen wir uns die Abfolge an, was geschah. Jesaja näherte sich dem Herrn und war überzeugt von Gottes Heiligkeit. In seiner Verzweiflung erkannte Jesaja, dass sein Zustand hoffnungslos war, und er bekannte seinen völligen Bankrott. Der Herr reinigte Jesajas Herz und fragte: »Wen soll ich senden?« Jesaja antwortete eifrig auf Gottes Ruf. Dadurch, dass Jesaja seine Verderbtheit bekannte, konnte Gott ihn verändern und ihn verwenden.

So wie Jesaja ging auch Petrus durch dasselbe Tor der Erkenntnis seiner Verderbtheit. Nachdem Jesus ihn wiederhergestellt hatte, wurde Petrus von Gott dazu gebraucht, etwa 3000 Männer und Frauen zu Christus zu führen (Apostelgeschichte 2). Es war Petrus, durch den Gott zum ersten Mal das Evangelium den Heiden präsentierte, und von Petrus ließ Gott zwei der Bücher in der Bibel schreiben (den 1. und 2. Petrusbrief).

> *Gehet ein durch die enge Pforte! Denn die Pforte ist weit und der Weg ist breit, der zum Verderben hinführt, und viele sind es, die auf ihm hineingehen; denn die Pforte ist eng und der Weg ist schmal, der zum Leben hinführt, und wenige sind es, die ihn finden.* MATTHÄUS 7,13–14

Ich glaube, dass nur wenige den schmalen und engen Weg zum Leben finden, weil viele nicht gewillt sind, sich der schmerzhaften Wahrheit ihrer Verderbtheit zu stellen. Wenn der Weg schmaler wird, muss jede Selbstgenügsamkeit, jede Lust und jeder Gedanke daran, dass wir Gottes Standards entsprechen könnten, zurückbleiben.

Paulus schrieb über die Segnungen, die dann kommen, wenn man seine Schwachheit akzeptiert:

> *Und damit ich mich der Überschwänglichkeit der Offenbarungen nicht überhebe, wurde mir ein Dorn für das Fleisch gegeben, ein Engel Satans, dass er mich ins Gesicht schlage, damit ich mich*

nicht überhebe. Mit Bezug auf diesen habe ich den Herrn dreimal gebeten, dass er von mir ablassen möchte. Und er hat zu mir gesagt: Meine Gnade ist genug für dich, denn die Kraft erreicht ihre Vollendung in Schwachheit. So will ich nun am liebsten mich vielmehr der Schwachheiten rühmen, damit die Kraft Christi bei mir Wohnung nehme. Daher habe ich Wohlgefallen an Schwachheiten, an Misshandlungen, an Nöten, an Verfolgungen und Ängsten um Christi willen; denn wenn ich schwach bin, dann bin ich stark. 2. KORINTHER 12,7–10

Paulus wurde zugemutet, an einem ›Dorn im Fleisch‹ zu leiden, damit er nicht der Lüge anheimfiel, dass irgendetwas, was Gott durch ihn tat oder womit Er ihn segnete, auf seine eigenen Fähigkeiten zurückzuführen wäre. Hätte Paulus sich dazu hinreißen lassen, auf seine eigene Stärke zu bauen, wären die Folgen katastrophal gewesen, wie wir aus der Geschichte des Petrus wissen. Obwohl die Umstände, in denen Paulus hier seine Schwäche akzeptiert, nicht ein Kampf mit Sünde ist, bleibt doch das Prinzip das gleiche wie bei Jesaja und Petrus. Wenn wir die Kraft Christi in unserem Herzen haben wollen, müssen wir allein von Gott abhängig sein. Alles Vertrauen auf unsere eigenen Fähigkeiten muss beiseitegelassen werden.

Sich seiner Verderbtheit zu stellen, ist nicht etwas, wovor man sich fürchten muss, sondern wonach man sich gerne ausstrecken darf. Wenn wir uns von allem Vertrauen auf uns selbst distanzieren und den Thronsaal unseres Herzens freimachen, ist die Tür für den Herrn geöffnet, damit Er unser Herz reinigen und dort Wohnung nehmen kann.

Gott allein reinigt ein sündiges Herz, das kann keine Unterstützergruppen oder Seelsorge:

Und ich werde euch ein neues Herz geben und einen neuen Geist in euer Inneres legen; ich werde das steinerne Herz aus eurem Leibe herausnehmen und euch ein fleischernes Herz geben.
EZECHIEL 36,26

Wenn wir uns unserer Verderbtheit stellen, ist das der Anfang wahren Lebens und der Freiheit von sexueller Sünde, das Ende der Herrschaft der Lust über unser Herz und der Beginn von Gottes Herrschaft. Sechs Monate, nachdem Gott mir einen Spiegel vor mein Herz gehalten und ich Ihn zu meiner einzigen

Hoffnung gemacht hatte, befreite Er mich von der Sklaverei der sexuellen Sünde.

> *Das Opfer, das Gott gefällt, ist ein zerbrochener Geist, ein zerschlagenes Herz wirst du, o Gott, nicht verachten.* PSALM 51,19

> *Denn wir sind die Beschneidung, die wir im Geiste Gottes ihm dienen und uns Christi Jesu rühmen und nicht auf Fleisch vertrauen …* PHILIPPER 3,3

Wenn man erst einmal von der Last, einen Ruf wahren und aufrechterhalten zu müssen, befreit ist, ist es für die, die ›kein Vertrauen in ihr Fleisch setzen‹, einfacher, Sünden zu bekennen und um Hilfe und Gebet von anderen zu bitten. Wer verstanden hat, dass jeder verderbt ist, wird nicht mehr so schnell andere richten und braucht nicht länger zu versuchen, andere zu manipulieren und zu kontrollieren. Das Leben wird leichter und freier, und sie können schneller vorangehen. Wenn der Herr sie führt, eröffnen sich neue Perspektiven, und das Leben wird zu einem begeisternden (und manchmal herausfordernden) Glaubensabenteuer. Wenn sie ihre eigene Verderbtheit akzeptiert haben, erfahren sie sehr schnell den Segen, der daraus resultiert. Vielleicht hat Jesus deshalb gesagt:

> *Selig sind die geistlich Armen, denn ihrer ist das Reich der Himmel.* MATTHÄUS 5,3

Zu einer Unterstützergruppe zu gehen und die Dinge zu tun, über die wir in den letzten beiden Kapiteln gesprochen haben, ist der Anfang, nicht das Ende des Weges zur Barmherzigkeit und zur Freiheit von sexueller Sünde. Ich hoffe, dass du dich auf das Abenteuer des Glaubens einlässt und all deine Hoffnung auf Gott setzt. Wenn du dich deiner Verderbtheit nie gestellt hast und jetzt bereit dazu bist, tritt in den Thronsaal des Lebendigen Gottes und bitte Ihn, dir den wahren Zustand deines Herzens zu offenbaren. Schreibe das, was Er dir zeigt, in dein Tagebuch, und denke über all die Verse nach, die in diesem Kapitel stehen. Bedenke Seinen hohen Maßstab für sexuelle Reinheit und dass du ihn durch nichts erfüllen kannst, was in deiner Macht steht. Denke daran, wie Gott auf die eingeht, die über den Zustand ihres Herzens zerbrochenen sind und welchen Segen Er denen versprochen hat, die aufhören, das ›christliche Spiel zu spielen‹. Und dann ist mein Gebet, dass du deine Last am Wegrand zurücklässt und vorwärtsgehst.

Erforsche mich, Gott, und erkenne mein Herz; prüfe mich und erkenne meine Gedanken. Sieh, ob ich auf dem Wege zur Pein bin, und leite mich auf ewigem Wege! PSALM 139,23–24

Wer sich auf seinen Verstand verlässt, ist ein Tor; wer aber in Weisheit wandelt, der wird gerettet. SPRÜCHE 28,26

Ich bin mit Christus gekreuzigt; ich lebe, aber nicht mehr ich, sondern Christus lebt in mir. Was ich aber jetzt im Fleische lebe, das lebe ich im Glauben an den Sohn Gottes, der mich geliebt und sich für mich dahingegeben hat. GALATER 2,20

KAPITEL 5

ABWENDEN UND ZUWENDEN

Ihr Männer, was macht ihr da? Auch wir sind Menschen von gleicher Art wie ihr, und wir verkündigen euch das Evangelium, dass ihr euch von diesen nichtigen Dingen bekehren sollt zu dem lebendigen Gott, der den Himmel gemacht hat und die Erde und das Meer und alles, was darin ist. APOSTELGESCHICHTE 14,15

In seiner Glanzzeit war der Boxer Iron Mike Tyson eine harte Kampfmaschine mit phänomenaler Schlagkraft. 1985 gewann er als Zwanzigjähriger in weniger als sechs Minuten den WBC Titel von Trevor Berbick. Michael Spinks, ein bis dahin ungeschlagener, ehemaliger Champion, wurde von Tyson in 91 Sekunden k.o. geschlagen. Carl ›The Truth‹ Williams ging in 93 Sekunden zu Boden. Bis 1990 hatte Tyson einen Kampfrekord von 37–0 mit 33 Knock-outs.

Ich kann mich noch daran erinnern, wie ich Tyson in einem seiner früheren Kämpfe sah und dachte, wie hart er zuschlagen konnte. Es klatschte laut, wenn Tyson das Gesicht seines Gegners traf, und der Kopf wurde zurückgeworfen, als wäre er von einer Kanonenkugel getroffen worden. Mich überkam das große Zittern, wenn ich mir vorstellte, einen solchen Schlag abzubekommen.

Stell dir vor, du würdest mit Tyson auf der Höhe seiner Karriere im Ring stehen. Die Ringglocke läutet. Tyson geht dir ruhig entgegen in seiner als Markenzeichen bekannten, schwarzen Hose. Er grinst und zeigt seine Goldzähne. Er macht sich lustig über dich, indem er die Hände an den Seiten herunterhängen lässt. Du weißt, wenn dieser Kerl dich trifft, ist alles vorbei, deshalb forderst du ihn heraus und schwingst heftig deine Fäuste. Tyson dreht geschickt seinen Körper zur Seite und vermeidet deine Schläge, er grinst noch immer mit herunterhängenden Armen. Du gerätst in Panik und schlägst wild herum, aber Tyson tanzt locker jeden deiner Schläge aus. Während der nächsten paar Minuten lässt du einen wahren Hagel von Schlägen los, aber keiner trifft.

Nun bist du erschöpft; deine Arme fühlen sich an, als wären sie aus Blei, und deine Deckung fällt herunter. Noch immer grinsend schlägt Tyson eine rechte Gerade an deinen Kiefer, die dich mit unglaublicher Wucht trifft. Der Raum beginnt, sich zu drehen, und alles wird schwarz, während du zu Boden fällst.

Gegen sexuelle Gedanken und Versuchungen anzukämpfen, ist so, als würde man gegen Mike Tyson antreten. Lust ist weitaus stärker, schneller, klüger und erfahrener als du. Die Macht dahinter existiert schon seit Jahrhunderten und hat Millionen ausgeknockt. Es ist Satans Strategie, dich mit Lust in den Ring zu holen, denn sobald du anfängst, die Fäuste zu schwingen, weiß er, dass er gewinnen wird; *er will, dass du gegen sie kämpfst.* Das Ergebnis mag einige Runden dauern, aber das spielt keine Rolle. Er weiß, wenn du dich erst einmal verausgabt hast, gehen die Lichter aus.

Im Laufe der Jahre habe ich viele verschiedene Methoden ausprobiert, um sexuellen Versuchungen zu widerstehen:

1. Die Gedanken ignorieren.
   Das funktioniert nicht, weil sie wiederkommen, meistens mit größerer Intensität.

2. Zitieren von Schriftstellen.

3. Ich habe mal gehört, weil Jesus, als er in der Wüste von Satan versucht wurde, die Schrift zitierte, sollten wir die gleiche Strategie in Versuchungen anwenden. Ich habe das versucht, und manchmal hat das für kurze Zeit funktioniert, aber die Gedanken kamen immer wieder zurückgestürmt.

4. ›Dem Teufel gebieten zu weichen.‹

5. Es gab einige wenige Situationen, in denen das funktionierte, was aber bedeuten kann, dass der Angriff auf rein geistlicher Ebene erfolgte. Die meiste Zeit kämpfe ich jedoch gegen mein eigenes Fleisch und die eigene Verderbtheit, zusätzlich zu geistlichen Einflüssen von außen, sodass dieser Weg scheitert.

6. Einen Freund anrufen (siehe Kapitel 2).

> Das hilft, wenn es mir gelingt, sofort jemanden ans Telefon zu bekommen, aber was passiert, wenn niemand greifbar ist? Ich kann doch lustvolle Gedanken nicht einfach auf mich einhämmern lassen, bis ich mit jemanden sprechen kann. Bis dahin könnte es längst zu spät sein. Außerdem hat uns Jesus befohlen, keinen Ehebruch im Herzen zu begehen, sodass ich einen Weg finden muss, mit der Versuchung im Augenblick ihres Auftretens fertigzuwerden, nicht erst, wenn ich gesündigt habe.

Es gibt keine Verse in der Schrift, in denen uns befohlen wird, in unserer eigenen Stärke oder mit unserer eigenen Willenskraft sexuelle Versuchungen zu besiegen oder es auch nur zu versuchen. Als Joseph von Potiphars Frau versucht wurde (1. Mose 39), rannte er davon. Wenn er geblieben wäre und ihr Widerstand geleistet hätte, hätte sie ihn provozierend angefasst, um den Funken des sexuellen Begehrens anzufachen. Paulus bestätigt den ›*fliehen statt kämpfen Ansatz*‹ in 1. Korinther 6,18, wo er schrieb, dass wir ›*die (sexuelle) Unmoral fliehen*‹ sollen.

Beachte in den folgenden Versen, was der Herr über den Umgang mit Sünde sagt:

> *Und ob auch der Herr durch alle Propheten und alle Seher Israel und Juda verwarnen und ihnen sagen ließ: »Kehret um von euren bösen Wegen und haltet meine Gebote und Satzungen genau nach der Weisung, die ich euren Vätern gegeben und die ich euch durch meine Knechte, die Propheten, gesandt habe.«* 2. KÖNIGE 17,13

> *Und es demütigt sich dann mein Volk, das nach meinem Namen genannt ist, und sie beten und suchen mein Angesicht und bekehren sich von ihrem bösen Wandel, so will ich vom Himmel her es hören und ihre Sünde vergeben und ihr Land wieder heilen.* 2. CHRONIK 7,14

> *Wende meine Augen ab, dass sie nicht schauen nach Eitlem; belebe mich in deinen Wegen.* PSALM 119,17

> *Halte dich nicht selbst für weise, fürchte den Herrn und meide das Böse.* SPRÜCHE 3,7

Wendet euch zu mir und lasst euch retten, alle Enden der Erde, denn ich bin Gott und keiner sonst. JESAJA 45,22

Ich aber sagte: Wer bist du, Herr? Da sprach der Herr: Ich bin Jesus, den du verfolgst. Doch steh auf und stelle dich auf deine Füße! Denn dazu bin ich dir erschienen, dich zu bestimmen zum Diener und Zeugen dessen, wie du mich gesehen hast, und dessen, wie ich dir künftig erscheinen werde. Und ich werde dich retten vor dem Volk und vor den Heiden, unter die ich dich sende, um ihnen die Augen zu öffnen, damit sie sich von der Finsternis zum Licht und von der Gewalt des Satans zu Gott bekehren, auf dass sie durch den Glauben an mich Vergebung der Sünden und ein Erbteil unter den Geheiligten empfangen.
APOSTELGESCHICHTE 26,15–18

Gott fordert uns auf, uns von Sünde abzuwenden und uns Ihm zuzuwenden, und dann will Er uns die Sünden vergeben, ›unser Land heilen‹ und uns in ›seinen Wegen beleben‹ wird. In dem Kampf gegen die Mike Tysons der sexuellen Versuchungen und Gedanken stellen wir uns nicht der Lust entgegen, versuchen nicht mit ihr zu verhandeln oder sie zu bekämpfen. Sobald wir versucht werden, wenden wir uns von dem Gedanken ab und verbinden uns mit Gott, richten unseren Sinn auf Ihn und bitten Ihn um Seine Hilfe und Kraft. Ich nenne das den *abwenden und zuwenden* Ansatz.

›Abwenden und zuwenden‹ sieht folgendermaßen aus: Ich sitze in meinem Büro, und das Bild einer alten Freundin taucht in meinen Gedanken auf. Sofort wende ich mich zu Gott. Ich stelle mir vor, wie Er in all Seiner Majestät, Herrlichkeit und Seinem Glanz auf dem großen, weißen Thron im Himmel sitzt. Innerlich rufe ich aus: »Herr, schaffe in mir ein reines Herz, ich will keine andere Frau als die Frau, die du mir gegeben hast.« Mein Fokus liegt jetzt auf Gott (und ich habe sogar meine Frau mit in das Bild gebracht), ich habe mich von dem lustvollen Gedanken abgewendet und mich dem Herrn und Seiner Macht zugewandt. Nicht ein Quäntchen Energie wurde in einem Kampf verschwendet. Die Versuchung verblasst, wenn ich in die Gegenwart des Herrn komme, und der Kampf ist vorbei.

Allein die Schrift zu zitieren, funktioniert nicht, weil es keine Verbindung mit der Macht hinter den Worten gibt. Jesaja 54,22 sagt: *Wende dich zu mir und werde gerettet*, nicht ›zitiere die Bibel‹. Wir wenden uns dem lebendigen Gott zu, der uns hört, für uns sorgt und die Versuchung überwinden kann; Er ist es, der uns die Kraft gibt, ›im Licht zu wandeln‹.

> *Wenn wir aber im Lichte wandeln, wie er im Lichte ist, haben wir Gemeinschaft miteinander, und das Blut Jesu, seines Sohnes, reinigt uns von aller Sünde.* 1. JOHANNES 1,7

> *Ich bin der Weinstock, ihr seid die Schosse. Wer in mir bleibt und ich in ihm, der trägt viel Frucht; denn ohne mich könnt ihr nichts tun.* JOHANNES 15,5

> *Betet ohne Unterlass.* 1. THESSALONICHER 5,17

In Jesus bleiben (abwenden und zuwenden) ist kein einmaliges Ereignis, sondern unser Lebensweg. Wenn wir ›beten ohne Unterlass‹, gibt Er uns die Kraft, frei von Sünde ›im Licht zu wandeln‹. »Ohne mich könnt ihr nichts tun«, sagte Jesus. Das christliche Leben ist Abhängigkeit von dem lebendigen Gott und Seiner Macht in jeder einzelnen Minute. Wir sind nicht stark genug, um die Mike Tysons der Versuchung bekämpfen zu können. Wenn es also zum Kampf kommt, müssen wir uns total auf den Herrn verlassen. In dieser Hitze der Schlacht wird unser Glaube im Feuer geprüft und wahrhaftig gemacht (1. Petrus 1,6–7).

> *Schaffe in mir, o Gott, ein reines Herz, und erneuere einen beständigen Geist in mir … Stelle in mir die Freude deiner Errettung wieder her und stütze mich durch einen willigen Geist.* PSALM 51,12+14

Mitten in Versuchungen bitte ich den Herrn oft um die Segnungen dieser Verse, und sie geben meinen Wünschen eine Stimme. Wenn ich Ihn bitte, ›in mir ein reines Herz zu schaffen‹, erkenne ich an, dass ich das selbst nicht kann und zur völligen Freiheit von Sünde total von Ihm abhängig bin. Wenn ich von Angst oder Zweifeln durchgeschüttelt oder angegriffen werde, brauche ich Ihn, um mit einem beständigen Geist stabilisiert zu werden. Und ich möchte in der Freude Seines Lichtes und Seiner Liebe leben, deshalb bitte ich Ihn, ›in mir die Freude Seiner Errettung wiederherzustellen‹.

Durch die vielen Male, die ich während der letzten Jahre den Herrn gebeten habe, ›in mir ein reines Herz zu schaffen‹, ist mein Denken umtrainiert worden. Wenn ich mich in der Vergangenheit in einer Versuchung reflexartig lustvollen Gedanken zuwandte, taucht heute das ›schaffe in mir ein reines Herz‹ schon bei einem Anflug von Versuchung auf.

Auch in der physischen Welt ist das Abwenden und Zuwenden genauso machtvoll. Wenn mir eine attraktive Frau über den Weg läuft, wende ich mich in meinem Herzen sofort Gott zu und sage so etwas wie. »Herr, ich will Dich. Du bist die Quelle meines Lebens, nicht sie. Schaffe in mir ein reines Herz.« Letztlich ist Lust der Versuch, die innere Leere mit einer anderen Person zu füllen. Wenn ich den Herrn als die Quelle meines Lebens anerkenne, erwarte ich von Ihm Trost, Leben und Liebe und nicht von einer anderen, verderbten Person.

Wenn ich mit anderen Frauen zu tun habe außer meiner Frau, schaue ich ihnen in die Augen und nicht auf Teile ihres Körpers. Mag sein, dass ich in meinem Gesichtsfeld ihre Figur registriere, aber ich lasse meinen Blick nicht ›sinken, schauen und schwelgen‹. Es gibt nur eine Frau auf der Welt, deren Körper ich mit meinen Blicken verschlingen kann, und das ist Michelle. Einer anderen Frau auf den Körper zu starren, ist ein Begrabschen mit den Augen.

> *Ein Gesetz habe ich meinen Augen gegeben, nicht nach einer Jungfrau zu schauen.* HIOB 31,1

Im Dezember 2003 nahm ich drei meiner Kinder zu einem Schönheitssalon mit, um einen Geschenkgutschein als Weihnachtsgeschenk für Michelle zu kaufen. Er war der Abend nach einem Arbeitstag, und ich war ausgelaugt vom Tag. Ein Schönheitssalon war der letzte Platz, an den ich hätte gehen wollen, vor allem mit drei rastlosen Kindern im Schlepptau. Ich betrat den Salon, wo zwei Frauen um die 20 in voller Kampfmontur am Empfangstresen standen. Diejenige, die mir half, trug hautenge Kleidung, die jede einzelne ihrer Formen betonen sollte. Der Sog, hinzuschauen, was intensiv. Ich hielt meinen Blick auf ihr Gesicht gerichtet und schrie innerlich: »Vater, du weißt, dass da etwas in mir ist, was auf ihre Figur schauen möchte, bitte hilf mir; schaffe in mir ein reines Herz.« Der Sog gab nicht auf, aber ich auch nicht. Solange ich in dem Salon war, wandte ich mich beständig an den Herrn. Durch Gottes Gnade und Kraft habe ich das Mädchen nicht mit meinen Augen begrabscht, obwohl mein Fleisch danach schrie. Wenn ich versucht hätte, aus eigener Kraft zu widerstehen, wäre die Chance groß gewesen, dass ich nachgegeben hätte.

Denn obwohl wir im Fleische wandeln, führen wir unseren Kampf doch nicht nach dem Fleische; denn die Waffen unseres Kampfes sind nicht fleischlich, sondern mächtig im Dienste Gottes zur Zerstörung von Bollwerken, indem wir Erwägungen zerstören und jeden hohen Bau, der sich wider die Erkenntnis Gottes erhebt und jeden irrigen Gedanken gefangen führen in den Gehorsam gegen Christus. 2. KORINTHER 10,3–5

Es ist sehr wichtig, dass wir in dem Augenblick, wo die Versuchung einsetzt, jeden Gedanken gefangen nehmen« und uns Gott zuwenden, denn wenn man der Lust auch nur einen Millimeter breit die Tür öffnet, wird sie die Öffnung erweitern und versuchen, Fuß zu fassen. Wenn ich an dem Abend im Salon nur einige Sekunden damit gewartet hätte, Gottes Stärke an mich zu ziehen, hätte ich mich wahrscheinlich der Lust mit den Augen hingegeben, was zu sexuellen Fantasien, zur Sünde des Ehebruchs im Herzen und vielleicht noch Schlimmerem geführt hätte. Wenn man es hinauszögert, sich Gott zuzuwenden, spielt man mit der Lust, und sich diesem Feuer zu nähern, führt unweigerlich dazu, dass man sich verbrennt. Es ist notwendig, sich im Augenblick des Auftretens der Versuchung Gott zuzuwenden.

Auch das Herumspielen mit der Vorstellung einer bekleideten Frau kann übrigens schon Ehebruch sein. Man kann eine Vorstellung dazu benutzen, um Leben oder Annehmlichkeit daraus zu bekommen, und das ist das Gleiche, wie sie anzubeten, und das Bild oder die Vorstellung von einer Frau anzubeten, ist Götzendienst und Ehebruch, egal, ob angezogen oder nicht. Die Absicht ist genauso bedeutend wie die Sache selbst.

Wenn wir uns darauf trainieren, von Jesus mit Leben, Liebe und Trost genährt zu werden, ändern sich unsere Wünsche, und wir merken, dass wir mehr nach Gott hungern als nach Lust. Eine Versuchung, die dazu gedacht ist, uns zur Sünde zu verleiten, hat nun den unbeabsichtigten Effekt, dass sie uns näher zum Herrn zieht.

Ein weiterer Segen von Abwenden und Zuwenden besteht darin, dass unsere Vorstellungswelt gereinigt wird. Ein Mann, der jahrelang Pornografie in sich rein gezogen hat, hat seine Vorstellungswelt darauf trainiert, Bilder der Lust hervor zu zaubern. Wenn wir uns Gott zuwenden und uns den Himmel vorstellen, trainieren wir unsere Vorstellungswelt um, damit sie Bilder hervorbringt, die uns zur Anbetung und Ehrfurcht gegenüber dem lebendigen Gott veranlassen.

Lies den folgenden Absatz aus Offenbarung 1,12–17:

> *Und ich wandte mich um, die Stimme zu sehen, die mit mir redete. Und als ich mich umwandte, sah ich sieben goldene Leuchter und inmitten der sieben Leuchter einen, der einem Menschensohn ähnlich war, bekleidet mit einem Gewand, das bis auf die Füße reichte, und die Brust umgürtet mit einem goldenen Gürtel; sein Haupt aber und seine Haare waren weiß wie Wolle, wie Schnee, und seine Augen wie eine Feuerflamme, und seine Füße gleich schimmerndem Erz wie aus einem feurigen Ofen, und seine Stimme wie das Rauschen vieler Wasser. Und er hatte in seiner rechten Hand sieben Sterne, und aus seinem Munde ging ein zweischneidiges, scharfes Schwert hervor, und sein Angesicht war, wie die Sonne leuchtet in ihrer Kraft. Und als ich ihn sah, sank ich wie tot ihm zu Füßen.*

Der Jesus, den wir in diesen Versen sehen, hat nichts zu tun mit dem langhaarigen Hippie, als der er von vielen porträtiert worden ist. Stell dir eine Person vor, einen Mann, dessen Gesicht von so mächtigem Licht erstrahlt, als würdest du in die Mittagssonne blicken. Seine Augen sind so intensiv, dass sie wie Feuer glühen. Sein Haar ist weiß, aber nicht wie bei einem alten Mann, sondern wie frischer Schnee. Seine Füße haben die Farbe von Bronze, sie erscheinen glatt und glänzen wie poliert. Er ist bekleidet mit einem fleckenlosen, bodenlangen, weißen Gewand mit einem glänzenden, goldenen Gürtel um die Brust. Seine Stimme hat viele Schichten, wie wir es noch nie zuvor gehört haben. Johannes war so vertraut mit Jesus gewesen, dass er beim letzten Abendessen an seiner Brust lag. Dennoch fiel er bei der glanzvollen Erscheinung des Sohnes Gottes ›wie tot‹ zu Boden.

Wenn ich mir den Herrn in Seiner Ehrfurcht gebietenden Herrlichkeit vorstelle, wird meine Vorstellungskraft von Verderbtheit zu etwas Heiligem, Machtvollem und Wunderbarem verändert. Mein Glaube wird entflammt, denn ein solcher Gott hat keine Probleme damit, die Mike Tysons der sexuellen Versuchung zu verdampfen. Die Lust, die vorher so groß, einschüchternd und verlockend war, ist nichts, verglichen mit Jesus. Ich will nur Ihn noch besser kennen lernen.

Dass noch ein weiterer Christ im Licht wandelt, ist das Letzte, was Satan will, und er wird dich hart und oft angehen, um dich davon abzuhalten, dich Gott zuzuwenden. Er wird dich mit Anklagen angreifen und versuchen, dich in Verzweiflung versinken zu lassen: ›Du bist so ein Heuchler; du bist gar kein Christ. Schau doch nur, wie oft du gefallen bist. Du bist zu weit gegangen, als dass Gott jemanden wie dich lieben könnte. Du wirst immer ein Sexsüchtiger bleiben.‹ In 1. Johannes 1,9 heißt es:

> *Wenn wir unsere Sünden bekennen, ist er treu und gerecht, sodass er uns die Sünden vergibt und uns von aller Ungerechtigkeit reinigt.*

Keine Sünde, die ein Christ begehen könnte, ist größer als das Kreuz, und Gottes Vergebung, Gnade und Reinigung stehen dir *immer* zur Verfügung. Wenn der Betrüger dich mit Anklagen angeht, kannst du dich dem Herrn zuwenden und sagen: »Danke, Vater, dass Du mich durch Dein vergossenes Blut am Kreuz von all meinen Sünden gereinigt hast. Ich bitte Dich, dass Du den Kampf gegen diese Lügen führst. Erfülle meinen Verstand und mein Herz mit der Kraft Deiner Wahrheit, sodass ich feststehen kann.«

Die Mächte des Bösen werden versuchen, dein Gefühl der Isolation zu verstärken: ›Gott ist nicht hier; siehst du irgendjemanden? Du bist ganz allein. Hat Er dir etwa vorher geholfen, als du zu Pornografie masturbiert hast? Auf einen Sexabhängigen wie dich hört Er nicht.‹

Aber Psalm 139,7–12 besagt:

> *Wohin soll ich gehen vor deinem Geiste? Wohin soll ich fliehen vor deinem Angesicht? Stiege ich hinauf in den Himmel, so bist du dort; schlüge ich mein Lager in der Unterwelt auf – auch da bist du. Nähme ich Flügel der Morgenröte und ließe mich nieder zuäußerst am Meer, so würde auch dort deine Hand mich greifen und deine Rechte mich fassen. Und spräche ich: Lauter Finsternis soll mich bedecken, und Nacht sei das Licht um mich her, so wäre auch die Finsternis nicht finster für dich, die Nacht würde leuchten wie der Tag.*

In 2. Chronik 30,9 steht:

> *Denn wenn ihr zum Herrn zurückkehrt, werden eure Brüder und Söhne Erbarmen finden bei denen, die sie gefangen weggeführt*

haben, sodass sie in dieses Land zurückkehren werden; der Herr, euer Gott, ist ja gnädig und barmherzig und wird sein Antlitz nicht von euch weg wenden, wenn ihr zu ihm zurückkehrt.

Gott ist überall bei dir, egal, wo du bist oder was du tust. Ist es zwei Uhr nachts, und du wirst versucht, dann ist Er da und wartet darauf, dass du dich Ihm zuwendest. Der Böse möchte, dass sich bei dir die Lüge festsetzt, dass Gott weit weg ist und du ganz allein bist, sodass dich Verzweiflung überfällt und du aufgibst. Aber du kannst dich dem Herrn zuwenden, indem du etwa Folgendes sagst: »Vater, obwohl ich mich alleine fühle, weiß ich, dass Du mich umgibst. Du hast gesagt, dass Du überall bist, und ich glaube Dir. Erfülle mich jetzt mit Deiner Gegenwart, erfülle diesen Raum mit Deinem Frieden. Sei meine Stärke und mein Schild in dem Kampf gegen Verzweiflung und Einsamkeit, und sei Du mir größer als alles andere.«

Der Böse versucht auch, uns zu dem Denken zu veranlassen, dass wir gesündigt hätten, wenn das gar nicht der Fall ist, indem er uns mit der Angst vor dem Sündigen angreift: ›Du hast das Mädchen gesehen, und du hast sie begehrlich angeschaut, du Heuchler! Du hast schon gesündigt, deswegen kannst du genauso gut einen Schritt weitergehen, dir ein bisschen Porno beschaffen und Spaß damit haben.‹

Nicht jeder Gedanke, der durch deinen Sinn flattert, ist schon Sünde, und wenn eine attraktive Person dein Gesichtsfeld durchquert, bedeutet das nicht, dass du sie schon begehrt hast. Erst, wenn wir der Versuchung hinterher jagen wie mit einem Schmetterlingsnetz, wird daraus Sünde. Der Böse versucht, dich zu dem *Denken* zu bringen, dass du gesündigt hättest, sodass du über etwas stolperst, was gar nicht da ist. Aber du kannst dich dem Herrn zuwenden und sagen: »Vater, du kennst die wahren Motive meines Herzens. Wenn ich gesündigt habe, bitte ich Dich um Überführung. Ich glaube jedoch, dass ich mit Lügen und Anklagen angegriffen worden bin, deshalb bitte ich Dich, dass Du die Schlacht für mich schlägst und mich mit Deiner Wahrheit füllst.«

Dadurch werden wir erkennen, dass wir aus der Wahrheit sind, und werden wir vor ihm unsere Herzen beruhigen, dass, wenn uns das Herz verurteilt – dass Gott größer ist als unser Herz und alles erkennt. 1. JOHANNES 3,19–20

Du kannst einen Angriff von Angst dadurch erkennen, wenn eine überwältigende Welle von Bedrohung über dich hinweggeht.

Nach meiner Erfahrung lässt es uns der Herr durch einen klaren Sinn von Überführung und Zurückhaltung wissen, wenn wir auf dem falschen Weg sind, nicht durch eine Welle der Angst.

> *Denn Gott hat uns nicht einen Geist der Verzagtheit gegeben, sondern der Kraft und der Liebe und der Selbstbeherrschung.*
>
> 2. TIMOTHEUS 1,7

Wenn du von Angst gepackt wirst, kannst du dich Gott zuwenden und etwa Folgendes sagen: »Herr, Dein Wort sagt, dass Du mir keinen Geist der Furcht gegeben hast, und ich werde nicht zurückweichen, denn Du bist größer als der, der mich angreift. Bitte nimm den Kampf in Deine Hände und streite für mich.«

Es braucht beständiges Bemühen und harte Arbeit, um eine neue Gewohnheit zu erlernen, und mit dem Lebensstil des Abwendens und Zuwendens ist das nicht anders. Als ich als Teenager damit begann, Gewichte zu heben, war ich schnell erschöpft. Meine Muskeln waren noch kaum entwickelt, und mir fehlte die Ausdauer. Ich blieb dran und trainiere mich nun seit rund 25 Jahren drei- bis viermal pro Woche an Gewichten aus. Heute bin ich viel besser in Form und kann mehr heben als in meinen Teenagerjahren. Ich habe auch weniger Probleme mit meiner Gesundheit.

Das Gleiche gilt für das Ausbilden unserer geistlichen Muskeln. Am Anfang wird viel Mühe erforderlich sein, sich bei jedem Angriff dem Herrn zuzuwenden. Vielleicht wirst du dich jede Stunde mehrmals Gott zuwenden müssen. Manche Schlachten dauern länger als andere, und du musst Ausdauer entwickeln. Als ich in dem Salon war, musste ich die ganze Zeit mit dem Herrn verbunden bleiben, solange ich dort war. Du wirst dich vielleicht entmutigt fühlen und denken, das sei zu viel Arbeit; dann wirst du gleich die Schlange aus der Hölle flüstern hören: ›Es wäre doch leichter, wenn du einfach aufgibst; erinnere dich doch, wie schön sich das Masturbieren angefühlt hat. Wäre es nicht eine Erleichterung, es damit hinter sich zu bringen? Du müsstest nicht mehr kämpfen.‹ Das ist Satans Kampfstrategie, um dich in der Gebundenheit der Sünde zu halten. Gib nicht auf! Wenn die Gewichte zu schwer werden und du eine Stütze brauchst, geh augenblicklich ans Telefon und bitte deinen Bruder um Hilfe.

Lust schwächt die geistlichen und seelischen Muskeln, und es braucht Zeit, sie wieder aufzubauen. Sei geduldig, hartnäckig und realistisch. Erwarte nicht, dass du schon eine Woche, nachdem du angefangen hast, 150 Kilo stemmen kannst. Mit der Zeit wirst du merken, dass du dich gewohnheitsmäßig Gott zuwendest, und die Versuchungen werden dich nicht mehr wie gewohnt beängstigen. Eines Tages wirst du feststellen, dass du 25 % mehr Gewicht zur Strecke bringst. Du warst so auf den Kampf konzentriert, dass du die Fortschritte gar nicht bemerkt hast.

Es ist selten vorgekommen, dass ich mich zum Herrn gewendet habe und die Versuchungen trotzdem immer wieder gekommen sind. Der Grund war immer ungelöste Sünde in meinem Leben. Oft war der Grund, dass ich unfreundlich zu meiner Frau war, und wir hatten uns in unserer Beziehung voneinander entfernt. Ein Riss in der Ehe ist eine offene Tür für geistliche Angriffe, halte deshalb kurze Rücksprachen mit deiner Frau. Wenn du deine Frau (oder eine andere Person) verletzt hast, bringe es schnell in Ordnung.

> *Seid nüchtern, wachet! Euer Widersacher, der Teufel, geht umher wie ein brüllender Löwe und sucht, wen er verschlingen könne.*
> 1. PETRUS 5,8

Viele Männer machen den großen Fehler, nachlässig zu werden, wenn sie etwas Freiheit von sexueller Sünde gefunden haben. Wir leben in einer kulturellen Jauchegrube der Pornografie und sexueller Verdorbenheit, und Satan braut noch größere Bottiche von Müll zusammen. Ein paar Wochen, Monate oder sogar Jahre werden dich nicht immun gegenüber Versuchungen machen. Erinnere dich daran, dass David in einem unbedachten Augenblick Ehebruch mit Bathseba beging, nachdem er außerordentlich erfolgreich gewesen war. Zu seinen Erfolgen gehörte das Besiegen des Riesen Goliath in einem Kampf Mann gegen Mann, er siegte in vielen, blutigen Schlachten und wurde König. Petrus verleugnete Jesus, nachdem er einige machtvolle Dienste getan hatte. Man kann leicht anfangen zu denken, dass man stark genug sei, um die Versuchungen in einer Kraft zu besiegen und wird selbstgefällig; mache diesen Fehler nicht.

> *Mache meine Tritte fest in deinem Worte und lass kein Unrecht über mich herrschen.* PSALM 119,133

Ich beginne jeden Tag mit der Bitte an den Herrn, ›dass keine Lust, Angst und kein Stolz über mich herrscht‹. So wie David und Petrus bin ich bis an mein Lebensende an das Gefäß des gefallenen Fleisches gebunden. Obwohl mich der Herr 1999 von der Bindung an sexuelle Sünde befreit hat, muss abwenden und zuwenden mein Lebensweg sein, täglich, wie ich in der Geschichte mit dem Geschenkgutschein aufgezeigt habe.

Ich füge meinem Gebet nach Psalm 119 noch Angst hinzu, denn seit der Sache mit dem Missbrauch hatte ich zunehmend damit zu kämpfen. Gott hat diesen Bereich meines Lebens wiederhergestellt, und ich lebe weitgehend frei von Angst und Sorgen. Aber trotzdem ist das noch ein schwacher Punkt, auf den ich aufpassen muss.

Stolz lauert immer an der Tür meines Lebens wie eine mächtige Schlange und versucht, Gottes Geist zu dämpfen und Sein Wort zu verdrehen, um sich selbst zu erhöhen – so füge ich auch Stolz meinem morgendlichen Gebet hinzu. Wenn man beobachtet, wie Gott Leben verändert, können leicht Gedanken kommen, dass man gelobt werden möchte für das, was Gott getan hat. Wenn ich die Schlange des Stolzes zischeln höre, wende ich mich zu Gott: »Herr, bitte hilf, dass sich mein Stolz hier nicht erhebt. Dir gebührt die Ehre, nicht mir; Deine Gnade ist genug für mich. Bitte hilf mir, dass ich Dir nicht im Weg stehe oder vor Dir herlaufe, sondern Dir folge.«

> *Im Übrigen, ihr Brüder, allem, was wahr, was ehrbar, was gerecht, was rein, was liebenswert, was wohl lautend ist, wenn es irgendeine Tugend und wenn es irgendein Lob gibt, dem denket nach!*
>
> PHILIPPER 4,8

Der vorstehende Vers zeigt, womit wir uns beschäftigen sollen. Gott hat uns viele Dinge gegeben, die ›liebenswert, wohl lautend, rein und lobenswert‹ sind. Sättige deinen Sinn jeden Tag mit Gottes Wort, fülle ihn mit Seiner ganzen Wahrheit und Seinen Segnungen.

Nimm die erfrischenden Anblicke Seiner Strände, Wüsten, Berge, Wälder und Wiesen in dir auf. Gehe raus aus deinem Büro mit dem kalten Licht, Termindruck und den kahlen, weißen Wänden und atme durch in der erfrischenden Schönheit von Gottes Schöpfung. Lerne es wieder, dich an den Klängen um dich herum zu erfreuen wie an der Rhapsodie von rauschenden Wellen, dem

Gesang der Vögel, dem sanften Trommelschlag des Regens und dem Lachen von Kindern.

Musik ist ein Geschenk, das dem härtesten Herzen wohl tun kann. Als David die Harfe spielte, wurde der von einem bösen Geist getriebene Saul besänftigt (1. Samuel 16,23). Tauche deinen Sinn ein in Musik, die Ihn anbetet. Lass deine Seele tanzen zu einem aufbauenden Chorus, der zum Himmel aufsteigt, oder finde Frieden bei einem ruhigen Instrumentalstück.

Wir sollten Musik mit unterschwelligen oder aggressiven sexuellen Texten meiden. Sonst könnten wir genau so schnell wieder zur Lust zurückgebracht werden, wie uns die richtige Musik vor den Thron des Himmels bringt.

Lass deinen Sinn Frieden finden, indem du das heilende Geheimnis der Stille entdeckst. Mache es dir zur Gewohnheit, wegzukommen von den Botschaften und dem Lärm dieser Welt. Suche Zeit allein mit Gott; suche dir früh am Morgen eine stille Wiese, geh irgendwo tief in den Wald, mache einen Spaziergang in der Wüste oder suche dir einen leeren Raum bei dir zuhause. Nimm dir die Zeit, die ständig rasenden Gedanken in deinem Sinn zur Ruhe zu bringen und entdecke das Geheimnis der stillen Gemeinschaft mit dem Lebendigen Gott. Das wird in dir eine Tiefe und Stabilität hervorbringen, die nur wenige Christen besitzen.

Wenn abwenden und zuwenden zu deinem Lebensstil wird, wird der Herr dich verändern. Dein Fokus wird sich von Ichbezogenheit zu Gottesbegeisterung entwickeln, und du wirst dich mit allem Ihm zuwenden. Du wirst Ihn mehr preisen und dich weniger um dich selbst sorgen. Dein Glaube wird wachsen von Senfkorngröße zu Bergeshöhen, und Er wird für dich größer werden als Sünde oder Versuchung.

Noch einmal bist du im Ring mit Mike Tyson, der dich angrinst und seine Goldzähne zeigt. Da steht er und wartet, dass du ihn in Panik angreifst wie zuvor, aber diesmal schaust du auf und sagst: »Herr, dieser Kampf ist zu schwer für mich. Kümmere Du Dich um ihn.« Sofort schmettert eine Faust vom Himmel Tyson zu Boden und vernichtet ihn völlig. Du gehst davon und preist still den Herr für den Sieg.

Wohl dem Mann, der nicht wandelt in Rate der Gottlosen, noch tritt auf den Weg der Sünder, noch sitzt im Kreise der Spötter, sondern seine Lust hat an dem Gesetz des Herrn und über sein Gesetz nachsinnt bei Tag und Nacht. Der ist wie ein Baum, gepflanzt an Wasserbächen, der seine Frucht bringt zu seiner Zeit und dessen Blätter nicht verwelken, und alles, was er tut, gerät ihm wohl. PSALM 1,1–3

KAPITEL 6

MEIN SCHATZZZZZ

»Alle ›großen Geheimnisse‹ unter den Bergen hatten sich als dunkle Leere erwiesen; es gab nichts mehr zu entdecken, nichts zu tun, das der Mühe wert gewesen wäre; nur widerlicher, verstohlener Fraß und wehleidiges Sicherinnern. Er war übel dran: Er hasste die Finsternis, und mehr noch hasste er das Licht. Er hasste alles und jedes, und am meisten hasste er den Ring.«
»Wie meinst du das?«, sagte Frodo. »Der Ring war doch sein ›Schatz'‹ das Einzige, woran ihm etwas lag? Wenn er ihn aber hasste, warum warf er ihn dann nicht weg oder ging fort und ließ ihn liegen?

»Allmählich solltest du verstehen, Frodo, nach alldem, was du schon gehört hast«, sagte Gandalf. »Er hasste und liebte ihn ebenso, wie er sich selbst hasste und liebte. Er konnte ihn nicht loswerden. Darin hatte er keinen eigenen Willen mehr.«[1]

Aus dem Buch ›Der Herr der Ringe – Die Gefährten‹

In den Anfangsminuten von ›Die Rückkehr des Königs‹[2], dem letzten Film der ›Herr der Ringe‹-Trilogie, wird die Geschichte erzählt, wie Sméagol, ein normaler, Bier liebender Hobbit, zu dem verdrehten, verschrumpelten Streuner wird, bekannt als Gollum. Für die, die die Erzählungen von Tolkien nicht kennen – ein Hobbit ist eine standfeste, elfengleiche Person, etwa halb so groß wie ein ausgewachsener Mensch.

In der Anfangsszene befindet sich Sméagol mit seinem Vetter Déagol in einem Boot auf dem Fluss beim Angeln, als ein großer Fisch an Déagols Angelschnur reißt und ihn über Bord zieht. Während er unter Wasser strampelt, entdeckt Déagol am Boden des Flussbettes einen schimmernden, goldenen Ring, ergreift ihn und taucht wieder auf. Sméagol entdeckt den Ring in Déagols Hand, ist augenblicklich davon hingerissen und bittet seinen Vetter, ihm den Ring als ›Geburtstagsgeschenk‹ zu geben. Déagol weigert sich, und die beiden Freunde kämpfen um den Ring mit dem Ergebnis, dass Sméagol seinen Freund würgt, bis er tot ist.

Der Ring, der Déagol das Leben kostet, ist ein Zauberring der Macht, was Tolkien so beschreibt:

»Und von Saurons Kraft und Willen ging ein großer Teil in jenen Einen Ring ein, denn auch die Elbenringe waren sehr mächtig, und jener, der sie beherrschen sollte, musste von überwältigender Kraft sein; und Sauron schmiedete ihn im Feurigen Berg im Lande des Schattens. Und während er den Einen Ring trug, konnte er alles sehen, was mithilfe der schwächeren Ringe geschah, und die Gedanken ihrer Träger konnte er lesen und lenken.«[3]

Sauron war der böse, dunkle Lord, der danach trachtete, ganz Mittelerde zu beherrschen, und es war dieser Eine Ring, für den Sméagol seinen Vetter umbrachte. Von dessen Macht besessen, wollte Sméagol ihn für sich selbst behalten. Er verlässt alles, was ihm vertraut ist und zieht sich in die Nebelberge zurück. Sein neues Zuhause ist nun eine dunkle, kalte und muffige Höhle, ein ziemlicher Abstand von den warmen Häusern, in denen Hobbits normalerweise leben.

Aber schöne Zeiten bei einem herzhaften Bier mit guten Freunden sind für Sméagol nicht länger von Bedeutung. Seine Diät besteht nun aus rohem Fisch, er verschrumpelt körperlich, verliert fast alle seine Zähne und die meisten seiner Haare bis auf ein paar Strähnen. Seine Stimme wird zu einem krächzenden Zischeln, und er lächelt kaum noch, außer wenn er seinen ›Schatz‹ liebkost. In der Isolation verzerrt sich Sméagols Persönlichkeit und teilt sich in zwei auf. Pausenlos redet er mit sich selbst, sogar später, als er gezwungen ist, mit anderen zusammen zu sein. Der einst glückliche, wohl erzogene Hobbit wird nun als Gollum bekannt, ein Name, den er bekommt wegen der rauen, erstickten Laute, die er beim Schlucken macht.

Wie Gollum gibt es viele Christen, die von einer anderen Art Ring besessen sind. Sie haben ihren Schatz genauso gern, wie Gollum seinen hatte, und ziehen sich oft in eine Höhle der Isolation zurück, um mit ihm allein zu sein.

Und wie Gollum sehen sie nicht, was er ihnen antut …

In seinem Buch *The Sexual Man*[4] (Der sexuelle Mann) gibt Dr. Archibald Hart die Ergebnisse einer Befragung wieder, die er an rund 600 christlichem Männern zum Thema Masturbation vorgenommen hat. Von den verheirateten

Männern, die antworteten, gaben 64 % an, dass sie masturbierten, 82 % davon einmal pro Woche. 96 % der ledigen Männer unter 20 Jahren gaben zu, die Gewohnheit der Masturbation zu haben.

Wenn so viele christliche Männer Sex mit sich selbst haben, könnte man annehmen, dass sie es gern tun, aber in Dr. Harts Untersuchung gaben nur 23 % ›Spaß‹ als Grund an. Der Rest sagte ›aus Gewohnheit‹, ›wegen ihres Sexualtriebs‹, ›weil sie davon abhängig waren‹ oder ›aus Mangel an einem anderen sexuellen Ventil‹ als Grund für ihre Masturbation.

In einer verrückten Verdrehung wie bei Gollums gespaltener Persönlichkeit sagten nur 13 %, dass sie dachten, Masturbation sei ein normaler Akt, aber 97 % meinten, dass sie sich dabei schuldig fühlten. Wie konnte das sein? Könnte es sein, dass es viele Männer gibt, die lieber ohne Selbstbefriedigung auskommen möchten, aber nicht wissen, wie man damit aufhört? Wenn nun so viele normale, christliche Männer Sex mit sich selbst haben, tut das denn wirklich jemandem weh? Ist Masturbation nur ein harmloser Akt der physischen Entspannung?

Wenn wir herausfinden wollen, ob etwas harmlos ist, müssen wir uns anschauen, wie es den, der es tut und die Personen um ihn herum beeinflusst. Für geistliche Führung schauen wir natürlich immer in Gottes Wort. In diesem Kapitel werden wir beides tun, und wir fangen mit den Auswirkungen der Masturbation an.

In ihrem Buch An *Affair of the Mind* schreibt Laurie Hall:

Sex wurde geschaffen, um uns nach außen zu richten. Das Wort ›intercourse‹ (Geschlechtsverkehr) bedeutet ›Kommunikation, eine Verbindung zwischen Menschen‹. Wenn wir uns entscheiden, es zu unserer eigenen Sache zu machen, sagen wir damit, dass wir nicht mit der harten Arbeit der Kommunikation belästigt werden möchten. Wir sind nicht daran interessiert, mit jemand anderem außer uns selbst verbunden zu sein. Wir sind das Zentrum unseres eigenen Universum … Wenn der Fokus von Sex auf sich selbst und nach innen gerichtet ist, kann es keine Geist-zu-Geist-Kommunikation mit der Person geben, die wir lieben. Stattdessen ›implodiert‹ Sex einen Menschen, das heißt, er wird noch weiter in sich selbst gedrängt … Wenn wir in unserer Sexualität mit uns selbst beschäftigt sind, werden wir das auch in jedem anderen Bereich unseres täglichen Lebens sein. Die Frau eines Mannes, der von Masturbation versklavt ist, wird nicht nur von seiner Sexualität ausgeschlossen sein, sondern ebenso von den täglichen Entscheidungen und täglichen Gegebenheiten. Er wacht eifersüchtig darüber, alles für sich selbst zu behalten. Er kann es sich nicht leisten, jemandem Zutritt zu erlauben. Wenn er es täte, würde das seine Illusion der Kontrolle zerstören.[5]

Laurie wusste, wovon sie sprach: Ihr Mann war ein Sexabhängiger.

Von meinen Teenagerjahren bis zum Alter von 36 (mit 26 habe ich geheiratet) habe ich masturbiert. Wie andere, die in Dr. Harts Befragung antworteten, glaube ich nicht, dass ich sagen könnte, dass Spaß der Grund dafür war, dass ich masturbierte. Hinterher fühlte ich mich immer leer. Wenn der Akt vorbei war, gab es da immer ein Gefühl, dass etwas fehlte.

Wie Laurie schrieb, hat Sex etwas mit Verbundenheit und Kommunikation zu tun, einer Geist-zu-Geist-Vereinigung mit der Person, die wir lieben. Wenn ich masturbierte, war da keine andere Person, mit der ich in Wärme, Intimität und Liebe verbunden war. Stattdessen, ›verband ich mich mit mir selbst‹, was eine bizarre, emotionale Fehlzündung auslöste, die meinen Charakter verbog.

Ich versuchte, das Geistliche vom Physischen zu trennen, indem ich mir einredete, dass ich Masturbation zur körperlichen Entspannung brauchte. Ich argumentierte außerdem, dass ich wohl Sex mit mir selbst haben könnte, solange ich es nicht zu Pornografie tat. Aber die Leere, das überwältigende Gefühl der Isolation und Scham war hinterher immer da, ob mit oder ohne Pornografie. Ich konnte mir noch so sehr die Trennung von geistlichen und physischen Elementen des Sex einreden, mehr, als wenn Gollum sich zu überzeugen versucht hätte, dass er noch im Besitz all seiner Zähne wäre.

Heute kann ich noch weitere Bereiche sehen, die durch Masturbation beeinflusst wurden, für die ich früher blind war.

Ich beraubte meine Frau. Michelle wollte emotionale und körperliche Intimität – wie zwei beste Freunde, die zusammen joggen. Es sollte aber nicht so sein, dass ich vor ihr her über die Ziellinie hetzte. Ich entzog *mich* meiner Frau, entzog *ihr* meine Liebe und Fürsorge. Sie wollte, dass ich sie festhielt, Gemeinschaft mit ihr hatte und sie liebkoste und sie nicht als meine persönliche Vergnügungsmaschine benutzte.

Masturbation raubte uns beiden die Freude. Ich hatte nicht mit vorzeitiger Ejakulation zu tun wie andere, aber ich hätte meine Frau weitaus länger erfreuen können, als es der Fall war (heute, nachdem ich seit 1998 nicht mehr masturbiert habe, ist das anders). Es ist kein Zufall, wenn der Sex zwischen Ehemann und Ehefrau zu einer kurzen Angelegenheit wird. Darauf trainiert er sich, wenn er masturbiert.

Masturbation verbog mich emotional. Es war elendig schwer, mich Michelle gegenüber tiefer zu öffnen. Emotional war ich wie ein Mann mit Kehlkopfentzündung, der zu sprechen versucht. Ich hatte soviel Zeit damit verbracht, mich in den eigenen Nebelbergen des Elends und der Isolation zu verstecken, dass ich meine Fähigkeit verlor, eine Beziehung zu anderen zu haben. Ichbezogenheit hält einen Menschen tief in sich selbst gefangen.

So wie bei Gollum der Ring, wurde mein Schatz (sexuelle Entspannung) zu meinem Herrn. Ich war von mir selbst und Sex absorbiert, getrieben von physischem Verlangen und Begierden. Wenn ich keinen Orgasmus haben konnte, wenn ich es wollte, wurde ich zornig, ängstlich oder depressiv. Sexuelle Entspannung war mein Gott, mein Trost und meine Liebe, die Quelle des Lebens.

Ich denke, die Nachwirkung der Masturbation, die mich am meisten betrübte, war die Trennung von Gott, die ich empfand, wenn ich am Altar des Eigensex angebetet hatte. Ich wusste, dass Jesus lebendiges Wasser hatte, das meine Seele erfüllen konnte, aber stattdessen entschied ich mich, ›von mir selbst zu trinken‹. Ich fühlte mich vom Herrn genauso weit entfernt wie von meiner Frau und anderen.

Das offensichtlich Problem bei der Masturbation ist natürlich, dass viele Männer es zu Pornografie tun und/oder sich während des Aktes mit sexuellen Fantasien beschäftigen. Das ist klare Sünde, wie die Worte Jesu in Matthäus 5,28 aussagen. Es ist Eigensex zur Entfaltung des Ehebruchs im Herzen. Aus Gesprächen mit anderen Männern weiß ich, dass Masturbation unter Begleitung von Pornografie und/oder sexuellen Fantasien die Regel ist, nicht die Ausnahme.

Richten wir unsere Aufmerksamkeit jetzt auf Gottes Wort und schauen, was Er zu Masturbation sagt. Am häufigsten bekomme ich von vielen Christen über Masturbation zu hören, dass es okay sei, weil ›darüber nichts in der Bibel steht‹. Aber wenn ›du sollst nicht‹ der Standard dafür ist, ob etwas Sünde ist oder nicht, dann könnten wir genauso gut Marihuana oder andere Drogen missbrauchen, denn es gibt keinen Satz ›du sollst kein Pot rauchen‹ in der Bibel.

»Hey, warte mal«, sagst du, »es ist doch offensichtlich, dass Marihuana rauchen Sünde ist wegen der Verse in der Bibel, die Trunkenheit verbieten, und Pot rauchen verstößt klar gegen dieses Prinzip.«

Ich stimme zu. Wir müssen uns ebenso die Prinzipien in Gottes Wort anschauen wie das ›du sollst nicht‹.

Die einzige Form, in der Sex in Gottes Wort gutgeheißen wird, ist im Zusammenhang der Ehe zwischen einem Mann und einer Frau.

In Genesis 2 lesen wir:

> *Darum wird ein Mann seinen Vater und seine Mutter verlassen und seiner Frau anhangen; und sie werden ein Fleisch sein.*

Wir sehen hier wieder die ›zwei werden eins‹ Betonung, die Verbindung und Vereinigung zwischen einem Mann und einer Frau. In Hebräer 13,4 lesen wir:

> *Die Ehe soll unter allen in Ehren gehalten werden, und das Ehebett sei unbefleckt, denn Unzüchtige und Ehebrecher wird Gott richten.*

Hier ist wieder das Ehebett der einzige gegebene Kontext, in dem Sex von Gott erlaubt ist.

Jetzt lesen wir sorgfältig die folgenden Verse:

> *Doch wünschte ich, alle Männer wären (ledig) wie ich. Doch jeder hat seine eigene Gabe von Gott, der eine auf diese Weise, der andere auf eine andere. Aber ich sage zu den Unverheirateten und den Witwen, dass es gut für sie ist, wenn sie so bleiben wie ich bin. Aber wenn sie sich nicht beherrschen können, sollen sie heiraten; denn es ist besser zu heiraten, als sich in Begierde zu verzehren.* 1. KORINTHER 7,7–9

In diesem Abschnitt ist die Tür weit offen dafür, Masturbation als gangbare, von Gott gutgeheißene Alternative zur Ehe zu sehen, vor allem, weil Paulus die

Gläubigen in Korinth ermutigte, ledig zu bleiben. Wenn er gewollt hätte, dass sie Sex mit sich selbst hätten haben können, um die Ehe zu vermeiden, hätte Paulus etwa Folgendes geschrieben: »Aber wenn sie sich nicht beherrschen können, sollen sie masturbieren oder heiraten, denn es ist besser, Eigensex zu haben oder zu heiraten, als sich in Begierde zu verzehren.«

Aber das tat er nicht. Die Ehe ist in diesem Vers die einzig gegebene Ausdrucksmöglichkeit zur sexuellen Erfüllung, und tatsächlich im gesamten Wort Gottes.

Die ein Mann/eine Frau Beziehung wird auch in den folgenden Versen entfaltet:

> *Der Leib dagegen ist nicht für die Unzucht, sondern für den Herrn, und der Herr für den Leib. Wisst ihr nicht, dass eure Leiber Glieder Christi sind? Soll ich nun die Glieder Christi nehmen und zu Gliedern einer Dirne machen? Das sei ferne! Oder wisst ihr nicht, dass, wer einer Dirne anhängt, ein Leib mit ihr ist? »Denn es werden,« heißt es, »die zwei ein Leib sein.« Wer aber dem Herrn anhängt, ist ein Geist mit ihm. Fliehet die Unzucht! Jede andere Sünde, die ein Mensch begeht, ist außer dem Leibe; der Unzüchtige aber sündigt gegen seinen eigenen Leib. Oder wisst ihr nicht, dass euer Leib ein Tempel des Heiligen Geistes in euch ist, den ihr von Gott habt, und dass ihr nicht euch selbst angehört? Denn ihr seid teuer erkauft worden; so verherrlicht nun Gott mit eurem Leibe!* 1. KORINTHER 6,13B+15–20

Wieder wird Sex in den Kontext von ›zwei werden ein Fleisch‹ gestellt. Wir erkennen auch, dass die Aussagen ›der Leib … ist für den Herrn‹, ›eure Leiber sind Glieder Christi‹, ›aber wer dem Herrn gehört, ist ein Geist mit ihm« und »euer Leib ist Tempel des Heiligen Geistes‹ verwoben sind mit dem Verbot sexueller Sünde, wobei die Wichtigkeit der geistlichen Ebene des Sex hervorgehoben wird. Wenn ein Mann diesen Tempel, in dem der Heilige Geist wohnt, nimmt und ›ein Leib wird mit einer Prostituierten‹, führt das zu einem grundlegenden, negativen Einfluss auf sein geistliches Leben. Sex ist nicht bloß ein physischer Akt.

Masturbation ist niemals ein Angebot, um mit Depression fertigzuwerden oder Trost zu finden.

In 1. Könige 18 lesen wir die bekannte Geschichte von Elia, der den Israeliten gegenübertrat. Elia tat einen riesigen Glaubensschritt und zeigte unglaublichen

Mut, als er den bösen König Ahab und die Baalspropheten zu einem Feuerduell herausforderte. Der Gott, der das Opfertier zuerst verbrannte, sollte der sein, dem die Nation folgen würde. Der Herr antwortete machtvoll, indem er Elias Opfer entflammte, und viele der Baalspropheten wurden getötet. Es war ein erstaunlicher Triumph.

In 1. Könige 19,2–5 lesen wir jedoch:

> *Da sandte Isebel einen Boten an Elia und ließ ihm sagen: Bist du Elia, so bin ich Isebel! Die Götter sollen mir dies und das antun, wenn ich nicht morgen um diese Zeit dir tue, was du ihnen getan hast! Da fürchtete er sich, machte sich auf und ging fort, sein Leben zu retten. Als er nach Beerseba in Juda kam, ließ er seinen Diener dort; er selbst aber ging in die Wüste, eine Tagesreise weit, und als er hingekommen, setzte er sich unter einen Ginsterstrauch. Da wünschte er sich den Tod und sprach: Es ist genug! So nimm nun, Herr, mein Leben hin, denn ich bin nicht besser als meine Väter. Dann legte er sich unter dem Ginsterstrauch schlafen. Auf einmal aber berührte ihn ein Engel und sprach zu ihm: Steh auf und iss!*

Nachdem Isebel Elia mit dem Tode bedroht hatte und er in Depression fiel, lesen wir nicht, dass er zu seinem Trost bei der Ankunft in Beerseba masturbierte. In der ganzen Schrift finden wir nichts über irgendeine Person, die in Depression Sex mit sich selbst hatte. Masturbation soll nicht als Trost benutzt werden, sondern:

Wie sollen unseren Trost von Christus empfangen.

> *… der uns tröstet bei all unserer Bedrängnis, damit wir die, die in allerlei Bedrängnis sind, trösten können durch den Trost, durch den wir selbst von Gott getröstet werden.«* 2. KORINTHER 1,4

Ich versuchte oft, durch Masturbation mit Stress, Furcht oder Sorgen fertigzuwerden, aber der ›Trost‹, den ich dadurch empfing, war immer kurzlebig und begleitet von Leere, Scham und dem Gefühl der Trennung von Gott. Ein Vier-Sekunden-Orgasmus kann emotionale und geistliche Bedürfnisse nicht erfüllen. Ich hätte mich Christus zuwenden sollen, der gewillt war, mich in jeder Situation zu trösten. Sein Trost ist *real* und geht viel tiefer, als jede Masturbation es könnte.

Wir sollen die Herren unseres Leibes und ihrer innewohnenden Begierden sein. Wir erlauben unserem Fleisch nicht, über uns zu herrschen.

> *... sondern ich diszipliniere meinen Leib und knechte ihn, damit ich nicht etwa, nachdem ich andern gepredigt habe, selbst verwerflich werde.«* 1. KORINTHER 9,27

> *»Ihr Geliebten, ich ermahne euch als Pilger und Fremdlinge: Enthaltet euch der fleischlichen Begierden, die wider die Seele streiten.«* 1. PETRUS 2,11

> *»Alles ist mir erlaubt; aber nicht alles ist heilsam. Alles ist mir erlaubt; aber ich darf mich von nichts beherrschen lassen.«*
> 1. KORINTHER 6,12

> *»Denn das ist der Wille Gottes, eure Heiligung, dass ihr euch nämlich der Unzucht enthaltet, dass jeder von euch sich seine Frau zu erwerben weiß in Heiligung und Ehrbarkeit, nicht in Leidenschaft der Begierde wie die Heiden, die Gott nicht kennen.«*
> 1. THESSALONICHER 4,3–5

Wir sollen ›unseren Leib disziplinieren und zu unserem Diener machen‹. Als Masturbation Teil meines Lebens war, war ich meinem Leib und seinen Begierden gegenüber besessen wie Gollum. Wir sollen uns von *nichts* beherrschen lassen, schreibt Paulus. Ein Mann, der nicht ›nein‹ sagen kann zu seinen eigenen Wünschen und Begierden, offenbart einen schwachen Charakter, und ein Mann mit einem unbeständigen Herzen erliegt leicht den Versuchungen.

> *Wie eine Stadt mit durchbrochenem Wall ist ein Mann, der sich selbst nicht beherrscht.* SPRÜCHE 25,28

Unsere Kultur bombardiert uns mit Botschaften wie: ›Es ist ein gutes Gefühl, tu es jetzt‹ und ›du brauchst jetzt mal eine Pause.‹ Wenn du sexuell erregt bist, hey, füttere den Impuls, es tut doch niemandem weh. Mach schon ... mach Sex mit dir selbst oder mit wem immer du willst. Du hast schließlich Bedürfnisse, und du bist auch nur ein Mensch.

Gottes Wege und die Botschaften unserer Kultur liegen im Krieg miteinander. Die Welt sagt uns, wir sollen unseren Begierden gehorchen, während Gott uns anweist, sie zu kontrollieren und zu beherrschen. Es steht Sofortbefriedigung gegen Selbstdisziplin; ein passiver Mann, geschwächt durch Vergnügen gegen einen starken Mann mit Charakter, der nein sagen kann; ›es dreht sich alles um mich‹ gegen ›ich will Sex nur mit meiner Frau haben‹; *Weichling* gegen *Braveheart*.

Stellen wir einmal eine Liste für und gegen Masturbation auf und schauen, was schwerer wiegt:

Die Segnungen der Masturbation	**Die Kehrseite der Medaille**
Ein gutes Gefühl für ein paar Sekunden.	Einsamkeit, Leere und Scham dauern viel länger als der Spaßteil.
Ich kann einen Orgasmus haben, wann ich will.	Sorgt für die Mentalität der Sofort-Befriedigung (›alles dreht sich um mich‹).
Ich kann es allein tun.	Keine Verbindung, kein Anhängen und keine Wärme mit einer anderen Person.
Ich brauche meine Frau nicht zufrieden zu stellen.	Die Ehefrau wird emotional und physisch beraubt.
Ich kann meine sexuellen Wünsche auf jede Weise, wie ich will, füttern.	Ichbezogenheit und Sexbesessenheit entwickeln sich.

Die Segnungen der Masturbation	Die Kehrseite der Medaille
	Bricht das Prinzip in Gottes Wort, dass wir nicht von unseren Begierden beherrscht werden sollen. Bricht den Kontext ›nur in der Ehe‹ in Gottes Wort.
	Bricht das Prinzip ›Trost von Christus‹ in Gottes Wort.
Ich kann meinem Verlangen nachgeben, wenn es auftritt.	Trennung von Gott.
	Masturbation schwächt und verdreht den Charakter.
	Masturbation wird als falscher Mechanismus im Umgang mit dem Leben gebraucht.
	Masturbation geschieht oft in Verbindung mit Pornografie und sexuellen Fantasien, was definitiv Sünde ist.

WAS FÜR EINE ART CHRIST MÖCHTEST DU SEIN?

Als Lust mein Leben regierte und ich von einem anderen Christen hörte, der kühn für Gott eintrat, fühlte ich mich oft überführt. Seine Stärke und sein Mut standen in scharfem Kontrast zu meinem schwachen Charakter. Wenn ich nicht Nein sagen konnte zu meinen sexuellen Launen, wusste ich, dass ich zu schwach war, ernsthaft für Christus einzutreten, besonders bei heftiger Opposition. Ich denke, die meisten Christen würden gerne so einer wie *Braveheart* sein, der sich inmitten überwältigenden Widerstandes behaupten kann wie Elia. Sie möchten ihre Begierden und Wünsche beherrschen.

1. Als Erstes muss ich ehrlich zugeben: mit einer Gewohnheit wie Masturbation aufzuhören, wird nicht leicht sein, besonders dann, wenn sie eine lebenslange Besessenheit war. Dass wir uns unserer Sexualität annehmen, heißt nicht, dass wir sie leugnen, unterdrücken oder uns eine

künstliche Rolle von ›*Guter Christ, der niemals geil wird*‹ zulegen. Wir *haben* dieses Verlangen, und es ist nicht immer leicht, nein zu sagen.

2. Setze Sex in die richtige Perspektive. Sex ist nicht das Leben, und es ist nicht Liebe. Sex wird die Leere in deinem Herzen nicht ausfüllen und kann deine Probleme nicht lösen. Eine Ejakulation allein ist ein schneller Schuss des Vergnügens, nach dem du dich elender, leerer und einsamer fühlst als vorher, und das für einen viel längeren Zeitraum. Ich kann mich daran erinnern, dass ich Durchhänger hatte, die tagelang, manchmal sogar wochenlang gedauert haben. Du brauchst Sex nicht, und du wirst ohne Sex nicht sterben. Sex war niemals gedacht, ein Gott zu sein.

3. Jesus ist Leben: »*Ich bin der Weg, die Wahrheit und das Leben*« (Johannes 14,6), und allein Seine Liebe kann die tiefsten, einsamsten Bereiche deines Herzens berühren. Wenn dich sexuelles Verlangen überkommt, erinnere dich daran, dass Gottes Leben und Seine Liebe die Dinge sind, die du am meisten brauchst, nicht einen Orgasmus. Wie wir schon im letzten Kapitel ausgeführt haben, wende deinen Fokus weg von den körperlichen Gefühlen hin zum Herrn und bitte Ihn, die Leere in deinem Herzen mit Seiner Liebe und Seinem Leben zu füllen. Bekenne Ihm freimütig deine Schwachheit, und lass Ihn für dich kämpfen. Das Verlangen wird vorübergehen wie immer.

4. Wenn du mitten in der Nacht von Versuchung überfallen wirst, tu etwas dagegen. Wenn du nicht viel Kleidung trägst, zieh etwas mehr an, wodurch sinnliche Gefühle eingedämmt werden. Schlage Gottes Wort auf und schalte Lobpreismusik an.

5. Die ersten paar Monate sind immer am schwersten, und es mag Zeiten geben, in denen du Hilfe brauchst. Wenn es dich überkommt, rufe so schnell wie möglich einen Bruder an. Es ist erstaunlich, wie dadurch eine Mount-Everest-Versuchung klein gestutzt wird.

6. Sei dir dessen bewusst, dass es Situationen hinter den Kulissen gibt, die die Schlacht erschweren, wie zum Beispiel ungeheurer Stress, unbekannte Sünde oder ein ungelöster Beziehungskonflikt (vielleicht mit

deiner Frau). Tu jetzt das, wovon du weißt, dass du es tun musst, um die Angelegenheit in Ordnung zu bringen.

7. Lass dich durch Versagen nicht runterziehen. Aus einem Fehler kann man lernen, also lerne daraus, lasse ihn hinter dir und mache weiter. Die Mächte der Finsternis behämmern uns gerne mit Gedanken der Verzweiflung und Hoffnungslosigkeit, sodass sie uns in Sünde und Scham gefangen halten können. Lass dich nicht darauf ein. Erinnere dich an das Kreuz.

8. Wenn es keine körperlichen oder medizinischen Gründe dagegen gibt, solltest du mehrmals wöchentlich *energisch* Sport treiben, und ich meine damit nicht, um den Block herum zu spazieren. Ich persönlich arbeite gerne mit Gewichten, aber *was* du tust, ist nicht so wichtig, als *dass* du es tust. Ohne körperliches Training baut sich innerlich Stress auf und könnte die Versuchung auslösen, ihn durch Masturbation abzubauen. Wenn ich mich ein paar Tage lang nicht sportlich verausgabe, fühle ich mich wie eine geschüttelte, volle Colaflasche, die bereit ist zu explodieren. Unser Körper braucht Sport, um den Druck abzubauen, der sich durch stressige Situationen des Lebens aufbaut.

9. Wer zu viele Leckereien isst (Eis, Süßigkeiten, Salzgebäck), benutzt Nahrung zum Vergnügen, und das kann zum Einfallstor für Sinnlichkeit werden. Begrenze das Verzehren solcher Nahrungsmittel, und achte auf ausgewogenes Essen.

Jede Ehe geht durch Phasen, in denen Sex auf Eis gelegt ist, was bedeutet, dass wir uns auf Enthaltsamkeit in der Ehe einstellen müssen. Von 1999 bis 2004 war meine Frau dreimal schwanger. Nach dem fünften Schwangerschaftsmonat wollte sie keinen Sex mehr, es war körperlich unbequem für sie, und sie war gehemmt wegen ihres veränderten Aussehens. Rechnet man die Erholungszeit von drei Monaten nach der Entbindung ein, bedeutet das, dass ich in den letzten fünf Jahren etwa 21 Monate der Enthaltsamkeit hatte. Es gab drei Möglichkeiten, wie ich damit umgehen konnte:

1. Masturbieren (das wird nicht geschehen).

2. Ich hätte 1. Korinther 7,5 hervorziehen können und sie mit ›entziehet einander nicht‹ anschießen können, in der Hoffnung, sie mit einem Schuldtrip manipulieren zu können. Wir hätten trotzdem keinen Sex gehabt, und ich hätte uns noch mehr auseinander gebracht. Ich hätte in Bitterkeit gesteckt über dem, was ich nicht haben konnte, und sie hätte mich abgelehnt, weil ich ihrer Situation so wenig Verständnis entgegen brachte. Wir hätten beide verloren.

3. Ich konnte mich für das Sterben entscheiden.

> *»Ihr Ehemänner, liebt eure Frauen, so wie Christus die Gemeinde liebt und sich für sie hingegeben hat …«* EPHESER 5,25

In der Ehe wird es Zeiten geben, wo wir unser Recht auf Sex für einige Zeit kreuzigen müssen. Sterben ist schmerzhaft, und das, was wir haben wollen, ans Kreuz zu heften, ist weder leicht noch angenehm. Neben der einzigen Frau im Universum zu liegen, mit der ich Sex haben konnte, und mich monatelang zurückzuhalten, war mühsam. Es gab Zeiten, wo ich bemerkte, dass ich mich emotional von ihr zurückzog, und ich musste mich daran erinnern, dass erstens unsere Ehe nicht nur aus Sex bestand, zweitens Michelle meine beste Freundin war, und drittens sie in der Schwangerschaft durch eine Menge körperlicher Unbequemlichkeiten ging. Mein tönernes Gefäß der Schwäche hielt mich auf den Knien, um Kraft vom Herrn zu schöpfen, und ich teilte meine Kämpfe meinen Brüdern mit, die mich segneten, indem sie für meine Frau und mich beteten.

Alles geht einmal zu Ende, und so war es auch mit der Zeit der Enthaltsamkeit in unserer Ehe. Weil ich nicht masturbiert hatte, konnte ich danach auch wieder mit Zuversicht zu meiner Frau zurückkommen in dem Bewusstsein, dass ich unsere Ehe nicht mit noch mehr Problemen belastet hatte. Lust will immer mehr, und Masturbation hätte für mich die Tür zur Versuchung geöffnet, sie durch Pornografie zu würzen. Ich hatte nicht den Wunsch, wieder in Isolation in einer Höhle der Nebelberge zu leben. Deshalb kam Selbstbefriedigung nicht infrage.

Ich spreche hier nicht davon, dass sich eine Frau absichtlich sexuell ihrem Mann entziehen sollte oder er passiv ›okay‹ dazu sagt, wenn sie das tut. Die Ehe ist der Ofen, wo die Flammen des sexuellen Verlangens zu einem glorreichen

Freudenfeuer angefacht werden sollten. Die Eheleute sollten es *niemals* auslöschen. Was ich damit sagen will: Es wird Zeiten geben, in denen deine Frau durch emotionale oder körperliche Schwierigkeiten geht, und ihr werdet beide gesegnet werden, wenn du ihr Barmherzigkeit, Verständnis und Liebe entgegenbringst, anstatt auf deinem Recht zu bestehen.

Stell dir eine Gemeinde vor, gefüllt mit einer Armee von christlichen Braveheart-Männern, die Nein sagen zu Sofortbefriedigung und Selbstbezogenheit. Sie stellen Stärke dar, Transparenz und Integrität für ihre Familien und lieben ihre Frauen, wozu Christus sie berufen hat. Wenn Gott sie ruft, fest in der Schlacht zu stehen, sind sie bereit. Das ist der Standard, den anzustreben wir herausgefordert sind.

Oder, du könntest herumhumpeln und fauchen: »Mein Schatzzzzz … ich brauche meinen Schatzzzzz …«

KAPITEL 7

DER MORGEN DANACH

Merke, mein Sohn, auf meine Weisheit, meiner Einsicht neige dein Ohr, dass du kluge Ratschläge behaltest und deine Lippen Erkenntnis bewahren. Denn von Honigseim triefen die Lippen der Ehebrecherin, und glatter als Öl ist ihre Sprache. Zuletzt aber ist sie bitter wie Wermut, scharf wie ein zweischneidiges Schwert. Ihre Füße gehen hinunter zum Tod, ihre Schritte streben der Unterwelt zu. Den geraden Weg des Lebens schlägt sie nicht ein, ihre Pfade gehen irre, ohne dass sie es merkt.

SPRÜCHE 5,1–6 (DIREKT ÜBERS.)

»Ein bisschen Lust schadet niemandem,« ist eine der größten Lügen Satans. Denn der Mann, der sich sexueller Sünde hingegeben hat, merkt nicht, dass er sein *ganzes* Herz in Böses getaucht hat. Von Finsternis und Verderben blind gemacht, dreht er sich nur um sich selbst und seine Wünsche. Gott und andere haben nur Bedeutung, wenn er sie braucht. Mit dem Anschwellen seines Stolzes dringen Lügen, Stehlen, Betrügen und unkorrektes Verhalten in alle Bereiche seines Lebens ein.

Der Prophet Jesaja gibt ein Bild von denen, die in der Finsternis der Sünde verloren sind:

Wir harren auf das Licht, und siehe da Finsternis, auf den hellen Tag, und wir wandeln im Dunkel. Wir tappen wie die Blinden an der Wand, wie ohne Augen tasten wir; wir straucheln am Mittag wie in der Dämmerung, sitzen im Finstern wie die Toten. Wir brummen alle wie die Bären, seufzen und girren wie die Tauben; wir harren auf das Recht, und es will nicht kommen, auf Heil, und es ist fern von uns. Denn unsre Vergehen vervielfältigen sich vor dir, und unsre Sünden zeugen wider uns; ja, unsre Vergehen sind uns bewusst, und wir kennen unsre Schuld: dass wir untreu sind und den Herrn verleugnen und abtrünnig werden unsrem Gott, Gewalttat und Abfall planen, Lügenworte aus dem Herzen hervorbringen. JESAJA 59,9B–13

Von sexueller Sünde versklavt zu sein, ›vervielfältigt Vergehen‹, und keine Sünde brennt sich schneller durch das Umfeld des Herzen als ›Lügenworte‹. Der Mann, der eine Lüge lebt (›Ich bin ein guter Christ, ich würde niemals Pornografie anrühren‹), muss seine Porno/Sex-Abhängigkeit verstecken (Lüge Nr. 2) und muss wieder lügen, wenn seine Frau ihn fragt, was er tut. Er entwickelt die Kunst des ›Verleugnens … und des Hervorbringens von Lügenworten aus dem Herzen‹ und bringt es fertig, auf Knopfdruck kunstvoll zu schwindeln.

Eine Frau erzählte mir, dass ihr Mann, als sie um 2 Uhr nachts ins Wohnzimmer kam und ihn dabei erwischte, wie er sich im Fernsehen Pornografie anschaute, sagte: »Uhhhh, ich bin gerade durch die Kanäle gezappt und zufällig auf dem Playboy-Kanal gelandet.« Mit der Zeit wird das Lügen so fest verankert, dass es schwerer ist, die Wahrheit zu sagen, als zu lügen.

Ein Mann, der seine Frau belügt und mit Pornografie oder Affären betrügt, wird auch in seinem Beruf und in der Gemeinde unehrlich sein. Wenn er vom Familienkonto Geld stiehlt, um Pornografie zu kaufen, wird es nicht lange dauern, bis er Zeit oder Geld von seinem Arbeitgeber unterschlägt. Ein ärgerlicher und stolzer, sexabhängiger Christ, der sich weigert, die Verantwortung dafür zu übernehmen, dass er seine Frau und seine Kinder verletzt, wird auch im Büro die Schuld auf die anderen Mitarbeiter schieben, wenn er auf einen Fehler aufmerksam gemacht wird, der ihm dort unterlaufen ist.

Das Tragische in all dem ist, dass die, die man liebt, verletzt werden, wenn der Sexabhängige sich auf dem Multiplikationstrip der Verfehlungen befindet. Als ich am Morgen nach der langen, dunklen Nacht der Verdorbenheit und sexueller Sünde erwachte und die Spuren der Zerstörung sah, die ich geschaffen hatte, wurde mir schlecht.

ICH ZERBRACH EINE FAMILIE.

Als ich 21 Jahre alt und noch ledig war, hatte ich eine Affäre mit einer verheirateten Mutter von drei Kindern, die drei Jahre dauerte. Ihr Ehemann war einer meiner

Freunde aus der Arbeit und hatte mich eingeladen, bei ihnen zu wohnen. In meiner Jagd nach Sex kümmerte es mich nicht, wen ich verletzte. Es zählte nur das, was ich wollte. Ihre Ehe wurde geschieden, wodurch die Frau meines Freundes zur allein erziehenden Mutter von drei vaterlosen Kindern wurde.

ICH FINANZIERTE ALS CHRIST DIE SEXINDUSTRIE.

Jedes Mal, wenn ich mit einer Prostituierten oder zu Pornografie Sex hatte, missbrauchte ich die Tochter von jemandem. Shelley Lubben, eine ehemalige Pornodarstellerin und Prostituierte, die jetzt eine starke Christin mit einem Dienst unter anderen Prostituierten ist, schreibt:

»Ich habe lieber Zeit mit Jack Daniels verbracht als es mit Leuten ›vorzutäuschen‹, wofür ich bezahlt wurde … niemand von uns macht Pornografie gerne. Tatsächlich hassen wir es. Wir hassen es, von Fremden angefasst zu werden, denen nichts an uns liegt. Wir hassen es, durch ihre stinkenden und schwitzenden Körper erniedrigt zu werden. Einige Frauen hassen es so sehr, dass man hören kann, wie sie sich in den Drehpausen auf der Toilette übergeben. Andere kann man draußen beim Rauchen endloser Ketten von Marlboro light finden …

… Als wir kleine Kinder waren, wollten wir mit Puppen spielen und Mütter sein, nicht aber große, Furcht erregende Männer erleben, die über uns kamen. Die gleiche, fürchterliche Schändung, die wir damals erlebten, durchleben wir neu, wenn wir vor der Kamera unsere Tricks für dich darstellen. Und wir hassen jede Minute davon. Wir sind traumatisierte, kleine Mädchen, die unter dem Einfluss von Antidepressiva, Drogen und Alkohol leben und ihren Schmerz vor DIR ausleben, der du uns weiter missbrauchst.

Während wir uns durch noch mehr Erwachsenenfilme immer weiter traumatisieren, nehmen wir immer mehr Drogen und Alkohol. Wie leben in ständiger Angst, AIDS und andere Krankheiten zu bekommen, die durch Sexualität übertragen werden. Jedes Mal, wenn uns der Verdacht auf AIDS beängstigt, rasen wir zur nächsten Klinik für eine Notfalluntersuchung. Pornografen bestehen darauf, den Zuschauern den Fantasiesex zu liefern, den sie verlangen, wofür sie genau diejenigen opfern, durch die sie ihn geschehen lassen. Mit anderen Worten, Kondome sind nicht erlaubt. Herpes, Gonorrhöe, Syphilis, Chlamydia und andere Geschlechtskrankheiten gehören zu den normalen Ängsten, mit denen wir tagtäglich umgehen. Wir werden monatlich getestet, aber wir wissen, dass Tests keine Vorbeugung sind. Neben der Sorge, uns bei den Pornoaktivitäten mit Krankheiten anzustecken, haben wir mit anderen, schädlichen Aktivitäten zu tun, die ebenfalls sehr gefährlich sind. Einige von uns haben physische Schäden und Zerstörungen im Inneren des Körpers erhalten.«[1]

Jedes Mal, wenn ich mir Pornografie herunterlud oder einen Pornofilm auslieh, finanzierte und ermutigte ich, ein Christ, die Vergewaltigung und den Missbrauch von Frauen durch die Pornoindustrie. Traurigerweise könnte es sogar sein, dass die Kirche einer der größten Kunden der Sexindustrie ist. In ihrem Buch ›*Sex, Lies and the Media*‹ (Sex, Lügen und die Medien) gibt Eva Marie Everson folgende Geschichte wieder:

Mein Freund Jack Samad (arbeitet in der National Coalition for the Protection of Children and Families) schockierte mich mit einer Geschichte, die während seiner Teilnahme an einer religiösen Konferenz passierte. Der Manager des Hotels, in dem er wohnte, sah all die Poster und das ganze Drumherum, das er am frühen Morgen durch die Eingangshalle trug und dann später am Nachmittag wieder zurückbrachte. Er hielt Jack auf und fragte ihn, was er denn mit all diesen Informationen über Pornografie täte. Jack sagte ihm, dass er an einer christlichen Konferenz teilnähme, die in der Stadt durchgeführt würde. Der Manager kicherte. »Bleiben sie mal am Boden«, sagte er. »Während christlicher Veranstaltungen werden in unserem Hotel mehr Pornofilme angeschaut als zu jeder anderen Zeit.«[2]

ICH BESTAHL MEINEN ARBEITGEBER.

Von 1981 bis 1990 arbeitete ich in einer Firma, die Teile für Maschinengeschäfte verkaufte. Während dieser Zeit stahl ich meinem Arbeitgeber Zeit, indem ich während der Arbeitsstunden einen Pornofilm in einem einschlägigen Kino anschaute. An einem Nachmittag (als ich damit beschäftigt sein sollte, Verkaufsanrufe zu machen) raste ich nachhause zu meiner Wohnung, um Sex mit der verheirateten Frau zu haben, mit der ich die Affäre hatte. Anrufe bei Frauen während der Arbeitszeit, zu spät kommen wegen Durchhängern und andere Ablenkungen reduzierten meine Produktivität noch weiter. Als ich dann die Firma verließ, druckte ich eine Kundenliste im Büro aus und nahm sie mit nachhause. Später benutzte ich diese Liste, als ich meine eigene Firma gründete.

ICH WAR BLIND DURCH STOLZ UND BETROG MEINE KUNDEN.

1996, sechs Jahre, nachdem ich meine eigene Firma für Zulieferprodukte für Maschinengeschäfte gegründet hatte, entschied ich mich, den Bereich meiner eigenen Erfahrungen (das war Marketing und Verkauf) zu verlassen und ein Geschäft zum Verkauf von Maschinen zu eröffnen. Ich wollte eine große Firma aufbauen, die von vielen mit Ehrfurcht beachtet werden sollte, ein Denkmal für Mike.

Ein Jahr und einige hunderttausend Dollar Schulden später steckte ich im Desaster. Das Maschinengeschäft machte jeden Monat Verlust und ruinierte die Firma. Ich nahm Kontakt mit einem meiner Verkäufer auf (der auch ein Freund war) und fragte ihn, ob er in Betracht ziehen könnte, die Maschinen und das Inventar des Geschäfts im Wert von 250.000 Dollar zu kaufen. Im Austausch willigte ich ein, monatlich 40.000 Dollar durch den Verkauf des Produkts einzubringen, für dessen Herstellung ich die Firma gegründet hatte, das alles auf Kommissionsbasis.

Er kaufte die Ausrüstung, aber ich unternahm wenige Anstrengungen, um meinen Teil des Vertrages zu erfüllen.

ICH HABE MICHELLE TIEF VERLETZT.

Mein Ehebruch mit Pornografie und einer Prostituierten zerriss Michelle das Herz, und das war erst der Anfang. Lust verhärtet das Herz eines Mannes und lässt ihn emotional verkrüppeln. Wenn also Michelle versuchte, zärtlich zu sein, stieß ich sie weg. Ich wollte Lust und nicht Liebe. Ein Mann mit verhärtetem Herzen ist ein kritisierender Mann, und ich machte oft negative Bemerkungen über die Art, wie sie Dinge tat, selbst wenn sie nichts falsch gemacht hatte. Die meiste Zeit unserer ersten zehn Ehejahre litt sie unter meiner Zurückweisung, meiner kalten Herzlosigkeit und meinem Betrug .

ICH VERLETZTE MEINE KINDER.

Weihnachten 1998, einen Monat, bevor Gott mich zerbrach (wie in Kapitel 4 beschrieben), nahm Michelle unsere Familie von damals vier Personen beim Öffnen der Weihnachtsgeschenke auf Video auf. Ein paar Wochen später saßen wir zusammen, um uns die Aufnahmen anzuschauen.

In einer Szene machte mein vier Jahre alter Sohn ein Geschenk auf. Er brach in Jubel aus, wendete sich mir zu, um mir das neue Spielzeug zu zeigen und sagte: »Schau mal, Papa, was ich bekommen habe!« Obwohl ich nur einen knappen Meter von ihm entfernt saß, antwortete ich nicht; ich war darin vertieft, etwas anzuschauen, und es schien so, als ob ich ihn nicht hörte. »Papa … Papa … Papa!!!«, rief er erneut aus. Noch immer beachtete ich ihn nicht. Der Ausdruck in meinem Gesicht war taub und leer.

»*PAPA!!!*«, schrie er noch einmal. Diesmal klang Schmerz in seiner Stimme mit.

Hinter der Kamera ertönte die Stimme von Michelle: »*Mike! Sean versucht, deine Aufmerksamkeit zu bekommen!*«

Mir war zum Erbrechen. Ich schaute auf einen Mann, der so von sich selbst besessen war, dass er die Schreie seines vierjährigen Sohnes direkt neben sich nicht hörte. Die Person auf dem Tape – ich – sah so aus, als ob sie an niemandem interessiert war (außer sich selbst). *Hatte ich Sean absichtlich ignoriert?* Es war deutlich, dass er durch meine kalte Reaktion verletzt war. Stellte er infrage, ob ich ihn liebte oder ob er mir etwas bedeutete? Gott hatte mir einen Spiegel vor das Gesicht gehalten, und das Bild, das zurückstarrte, war schmerzhaft hässlich.

Mit Ausnahme der Affäre, die ich als lediger Mann gehabt hatte, spielte sich all das eben Erwähnte zu einer Zeit ab, als ich jeden Sonntag zur Kirche ging und als guter Christ meine Liebe zum Herrn beteuerte.

> *Seid aber Täter des Wortes und nicht bloß Hörer, wodurch ihr euch selbst betrügt! Denn wenn jemand Hörer des Wortes ist und nicht Täter, der gleicht einem Manne, der sein natürliches Aussehen im Spiegel betrachtet. Nachdem er sich nämlich*

betrachtet hat, geht er davon und vergisst alsbald, wie er aussah.
JAKOBUS 1,22–24

Es gibt Arbeit zu tun, wenn wir einmal aus der dunklen Nacht unserer Sünde erwachen. Die Spuren deiner Trümmer werden nicht genauso aussehen wie meine, aber da wird es wahrscheinlich einige verwundete Seelen geben, die auf der Straße liegen geblieben sind. Schauen wir uns an, was wir tun müssen.

ALLES LÜGEN MUSS AUFHÖREN.

Lüget nicht gegeneinander, nachdem ihr doch den alten Menschen mit seinen schlimmen Taten ausgezogen habt. KOLOSSER 3,9

Jede Lüge verdirbt den Charakter eines Mannes ein bisschen mehr, bis er dem Vater der Lüge mehr ähnelt als dem Vater im Himmel.

Ihr stammt vom Teufel als eurem Vater und wollt die Gelüste eures Vaters tun. Der war von Anfang an ein Menschenmörder und stand nicht in der Wahrheit; denn Wahrheit ist nicht in ihm. Wenn er die Lüge redet, so redet er aus seinem Eignen; denn er ist ein Lügner und ist der Vater derselben. JOHANNES 8,44

Umgekehrt macht dich das Leben in grundlegender Ehrlichkeit Gott ähnlicher:

Der Herr ging vor seinem Angesicht vorüber und rief: »Der Herr, der Herr – ein barmherziger und gnädiger Gott, langsam zum Zorn und reich an Freundlichkeit und Wahrheit.«
2. MOSE 34,6 (DIREKT ÜBERS.)

Beziehungen werden auf Vertrauen aufgebaut, und Ehrlichkeit ist der Eckstein, der das Fundament begründet. Ohne Ehrlichkeit haben Beziehungen keine Bestand. Das ist der Grund, warum viele Frauen oft zorniger über die Lügen ihres Mannes sind als über begangenen Ehebruch. *Wenn ein Mann lügt, zerstört er das Fundament seiner Ehe.*

Wenn deine Frau dich fragt, ob du zu Pornografie masturbiert hast, und du hast es getan, sage ihr die Wahrheit. Verkompliziere die Sache nicht mit einer Lüge.

Deine Ehrlichkeit gibt ihr Hoffnung und einen Grund, zu dir zu stehen. Lügen tut das nicht. Wenn du bei der Arbeit versagst, stell dich dazu. Versuche nicht, die Aufmerksamkeit und Schuld einem anderen Mitarbeiter zuzuschieben. Wenn du Pastor einer Gemeinde bist, und einer aus deinem Ältestenkreis fragt dich, wie es dir mit sexueller Reinheit geht, sage die Wahrheit. Du bist ein Mann, der dem lebendigen Gott aller Wahrheit dient, dein Leben und dein Dienst sind in Seiner Hand.

Wir lügen, weil wir die Konsequenzen vermeiden wollen, aber:

> *... Gott lässt seiner nicht spotten. Denn was der Mensch sät, das wird er auch ernten.* GALATER 6,7

Du kannst die Konsequenzen nicht beseitigen, nur verzögern – mit den zusätzlichen Zinsen, die daher rühren, dass du weitere Lügen hinzufügen musst, um noch mehr Zeit zu gewinnen. Es ist weitaus besser, einen Fehler gleich zuzugeben und es dann hinter sich zu haben, anstatt eine Last mit sich herumzutragen, die an Größe und Gewicht zunimmt.

Eine Halbwahrheit ist genauso schlecht wie eine ganze Lüge. Als ich 1991 mit einer Prostituierten Ehebruch beging, bestand Michelle darauf, dass ich einen HIV-Test machte. Gedemütigt ging ich zur Praxis des Ortsarztes und sagte ihm, was ich brauchte.

»Warum brauchen Sie einen HIV-Test?«, fragte mich die Schwester.

»Weil meine Frau mich darum gebeten hat«, sagte ich mit sarkastischem Tonfall.

»*Nun*, warum macht dann ihre Frau nicht auch einen Test?«, antwortete die Schwester, empört über die Ungerechtigkeit meiner Situation.

Ich bin sicher, ihre Reaktion wäre anders ausgefallen, wenn ich ihr gesagt hätte, warum Michelle wollte, dass ich einen Test mache.

Ohne Ehrlichkeit kann es keine Heilung geben. Wenn ein Patient Blut hustet und lügt, wenn der Doktor ihn fragt, ob er immer noch drei Schachteln Zigaretten am Tag raucht, ist es der Patient, der verliert, nicht der Doktor. Du wirst geistlich krank bleiben, wenn du weiterhin lügst. Das ist so, als wolltest du Gott erzählen, du seiest kein Sünder und brauchtest das Kreuz nicht.

Wenn wir den Eckstein der Ehrlichkeit aufgerichtet haben, können wir zur nächsten Stufe des Wiederaufbaus kommen.

BEKENNE GOTT DEINE SÜNDE.

> *Wenn wir sagen, dass wir keine Sünde haben, führen wir uns selbst irre, und die Wahrheit ist nicht in uns. Wenn wir unsre Sünden bekennen, ist er treu und gerecht, sodass er uns die Sünden vergibt und uns von aller Ungerechtigkeit reinigt.*
> 1. JOHANNES 1,8–9

Es ist schwer, eine Lüge zu leben, ohne sich zu verstecken und den Herrn zu belügen. Geh zu Ihm und bekenne alle Täuschung, ebenso alle Sünden gegen andere, die du begangen hast. Ich würde auch vorschlagen, dass du Ihn um Erkenntnis bittest, was du nach Seinem Willen hinsichtlich der Zerstörungen tun sollst, die du angerichtet hast.

BEKENNE DEINE SÜNDEN DEINEM GRUPPEN- ODER RECHENSCHAFTSPARTNER.

> *So bekennet nun einander die Sünden und betet füreinander, damit ihr gesund werdet! Viel vermag die Bitte eines Gerechten in ihrer Wirkung.* JAKOBUS 5,16

Das wird deinen Wunsch fördern, ein Mann von Integrität zu sein, und deine Brüder können dich mit Rat bezüglich irgendwelcher Schritte, die du tun solltest, unterstützen. Bitte sie darum, für dich zu beten, dass dein Charakter wieder in das Bild Gottes geformt wird, und auch um Heilung für die Herzen derer, die du verletzt hast, wie zum Beispiel deine Frau.

VERSÖHNE DICH MIT DENEN, DIE DU VERLETZT HAST.

> *Wenn du nun deine Opfergabe zum Altar bringst und dort eingedenk wirst, dass dein Bruder etwas wider dich hat, so lass deine Gabe dort vor dem Altar und geh zuerst hin und versöhne dich mit deinem Bruder, und dann komm und bring deine Gabe dar!*
>
> MATTHÄUS 5,23–24

Obwohl mein alter Arbeitgeber nicht wusste, dass ich seine Kundenliste genommen hatte, wusste Gott es, und Er beschwerte mein Herz mit Überführung, bis ich es in Ordnung gebracht hatte. Als Jerry, der Chef der Firma, von der ich die Liste genommen hatte, hörte, dass ich mein Geschäft begonnen hatte, wurde er zornig und beharrte darauf, dass ich seine ›Geschäftsgeheimnisse‹ benutzte, um ihm Konkurrenz zu machen. Ich dachte, Jerrys Beschuldigungen seien grundlos, denn ich hätte ja leicht die Kontaktinformationen über die Kunden auf den Gelben Seiten finden können. Wir nahmen uns beide Rechtsanwälte und bereiteten uns auf die Auseinandersetzung vor Gericht vor.

Während der Monate, die nötig waren, um die Räder der Justiz in Bewegung zu setzen, begann der Herr damit, mein Herz schwer zu machen mit Überführung bezüglich der Liste, die ich genommen hatte. Ich leistete Widerstand, indem ich meine Position damit rechtfertigte, dass Jerrys Kunden öffentlich bekannt waren, aber das hatte für den Herrn keine Bedeutung. In Seinen Augen hatte ich Jerry bestohlen. In Verlauf der nächsten Wochen legte der Herr beständig Druck auf Seinen Willen, bis ich schließlich zermürbt war und aufgab. Es war Zeit, zu Jerry zu gehen und zu bekennen, was ich getan hatte.

Die möglichen Konsequenzen machten mir Angst. Hatte ich Jerry erst einmal gesagt, dass ich seine Kundenliste genommen hatte, konnte er mein Geschäft schließen und mich Schadensersatz leisten lassen. Ich wäre seiner Gnade ausgeliefert. Wir hatten eine Hypothek abzuzahlen und Rechnungen zu begleichen, und 1992 stand es um die Wirtschaft nicht gut, sodass es eine schlechte Zeit war, um arbeitslos zu werden. Die Wahlmöglichkeiten waren klar: Gottes Willen zu widerstehen und meine Chance vor Gericht zu suchen, oder im Glauben von der Klippe zu springen und dem Herrn wegen der Konsequenzen zu vertrauen. Gegen den lebendigen Gott zu kämpfen, schien nicht besonders klug zu sein, also sprang ich.

Ich traf mich mit Jerry und sagte ihm, dass ich die Liste genommen hatte, und zu meiner Überraschung war er barmherzig. Es endete damit, dass ich ihm über einige Jahre eine Kommissionsgebühr für meine Verkäufe zahlte, aber das war viel besser, als vor Gericht zu gehen in der Hoffnung, nicht alles zu verlieren (und ich wusste, dass der Herr das bewirken konnte, wenn Er es wollte). Noch wichtiger war jedoch, dass ich nachts wieder schlafen konnte, ohne von Kunden und Rechtsanwälten zu träumen.

Acht Jahre später begann der Herr damit, mich zu überführen im Bezug auf die Art und Weise, wie ich den Verkauf im Maschinengeschäft gehandhabt hatte. Ich hatte Jim Material für einige Hunderttausend Dollar verkauft, gegründet auf meinem Versprechen, dass ich monatlich Verkäufe von 40. 000 Dollar für ihn tätigen würde – und war ausgestiegen. Es war einige Jahre her, seit ich das Maschinengeschäft verkauft hatte und wusste, dass Jim nicht glücklich damit war. Während ich meine Firma noch besaß (die ich 1998 verkaufte), sagte er am Telefon zu einem meiner Angestellten, dass ›Mike für das haftet, was er getan hat‹.

Obwohl ich nervös war im Blick auf die möglichen Konsequenzen, mich wieder in eine verletzbare Position zu begeben, hatte ich aus der Erfahrung mit Jerry gelernt, dass erstens der Herr mein Herz beschweren würde, bis ich gehorchte, und dass ich zweitens Ihm wegen des Ausgangs vertrauen musste. Ich rief Jim an, der in Südkalifornien wohnte, und fragte ihn, ob ich zu ihm fliegen und mich mit ihm zum Mittagessen treffen könnte. Eine Woche später saßen wir einander in einem Restaurant gegenüber.

»Ich weiß, dass ich, als ich dir das Maschinengeschäft verkauft habe, eingewilligt habe, monatlich Produkte im Wert von 40.000 Dollar für dich zu verkaufen … und ich habe das nicht getan. Das war falsch, und ich schulde dir eine Entschuldigung für die Art und Weise, wie ich das gehandhabt habe. Wenn du willst, dass ich das finanziell irgendwie ausgleiche …«

»Vergiss es«, sagte Jim. »Ich bin froh, dass du dich entschuldigt hast, denn es beseitigt die schlimmen Gefühle, die ich über das Geschehene gehabt habe.«

Ich war erstaunt über die Barmherzigkeit, die mir der Herr durch Jim, der nicht gläubig war, erwies.

Einige Jahre nach unserer Eheschließung fragte ich Michelle nach ihrer Meinung, ob ich mich bei dem Mann entschuldigen sollte, mit dessen Frau ich die Affäre gehabt hatte. »Könntest du verletzt werden?«, fragte sie. Der Mann war ein Vietnamveteran mit aufbrausendem Temperament, also war das möglich. Als ich mit seiner Frau zusammen war, hatte er mich einmal verfolgt, und während ich auf einer Geschäftsreise war, hatte er die Tür meiner Wohnung aufgebrochen. »Dann tu es nicht,« war ihre Antwort.

Der Herr fordert uns nicht dazu auf, um jeden Preis Wiedergutmachung von Angesicht zu Angesicht zu leisten. Michelle ist meine Frau und oberste Priorität, und ich habe gemerkt, dass der Herr mir Seinen Willen oft durch sie mitteilt. Nachdem ich mit Michelle gesprochen hatte, hat der Herr niemals mein Herz mit Überführung beschwert, diesen Mann zu kontaktieren. So ließ ich die Sache auf sich beruhen. Ich habe viele Male für ihn, seine Ex-Frau und ihre Kinder gebetet.

Letztendlich gibt es nichts, was ein Mann tun kann, um den Ehebruch mit der Frau eines anderen Mannes auszugleichen. Was ich geraubt habe, kann ich niemals zurückzahlen. Das heißt nicht, dass ich mich nicht bei ihm entschuldigt hätte, wenn der Herr das gewollt hätte, aber die Konsequenzen des Ehebruches sind dauerhaft.

> *So, wer zum Weibe des Nächsten geht: Wer sie berührt, bleibt nicht ungestraft. Verachtet man nicht den Dieb, auch wenn er stiehlt, den Hunger zu stillen, und obschon er, ertappt, es siebenfältig ersetzen, alles Gut seines Hauses geben kann? Wer aber Ehebruch treibt, ist Verstandes bar; nur der tut's, der sich selber verderben will. Schläge und Schande werden sein Teil sein, unaustilgbar ist seine Schmach. Denn stammt aus Eifersucht der Grimm des Mannes, so kennt er keine Schonung am Tag der Rache. Er sieht keine Lösegeld an; wie viel du auch schenken willst, er nimmt es nicht.* SPRÜCHE 6,29–35

Ich habe eins auf die harte Tour gelernt: Wenn der Herr will, dass wir etwas wiedergutmachen, hat Er keine Schwierigkeiten damit, eine so schwere Last der Überführung auf unser Herz zu legen, dass wir Ihm gehorchen müssen, wenn wir wieder in Frieden schlafen wollen. Auf der anderen Seite gibt es Zeiten, in denen es ausreicht, wenn wir das bekennen, was wir Ihm und anderen angetan haben. Es ist immer am besten, den Rat deines Ehepartners, deines Partners in der Unterstützergruppe und natürlich des Herrn einzuholen, bevor man jemanden für eine Wiedergutmachung kontaktiert, die mehr Schaden als Gutes bewirkt.

So wie es bei seiner Ex-Frau mehr Schaden als Gutes gebracht hätte, war es auch bei einer anderen Frau, mit der ich in der Vergangenheit eine sexuelle Beziehung gehabt hatte, als ich noch nicht gläubig war. Hätte ich sie kontaktiert, wäre das nicht nur für sie, sondern auch für meine jetzige Frau nicht gut gewesen. Einige Türen sollten geschlossen bleiben.

Ich hörte damit auf, die Darsteller und Darstellerinnen der Pornoindustrie zu missbrauchen, als ich damit Schluss machte, explizit sexuelles Material anzuschauen, runter zu laden oder zu kaufen. Auf der positiven Seite erlebe ich die Freude, anderen Christen bei der Versöhnung mit kostbaren Seelen zu helfen, indem ich dabei mitwirken kann, dass sie von ihrer Abhängigkeit von Pornografie frei werden. Vor kurzem haben wir in einer der ›Blazinggrace‹-Radiosendungen die Gemeinden herausgefordert, die Sexindustrie zum Missionsfeld zu machen. Diese Verlorenen brauchen unsere evangelistischen Bemühungen ebenso sehr wie die, die in weit entfernten Ländern leben. Was könnte das für einen Einfluss auf unsere Kultur haben, wenn viele Pornodarsteller und -darstellerinnen zum Herrn finden würden!

Der Wiederaufbau meiner Ehe begann, als ich Michelle meine Sünden bekannte und darauf beständiges Handeln folgen ließ (siehe Kapitel 3). Der dritte Baustein ist Liebe.

> *So haben die Männer die Pflicht, ihre Frauen zu lieben als ihre eigenen Leiber. Wer seine Frau liebt, der liebt sich selbst.*
>
> EPHESER 5,28

Michelle zu lieben heißt, zuzuhören, nicht mit Lösungen zu kommen; zu geben, anstatt immer haben zu wollen; ihre Liebe zu empfangen, anstatt sie zurückzuweisen. Ich musste von neuem lernen, ihr bester Freund zu sein. Es betrübt mich, dass ich meiner sexuellen Abhängigkeit erlaubt habe, unsere Ehe für so viele Jahre zu ersticken. Wenn es uns möglich ist, gehen wir aus, um unsere Beziehung frisch zu halten. (Das Ziel ist einmal monatlich, aber das geschieht nicht immer.) Ich öffne ihr gegenüber mein Herz und vertraue ihr meine Gefühle an, anstatt sie zu verstecken. Wenn ich etwas falsch mache, gebe ich mir alle Mühe, so schnell wie möglich zu sagen: »Es war mein Fehler«, sodass es nicht anfangen kann, uns auseinander zu treiben. An den meisten Abenden beten wir zusammen. Heute kann ich ehrlich sagen, dass Michelle meine beste Freundin ist, und ich bin ihr bester Freund. Sie hat meine hässliche Seite gesehen und liebt mich noch immer.

Man könnte über den Heilungsprozess für eine Ehefrau und eine Ehe, die dem Stress von Ehebruch oder Abhängigkeit von Pornografie ausgesetzt waren, leicht ein ganzes Buch schreiben. Ich schreibe darüber in Anhang A und B.

Ein Teil des Wiederaufbaus meines Lebens bestand darin, dass ich lernen musste, Familie, Arbeit und Dienst im Gleichgewicht zu halten. Es wäre leicht für mich, vom Dienst so sehr gefangen genommen zu werden bei dem Versuch, die Welt zu retten, dass ich meine Familie verlieren würde. Ich möchte kein Vater sein, der soviel Kraft bei seiner Arbeit verbraucht, dass er zuhause nur noch eine zerstreute Null ist. Als unser erstgeborener Sohn noch ein Baby war, nahm ich ihn in ein Geschäft mit. Ich werde nie vergessen, wie ein alter Herr uns sah und sagte: »Jahre der Freude.« Wenn diese ›Jahre der Freude‹ vergangen sind, können wir sie nicht wieder zurückholen.

Eine der heimtückischsten Auswirkungen von sexueller Sünde besteht darin, dass die Zeit und Aufmerksamkeit des Mannes von seinen Kindern weg gezogen wird. Wir müssen unsere Prioritäten im Leben setzen und dann unsere Zeit entsprechend ordnen. Meine Kinder brauchen meine Liebe, Aufmerksamkeit und Erziehung. Ich möchte kein Vater sein, der sie emotional vernachlässigt oder dazu beiträgt, dass sie selbst Probleme mit Pornografie oder sexueller Abhängigkeit bekommen. Einmal im Monat versuche ich, meine vier Kinder auszuführen, sodass sie Zeit mit mir allein haben. Jeder von ihnen hört wenigstens einmal am Tag von mir »ich liebe dich« und wird umarmt.

Wenn wir uns denen gegenüber, die wir verletzt haben, zu einer völligen Hingabe zur Ehrlichkeit und Versöhnung entschlossen haben, werden Veränderungen einsetzen. ›Alles dreht sich um mich‹ wird ersetzt durch ›ich kümmere mich um dich‹. Die dicke Mauer des Stolzes stürzt ein, und die Last auf unserem Herzen wird weggenommen. Etwas Wunderbares geschieht: Wir fangen wieder an, die Beziehungen mit denen, die wir lieben, zu genießen, und im Haus ist wieder der Klang von Lachen zu hören.

KAPITEL 8

INS TAL

»Nach meiner Erkenntnis sind die beiden Hauptgründe für die meisten seelischen Probleme bei wiedergeborenen Christen folgende: Sie können Gottes bedingungslose Gnade und Vergebung weder verstehen, annehmen noch ausleben. Sie können die bedingungslose Liebe, Vergebung und Gnade nicht anderen weitergeben.«[1]

DAVID SEAMANDS IN SEINEM BUCH *HEILUNG DER GEFÜHLE.*

Bisher lag unser Schwerpunkt darauf, wie wir mit Lust und sexueller Sünde umgehen müssen. Wir haben die Blätter des Unkrauts abgerissen, und nun ist es an der Zeit, tief an die Wurzeln zu gehen und sie herauszureißen. Dann werden wir das Unkraut ersetzen durch etwas Reines, Mächtiges und Wunderbares, durch eine neue ›Pflanze‹, die Leben gibt, anstatt Leben zu rauben. Bruce Marshall hat das so ausgedrückt: »Der junge Mann, der die Glocke an einem Bordell läutet, sucht unbewusst nach Gott.«[2] Wenn wir den Gott, den wir suchen, nicht finden, werden wir irgendwann wieder zum Bordell zurückgehen.

Im 8. Kapitel des Johannesevangeliums finden wir eine der kraftvollsten und umstrittensten Geschichten der ganzen Schrift:

> *Am Morgen jedoch fand er sich wieder im Tempel ein (und alles Volk kam zu ihm, und er setzte sich und lehrte sie). Da bringen die Schriftgelehrten und Pharisäer eine Frau, die beim Ehebruch ergriffen worden war, stellen sie in die Mitte und sagen zu ihm: Meister, diese Frau ist auf frischer Tat beim Ehebruch ergriffen worden. Im Gesetz aber hat uns Mose geboten, solche zu steinigen. Was sagst nun du? (Das sagten sie aber, um ihn zu versuchen, damit sie ihn anklagen könnten.) Da bückte sich Jesus nieder und schrieb mit dem Finger auf die Erde. Als sie ihn aber beharrlich weiterfragten, richtete er sich auf und sprach zu ihnen: Wer unter euch ohne Sünde ist, werfe den ersten Stein auf sie! Und er bückte*

sich wiederum nieder und schrieb auf die Erde. Sie aber gingen, als sie es hörten, einer nach dem anderen hinaus, die Ältesten voran, und er blieb allein zurück mit der Frau, die in der Mitte war. Da richtete sich Jesus auf und sprach zu ihr: Weib, wo sind sie? Hat dich niemand verurteilt? Sie aber sagte: Niemand, Herr! Darauf sprach Jesus: Auch ich verurteile dich nicht; geh, sündige von jetzt an nicht mehr!

Wer in der verurteilenden und belastenden Welt der sexuellen Lust lebt, wird von den Worten ›von nun an sündige nicht mehr‹ oft schwer getroffen und fühlt sich entmutigt. Wie sehr ich mich auch bemühte und was ich auch tat, ich schaffte es nicht, ›nicht mehr zu sündigen‹. Jahrelang war ich entmutigt, aber heute weiß ich, dass ich versuchte, Zuckerguss auf einen Kuchen zu bringen, der noch gar nicht gebacken war.

Bevor Jesus sagte: »Geh, und sündige nicht mehr«, sagte Er: »Ich verurteile dich nicht ...« zu einer Ehebrecherin ..., die beim Ehebruch mit einem verheirateten Mann erwischt wurde, der nicht ihr Ehemann war. Das war ein Verbrechen, das mit dem Tode bestraft wurde.

Warum tat Jesus das? Hätte Er nicht wenigstens warten sollen, bis sie ihre Sünde bekannte? Vielleicht hat sie das getan. Als ihre Ankläger sagten: »Meister, diese Frau ist auf frischer Tat beim Ehebruch ertappt worden«, stritt sie es nicht ab und versuchte auch nicht, ihr Verhalten zu rechtfertigen. Ihr Schweigen war an sich schon ein Eingeständnis der Schuld. Außerdem war sie möglicherweise schon in ihrem Herzen überführt, etwas, das nur Jesus sehen und wissen konnte. Vielleicht ging ein Blick zwischen Jesus und dieser Frau hin und her – von Auge zu Auge – und sie *wusste*, dass Er die Wahrheit über sie *wusste*.

Ich glaube, in diesen Sekunden mit dem Sohn Gottes erkannte sie Ihn und empfing die Kraft, frei von sexueller Sünde zu leben. Warum? Erstens, weil ihre Antwort: »Niemand, Herr!« einschließt, dass sie erkannte, wer Jesus war. Zweitens, weil jene, die Christus nicht kennen, weder die Kraft noch den Wunsch haben, ›zu gehen und nicht mehr zu sündigen‹ (Epheser 2,1). Sie genießen ihre Rolle im Sumpf der Sünde und der Verdorbenheit und halten nicht Ausschau nach einem Weg heraus. Weil der Herr den Jüngern in Matthäus 7,6 gesagt hatte, ›das Heilige nicht den Hunden zu geben und deine Perlen nicht vor die

Säue zu werfen‹, bezweifle ich, dass Er Seine Freundlichkeit an sie verschwendet hätte, wenn sie nicht daran interessiert gewesen wäre, sich Gott zuzuwenden.

Als Jesus sagte. »Ich verurteile dich nicht«, erwies Er ihr Gnade, Freundlichkeit und Vergebung. Es war jetzt ihre Entscheidung, sie anzunehmen oder sie abzulehnen. Ihr war eine Sünde vergeben worden, die sie das Leben gekostet hätte, und die normale Reaktion von jemandem, dem solch eine enorme Schuld erlassen worden ist, ist überwältigende Dankbarkeit und Liebe zu Gott.

> *Deshalb sage ich dir: Ihre vielen Sünden sind ihr vergeben, denn sie hat viel geliebt; wem aber wenig vergeben wird, der liebt wenig.* LUKAS 7,47

Ein Mann oder eine Frau, deren Herzen erfüllt sind mit der Liebe Gottes, haben wenig Verlangen nach den Fälschungen von Gottes Gnade wie Pornografie oder Lust. Bevor wir ›gehen und nicht mehr sündigen‹ können, müssen wir ›ich verurteile dich nicht‹ empfangen. Die Kraft, sexuelle Sünden zu überwinden und frei davon zu leben, kommt durch die Gnade Gottes, die man im Herzen empfangen hat.

> *Oder verachtest du den Reichtum seiner Gütigkeit und Geduld und Langmut und weißt nicht, dass die Güte Gottes dich zur Buße leitet?* RÖMER 2,4

> *Wenn ihr mich liebt, werdet ihr meine Gebote halten.* JOHANNES 14,15

Ein christlicher Sexabhängiger ist jemand, der die Liebe Gottes nicht in seinem Herzen empfangen hat. Ich bin noch niemals einem Mann oder einer Frau begegnet, die mit sexueller Sünde zu tun haben, die Gottes Gnade verstanden oder empfangen hatten. Oft waren sie genauso verloren und verwirrt wie ich es war. Bei meiner Suche nach Freiheit von sexueller Sünde nahm ich fast dreizehn Jahre lang Seelsorge in Anspruch (darunter waren fünf Psychologen und zwei Psychiater), besuchte mehr als acht Jahre die 12-Schritte-Gruppen und las eine Menge Bücher. Obwohl ich viel dabei lernte, wünschte ich mir heute, dass mich am Anfang jemand beiseite genommen und etwa Folgendes zu mir gesagt hätte. »Mike, trotz all deinem Wissen und deiner Zeit in der Gemeinde hast du niemals Gottes Liebe empfangen. Du bist verhungert danach. Du hast jahrelang versucht, sie in Sex, Arbeit, Drogen und Menschen zu finden und versucht, ›gut genug‹ für Gott zu sein. Die Wahrheit ist, dass du in deinem Herzen nicht wirklich glaubst, dass Gott dich liebt. Wenn du es tätest, wärest du kein Sexabhängiger.«

> *Wie mich der Vater geliebt hat, habe auch ich euch geliebt. Bleibet in meiner Liebe!* JOHANNES 15,9

> *Ihr aber, Geliebte, erbauet euch auf euren heiligsten Glauben, betet in heiligem Geiste und bewahret euch so in der Liebe Gottes und wartet auf die Barmherzigkeit unseres Herrn Jesus Christus zum ewigen Leben!* JUDAS 1,20-21

Das Wort ›bleiben‹ bedeutet ›an einem Platz bleiben‹. Wir sollen in jedem Augenblick unseres Lebens in der Liebe Gottes leben, ob wir versagen oder erfolgreich sind. Wenn wir sündigen, bekennen wir es (1. Johannes 1,9), nehmen Seine Vergebung und Gnade an und gehen weiter, konzentriert und sicher in Seiner Liebe. Es gibt keine Verurteilung für die, die in Christus sind (Römer 8,1).

Schauen wir uns noch einmal den ersten Teil von David Seamands Aussage an:

»Vor vielen Jahren kam ich zu dem Ergebnis, dass die beiden Hauptgründe für emotionale Probleme unter evangelikalen Christen die folgenden sind: das Unvermögen, Gottes bedingungslose Gnade, Liebe und Vergebung zu verstehen, zu empfangen und daraus zu leben ...«

Viele kommen nicht weiter, wenn sie versuchen, die Gnade zu empfangen. Sie können sie nicht empfangen, weil sie nichts fühlen. Sie fühlen nichts, weil sie den inneren Schmerz und die innere Leere nicht spüren wollen. Weil sie nicht erfahren wollen, was im Inneren wirklich los ist, verschließen sie sich, unterdrücken oder vermeiden ihre Gefühle. Sie haben solche Angst vor Gefühlen, dass sie ihr Herz zumauern, wodurch sie leer bleiben – völlig ohne Liebe, Leben, Frieden und Freude.

Gottes Wort gibt uns ein Bild von leeren Christen:

Wenn ich in den Zungen der Menschen und der Engel rede, habe aber die Liebe nicht, so bin ich ein tönendes Erz oder eine klingende Schelle. 1. KORINTHER 13,1

Ich habe die ersten 36 Jahre meines Lebens im ›Gong Modus‹ verbracht. Ich wusste nicht, wie man Liebe empfängt, und selbst wenn, hätte ich sie nicht gewollt. Wann immer mir jemand ein Kompliment machte oder mir nichtsexuelle Zuneigung zeigte oder mir ein Geschenk machte – ich wies alles zurück. Wenn ich diese Ablehnung nicht verbal zum Ausdruck brachte, war sie aber innerlich da. Liebe war eine Bedrohung für meine Verteidigung. Es wühlte Gefühle von Schmerz, Sehnsucht und Zorn auf, denen ich mich nicht stellen wollte.

Um andere auf Abstand zu halten, setzte ich sorgfältig eine Maske des Erfolgs und der Weisheit auf, sodass andere von meinem Wohlergehen überzeugt sein mussten. Die Vorstellung, dass sie mich für schwach oder bedürftig halten könnten und sich um mich kümmern und mich trösten würden, versetzte mich in Angst und Schrecken.

Ich versuchte, vor meinen Gefühlen davon zu laufen, indem ich ein Hochgeschwindigkeitsleben an den Tag legte. Aber das Leben ist ein Marathon, kein Sprint, und irgendwann würde ich ausgebrannt sein. Ich konnte nicht stillstehen. Wenn ich auf Geschäftsreise war und mit der entsetzlichen Stille eines Hotelzimmers konfrontiert war, allein mit meinen Gefühlen, schaltete ich den Fernseher als Medizin und zur Erholung ein und hoffte, mich so zu betäuben. Fernsehen führte zu Pornografie und Masturbation, was wiederum zu intensiven Gefühlen von Scham führte, daraus resultierte noch mehr Porno und Masturbation, wodurch meine nach Liebe schmachtende Seele weiter ausgehöhlt wurde.

Wenn wir unsere Gefühle einschließen, verschwinden sie *alle*. Wir vergessen, wie man sich entspannt und Spaß hat. Ich hörte auf zu lachen und konnte mich an den einfachen Dingen des Lebens wie einem Sonnenuntergang am Strand, einem Gespräch mit meiner Frau oder daran, meine Kinder in den Schlaf zu wiegen, nicht mehr erfreuen. Meine Leidenschaft für Basketball ging verloren, und Pornografie wurde zu meinem einzigen Hobby.

Mein Engagement im Dienst war genauso oberflächlich und lieblos wie ich selbst und geschah nur, um die Anerkennung und Aufmerksamkeit von Gott und Menschen zu bekommen. Meine Beziehung zum Herrn war nicht viel besser. Ich hielt Ihn auf Abstand, wie alle anderen. Meine Zeiten mit dem Herrn morgens waren ein schnelles Ritual, wobei hauptsächlich ich redete. Ich hatte Angst, auf Ihn zu hören, denn ich wollte nicht hören, was Er vielleicht sagen würde. Ich nahm an, dass er zornig, frustriert und enttäuscht sein würde über meine Unfähigkeit, ›nicht mehr zu sündigen‹. Viele Gebete waren angefüllt mit Unterwürfigkeit und Selbstbezogenheit. Ich war mehr darauf fokussiert, wie sündig und elend ich war, als auf den Herrn konzentriert zu sein und auf das, was Er mir geben wollte. Gnade ist ein Geschenk, das man empfangen muss, und ich tat alles, um es wegzustoßen.

> *Denn wenn infolge der Übertretung des einen der Tod zur Herrschaft gelangt ist durch den einen, so werden noch viel mehr die, welche das überreiche Maß der Gnade und der Gabe der Gerechtigkeit empfangen, im künftigen Leben herrschen durch den einen, Jesus Christus.* RÖMER 5,17

Das klare Wasser der Botschaft ›ich verurteile dich auch nicht‹ hat es schwer, durch ein Herz zu fließen, das mit dem Schlamm von Schmerz, Lügen, Trauma, Zorn, Angst und/oder Ablehnung verstopft ist. Wenn wir die Fülle der Liebe, der Freude und des Frieden erfahren wollen, die Gott für uns hat, müssen wir in das dunkle Tal unseres Herzens hinabsteigen und uns mit den Sünden, Lügen, Verletzungen und verdrehten Vorstellungen beschäftigen, die uns davon abhalten, Gnade zu empfangen. Die Mauern der Täuschung und Angst müssen angeschaut und niedergerissen werden, sodass die empfindlichen, zarten Stellen des Herzens dem Licht ausgesetzt und geheilt werden können. Dieser Prozess schließt harte Arbeit ein und kann schmerzhaft sein, aber für das Endresultat lohnt es sich bei weitem.

Nachdem ich durch mein eigenes Tal gegangen bin, weiß ich heute, dass es keinen besseren Weg des Lebens gibt. Wenn Sorgen und Prüfungen kommen, erlebe ich Schmerzen und Trauer und weine manchmal, anstatt davonzulaufen, zu verdrängen oder geistlich wegzudiskutieren, was ich durchlebe. Wenn ich es vermassele oder Hilfe brauche, wende ich mich Gott zu, bitte um Hilfe oder Gnade und empfange sie, anstatt mich der Pornografie oder anderen Fälschungen wie Lust zuzuwenden. Ich habe gelernt, dass Stille ein Segen ist, wo ich Segnungen, Liebe, Führung oder sogar Korrektur vom Herrn empfangen kann. In Gottes Liebe zu leben, ist unendlich besser, als sich in der einsamen Jauchegrube von Pornografie, Scham, Selbstbezogenheit und Leere zu wälzen.

Vielmehr habe ich euch erkannt, dass ihr die Liebe zu Gott nicht in euch habt. JOHANNES 5,42

Wenn wir nicht durch das Tal reisen, ist zeitweilige Erleichterung das Äußerste, was wir von sexueller Sünde erhoffen können. Es reicht nicht aus, nur zu wissen, was die Bibel über Gnade sagt. Sonst würde niemand, der eine Bibelschule oder ein Seminar besucht, mit Lust oder einer anderen Form von Sünde kämpfen. Wir müssen Gottes Liebe mit dem Herzen empfangen. Wer erlaubt hat, dass der wogende Fluss Seiner Gnade die verborgenen Winkel seines Herzens durchflutet, fließt von Liebe zu Ihm über, wodurch das höchste Gebot erfüllt wird:

Meister, welches ist das größte Gebot im Gesetz? Er aber sprach zu ihm: »Du sollst den Herrn, deinen Gott, lieben mit deinem ganzen Herzen und mit deiner ganzen Seele und mit deinem ganzen Denken.« Dies ist das größte und erste Gebot.
MATTHÄUS 22,36-38

Wir können nicht geben, was wir nicht selber empfangen haben. Wie Seamands schrieb, können Christen, die die Liebe Gottes nicht empfangen haben, dieselbe bedingungslose Liebe, Vergebung und Gnade auch nicht an andere weitergeben. Eine Gemeinde ohne Gnade und Liebe ist kalt, leer und kraftlos, ohne Leben oder Licht.

Dass ein Haufen Christen sich in Gott verliebt, ist das *Letzte*, was Satan sehen möchte. Sie fangen dann Feuer und sind gewillt, für Ihn zu leben oder zu sterben, koste es, was es wolle. Gottes Gemeinde glänzt wie ein strahlender Leuchtturm, wenn sie mit Männern und Frauen mit Leidenschaft für den Herrn erfüllt ist, und dieses Licht zieht die Verlorenen zu Christus. Ich habe noch nie von Männern, Frauen oder Kindern gehört, die zu Christus gefunden haben, weil sie begeistert darüber waren, gut zu sein oder Stunden des Bibelstudiums verbracht zu haben. Die tiefste Sehnsucht im Herzen eines Menschen ist die nach Gott, mit Leben und Liebe erfüllt zu werden, die so mächtig, hell und heilig sind, dass sein Herz vor Freude und Frieden erstrahlt.

Wie der Hirsch lechzt an versiegten Bächen, also lechzt meine Seele, o Gott, nach dir! PSALM 42,2

Die Oase, nach der du dürstest, liegt auf dem Gipfel eines Berges gegenüber von dem Gebirgskamm, wo du jetzt stehst. Du kannst dorthin kommen, wenn du bereit bist, in das Tal hinab zu steigen, das dazwischen liegt. Wir müssen durch das Tal gehen, um zu dem Berg zu kommen. Es gibt keine Abkürzungen und auch keinen Hubschrauber, der uns auf die andere Seite trägt. Das Tal ist weder angenehm noch leicht zu bereisen. Es gibt dort finstere Plätze, die selbst den stärksten Mann vor Angst erschaudern lassen.

Das Tal ist kein Platz für jemanden, der nur etwas vorspielen will oder seine Probleme geistlich wegdiskutieren will. Es ist nicht für die Gesetzlichen oder die Stolzen oder die, die so tun wollen, als hätten sie alles im Griff. Das Tal ist für Männer und Frauen, die es satt haben, Gemeinde zu spielen und die das wahre Leben wollen. Es ist für die, die nicht damit zufrieden sind, am seichten Ende im Tümpel des Lebens zu waten. Sie möchten, dass alles aus ihrem Herzen entfernt wird, was sie hindert, Gottes Liebe und Gnade zu empfangen, sodass sie in der ganzen Fülle leben und alles erfahren, was Gott für sie hat.

> *Prüfe mich, Herr, und erprobe mich, erforsche mir Nieren und Herz!* PSALM 26,2

> *Stellet euch doch selbst auf die Probe, ob ihr im Glauben seid; prüfet euch selbst! Oder erkennt ihr euch selbst nicht, dass Jesus Christus in euch ist? Ihr müsstet denn unbewährt sein.* 2. KORINTHER 13,5

> *Der Dieb kommt nur, um zu stehlen und zu schlachten und zu verderben. Ich bin gekommen, damit sie Leben und reiche Fülle haben!* JOHANNES 10,10

KAPITEL 9

HEILUNG VON VATERWUNDEN

Ein Newsweek-Artikel berichtet, dass amerikanische Väter der Mittelklasse durchschnittlich 15 – 20 Minuten täglich mit ihren Kindern verbringen. In vielen Fällen sind sie beziehungsmäßig abwesend, selbst wenn sie körperlich anwesend sind. Wir brauchen Männer, die in ihrem Leben ihre Familien an die erste Stelle ihrer Prioritäten setzen. Männer, die ihren Kindern ebensoviel von sich selbst geben, wie sie es bei ihrer Arbeit tun.[1] JAMES HARNISH

Es ist klar, dass die meisten amerikanischen Kinder unter zu viel Mutter und zu wenig Vater leiden.[2] GLORIA STEINEM

Ein Kind wird in Gott wohl keinen Vater finden, bevor es in seinem Vater nicht etwas von Gott findet.[3] AUSTIN SORENSEN

Wenn ein Vater seinem Sohn etwas gibt, lachen beide; wenn ein Sohn seinem Vater etwas gibt, weinen beide.[4] JÜDISCHES SPRICHWORT

In seinem Buch ›*Der ungezähmte Mann*‹[5] schreibt John Eldredge:

Wer er ist oder was er drauf hat, das lernt ein Junge von einem Mann oder in der Gesellschaft von Männern … Er kann es nicht von anderen Jungen lernen, und er kann es auch nicht von Frauen lernen. Vom Beginn der Welt an war es so geplant, dass der Vater im Herzen des Sohnes das Fundament legt und ihm alles Wesentliche mitgibt – auch das Selbstvertrauen in die eigene Stärke. Papa sollte der erste Mann in seinem Leben sein, und er würde für immer der wichtigste Mann bleiben. Ihm war auch aufgetragen, die Frage zu beantworten und ihm einen Namen zu geben. Der biblischen Überlieferung zufolge hat von allem Anfang an immer der Vater den Segen erteilt und hat im selben Zug den Sohn ›benannt‹.

»Die Frage«, fährt Eldredge fort, »ist *die* Frage, die jeder Junge und Mann sich permanent stellt. Habe ich es drauf? Habe ich die Kraft? Bis ein Mann *weiß*, dass er einer ist, so lange wird er wieder und wieder versuchen zu beweisen, dass er einer ist. Zugleich wird er vor jeder Aufgabe zurückschrecken, die möglicherweise offenbaren könnte, dass ihm etwas fehlt. Viele Männer quälen sich ein Leben lang mit dieser Frage herum – oder sind innerlich verkrüppelt durch die Antworten, die man ihnen gegeben hat.«

In ihrem Buch ›*The Blessing*‹[6] (Der Segen) beschreiben *Gary Smalley* und *John Trent* den Segen, auf den *Eldredge* verweist, nicht als ein einmaliges Ereignis, sondern als etwas, das jeder Junge und jedes Mädchen in der Zeit des Heranwachsens von den Eltern braucht:

1. Bedeutungsvolles Berühren; beständig und oft umarmt zu werden.

2. Eine ausgesprochene Botschaft; die Worte ›Ich liebe dich‹ beständig und oft zu hören.

3. Einen hohen Wert zugemessen bekommen, um zu wissen, dass wir Bedeutung haben und es wert sind, geliebt zu werden.

4. Eine besondere Zukunft ausgemalt bekommen, um zu wissen, dass wir Potenzial haben einzigartige Gaben und Fähigkeiten, die Gott später dazu verwenden kann, andere zu segnen.

5. Eine aktive Hingabe, was bedeutet, dass wir während des Heranwachsen die ersten vier Teile des Segens auf einer beständigen Basis erhalten haben. Wenn ein Kind in den ersten zehn Lebensjahren seinen Vater nur einmal sagen hört ›Ich liebe dich‹, wird er von der Botschaft der Ablehnung aus dem Schweigen der neun Jahre und 364 Tage überzeugt sein, nicht von dem, was *einmal* gesagt wurde.

Tatsache ist, dass die meisten Männer – einschließlich jener, die in einem christlichen Zuhause aufgewachsen sind – groß geworden sind ohne ›den Segen‹ und ohne, dass ihre ›Frage beantwortet‹ wurde. Die Leere, die der Mangel an Vaterliebe hervorruft, ist eine Weichenstellung für einen langen, schweren Kampf mit sexueller Abhängigkeit, Workaholismus, Fresssucht oder anderen Ersatzmechanismen. *Dr. Ross Campbell*, ein ehemaliger,

Klinikprofessor für Psychiatrie am Lehrstuhl für Medizin der Universität von Tennessee, schreibt: »In all meinen Studien und Erfahrungen habe ich niemals von einer sexuell orientierungslosen Person Kenntnis erhalten, die einen warmen, liebenden und zärtlichen Vater gehabt hätte.«[7]

Ich ebenfalls nicht. In unseren Unterstützergruppen habe ich die Männer gebeten, das Verhältnis zu ihren Vätern zu beschreiben, und ich kann mich an keinen einzigen Mann erinnern, der gesagt hätte, dass sein Vater ihm in der Zeit des Heranwachsen wiederholt gesagt hätte ›Ich liebe dich‹ und ihn umarmte.

In der Schrift finden wir viele Geschichten, die zeigen, was passiert, wenn ein Mann mit oder ohne die Liebe des Vaters aufwächst. Jakobs Familie ist eine davon.[8]

> *Israel aber hatte Joseph lieber als alle seine anderen Söhne, weil er ihm erst im Alter geboren war, und er ließ ihm einen Rock mit Ärmeln machen. Als nun seine Brüder sahen, dass ihr Vater ihn lieber hatte als alle seine anderen Söhne, wurden sie ihm Feind und mochten ihm kein freundliches Wort mehr gönnen.*
>
> 1. MOSE 37,3–4

Als Jakob (dem Gott den Namen Israel gegeben hatte) Joseph mehr liebte als seine Brüder, vermittelte er ihnen damit die Botschaft, dass sie die Liebe ihres Vaters nicht so sehr verdienten wie Joseph. Wie sehr sie dies verletzte, wird dadurch klar, dass sie ihm (Joseph) ›feind wurden (ihn hassten) und ihm kein freundliches Wort mehr gönnten‹. Gottes Wort gibt uns Einblick, wie das Haben (oder nicht Haben) der Liebe des Vaters drei seiner Söhne beeinflusste, als es zu sexueller Versuchung kam: Ruben, Juda und Joseph:

RUBEN

> *In der Zeit nun, da Israel dortzulande wohnte, ging Ruben hin und schlief bei Bilha, dem Nebenweibe seines Vaters. Israel aber erfuhr es.* 1. MOSE 35,22

JUDA

Und die Jahre vergingen; da starb die Tochter Suas, das Weib Judas. Als nun die Trauerzeit um war, ging Juda einst mit seinem Freunde Hira von Adullam zu seinen Schafscherern hinauf nach Thimna. Nun sagte man der Thamar: Siehe, dein Schwiegervater geht hinauf nach Thimna, seine Schafe zu scheren. Da legte sie ihre Witwenkleider ab, bedeckte sich mit dem Schleier und verhüllte sich; dann setzte sie sich an das Tor von Enaim, am Wege nach Thimna. Denn sie hatte gesehen, dass Sela herangewachsen war, und doch war sie ihm nicht zum Weibe gegeben worden. Als Juda sie sah, hielt er sie für eine Dirne; denn sie hatte ihr Angesicht verhüllt. Und er bog zu ihr ab am Wege und sprach: Lass mich dir beiwohnen. Denn er wusste nicht, dass es seine Schwiegertochter war. 1. MOSE 38,12–16A

JOSEPH

Danach begab es sich, dass die Frau seines Herrn ihre Augen auf Joseph warf und sprach: Lege dich zu mir! Er aber weigerte sich und sprach zu der Frau seines Herrn: Sieh, mein Herr kümmert sich neben mir um nichts im Hause, und alles, was er besitzt, hat er mit übergeben. Er selbst ist in diesem Hause nicht größer als ich; er hat mir nichts vorenthalten als dich, weil du sein Weib bist. Wie sollte ich da ein so großes Unrecht begehen und wider Gott sündigen? Und ob sie auch täglich Joseph zuredete, hörte er nicht auf sie, dass er sich zu ihr gelegt hätte, um mit ihr Umgang zu pflegen. Es begab sich aber eines Tages, dass Joseph ins Haus kam, seine Geschäfte zu besorgen, als gerade niemand vom Gesinde zugegen war. Da fasste sie ihn beim Kleide und sprach: Lege dich zu mir! Er aber ließ sein Kleid in ihrer Hand und floh und lief zum Hause hinaus. 1. MOSE 39,7–12

Es kann nicht zufällig sein, dass Joseph, derjenige, der von seinem Vater geliebt wurde, auch derjenige war, der zu sexueller Versuchung Nein sagen konnte, während seine Brüder, die ›ihre Frage‹ anders beantwortet bekamen, darin versagten. Es ist wahrscheinlich, dass auf Rubens und Judas Leben ein lebenslanges Muster von sexueller Sünde lag. Ein Mann wird nicht eines Tages wachwerden und plötzlich beschließen, Sex mit der Frau seines Vaters oder einer Prostituierten zu haben.

Viele von uns hatten zurückgezogene, passive Väter, die körperlich anwesend waren, es aber an emotionalen Aktionen fehlen ließen. Eldredge schreibt: »Manche Männer verletzen vor allem durch ihr Schweigen. Sie sind zwar da, aber für ihre Söhne nicht ansprechbar ... Im Fall eines schweigenden, passiven oder abwesenden Vaters bleibt die große Frage unbeantwortet. »Bin ich ein Mann, Papa? Werde ich einer?« Keine Antwort ist auch eine, und die lautet in diesem Fall: »Ich weiß es nicht ... ich habe meine Zweifel ... du musst es selbst herausfinden ... wahrscheinlich nicht.«[9]

Eldreges Vater war da, als er heranwuchs. Denken wir an das, was passiert, wenn eine Familie durch Scheidung auseinander gerissen wird und der Vater eines Kindes weggeht. Was immer der Vater sagen oder wie viel Zeit er an den Wochenenden mit seinem Kind verbringen mag – trotzdem wird die entsetzliche Stille der fehlenden Anwesenheit des Vaters während der Woche das Kind denken lassen: »Ist Papa deshalb weggegangen, weil ich ihm nichts bedeutet habe? ... Wenn er mich geliebt hätte, wäre er bestimmt nicht weggegangen ... Ich muss etwas falsch gemacht haben ... vielleicht war ich es ihm nicht wert.« Die Abwesenheit des Vaters beantwortet ihre Frage so: »Du wirst selbst herausfinden müssen, ob du hast, was es braucht. Wahrscheinlich nicht, sonst wäre ich geblieben. Du warst es nicht wert.«

Einen passiven Vater zu haben, wäre für diejenigen ein Segen gewesen, die von ihrem Vater verbal, körperlich oder sogar sexuell missbraucht worden sind. Die Botschaft »Du bist ein Stück wertlosen Drecks, den niemand lieben kann« wird so heftig in sie hineingehämmert, bis es fast unmöglich geworden ist, Liebe und Zuwendung anzunehmen. Wie kann ich Liebe annehmen, wenn Papa, der ›erste und für immer wichtigste Mann in meinem Leben‹, zu mir sagt, dass ich ein Stück wertlosen Drecks bin? Deshalb sind Porno und Sex die beste und sicherste ›Liebe‹, die ich erhoffen kann.

Brennan Manning fasst das am besten zusammen, was mit einem Mann oder einer Frau passiert, der/die ohne die Liebe und Annahme des Vaters aufwächst: »Wenn ihm die Liebe des Vaters vorenthalten wird, wird ein Kind mit

Schwierigkeiten zu kämpfen haben, die von Schüchternheit und Unsicherheit bis zu grundlegender, lähmender Scham über seine oder ihre bloße Existenz reicht.«[10]

Die meisten Leute versuchen, dieses ›Grand Canyon‹-große Loch in ihrem Herzen, das von der ›grundlegenden, lähmenden Scham über ihre bloße Existenz‹ herrührt, mit Geld, Macht oder Sex zu füllen. Ich habe alle Drei ausprobiert. In meinen frühen Zwanzigern entdeckte ich, dass ich den Bogen raus hatte für Verkauf und Marketing. Ich hatte kein Selbstwertgefühl (wodurch offenbar wird, wie meine ›Frage‹ beantwortet worden war). Etwas zu finden, was ich gut konnte, war so, als ob man einem verhungernden Straßenköter einen Knochen hinwirft. Ich warf mich mit Volldampf in meinen Job und kletterte die Karriereleiter in der Firma hinauf, wurde zum stellvertretenden Verkaufsmanager befördert, dann zum nationalen Verkaufsmanager, und als ich 25 war, wurde ich Vizepräsident im Verkauf. Je mehr Erfolg ich hatte, desto leerer fühlte ich mich, also arbeitete ich noch härter, schob Wochen mit sechs oder sieben Arbeitstagen ein und war 40 Wochen pro Jahr auf Reisen. Nach und nach brannte ich aus und wurde langsamer, aber den Fuß vom Gas zu nehmen, hatte die unerwünschte Wirkung, dass ich den Schmerz und die Leere, wovor ich davonlief, wieder spürte, und so dauerte es nicht lange, bis ich wieder Vollgas gab. Ich verbrachte Jahre auf dem rasenden Karussell von Arbeit und Burnout, bis Gott in mir die Vorstellung zerbrach, dass ich durch meinen Erfolg Liebe und Annahme finden könnte.

Nicht lange, nachdem meine Frau und ich im Jahre 1989 geheiratet hatten, gingen wir ins Kino, um uns den Film ›*Dad*‹ anzusehen. Der Film erzählt die Geschichte von einem Workaholic-Vater Jake (gespielt von Jack Lemmon), nun im Ruhestand und seinem Sohn John (gespielt von Ted Densen), der in die Fußstapfen seines Vaters tritt. John hat sein Leben auf den Bau seiner Karriere ausgerichtet und opfert dafür seine erste Ehe und die Beziehung zu seinem Sohn. Später im Film geht Jake durch eine lebensbedrohende, medizinische Krise, und John besucht seinen Vater im Krankenhaus. Da er nicht weiß, wie lange er noch zu leben hat, stellt Jake seinem Sohn eine Frage, die mich traf wie eine Tonne Ziegelsteine: »Wir haben uns niemals umarmt … könnten wir es jetzt versuchen?« Zuerst zögert John, willigt dann aber ein, und man sieht Vater und Sohn, wie sie sich zum ersten Mal in ihrem Leben umarmen.

Das Anschauen von ›*Dad*‹ war so, als ob ich mein Herz zwei Stunden lang durch eine Käseraspel laufen ließ, und sobald wir es durch den Kinoausgang geschafft hatten, brach ich unkontrolliert schluchzend zusammen. Ich rannte zu unserem Lkw, wo meine sprachlose Frau mich zehn Minuten festhielt, während ich wie ein kleines Baby weinte. Jakes Geschichte hatte den tiefsten Nerv in meinem Herzen getroffen: *ich* war der beinharte, leere Workaholic, der verhungert war nach der Liebe und Annahme seines Vaters. Das Schlimmste war, dass ich nicht wusste, wie ich damit umgehen sollte.

Mein Lebensstil als Workaholic goss Benzin auf das Feuer meiner Kämpfe mit sexueller Sünde. Ich musste geschäftlich viel reisen, und da ich zu Hotelpornografie nicht Nein sagen konnte, war ich nach sexueller Betätigung oft voller Scham und Leere. Ich ›reparierte‹ meine Leere durch mehr Arbeit, wodurch ich noch leerer wurde, also brauchte ich zum Trösten noch mehr Porno und Sex, und so ging das weiter, bis ich 1998 einen Nervenzusammenbruch hatte.

Männer, die mit Homosexualität kämpfen, haben ihre Vaterwunde zu einem logischen Schluss gebracht. Vielleicht erkennen sie deutlicher ihre Not nach männlicher Liebe als normale Männer. Allerdings kann ein Mann die Wunde in seinem Herzen durch Sex mit anderen Männern genauso wenig lindern wie durch Sex mit Frauen oder durch Masturbation zu Pornografie.

Vaterwunden sind bei Frauen ebenso üblich wie bei Männern, und bei kleinen Mädchen, die in ihrer Kindheit und Jugend vernachlässigt worden sind, endet es oft damit, dass sie jemanden heiraten, der genauso ist wie ihr Papa.

In seinem Buch ›*Always Daddy's Girl*‹ erzählt *H. Norman Wright* Folgendes über einen seiner weiblichen Klienten:

»Ich war erstaunt, als eine Klientin, die ich Karin nennen will, mir die Art des Verhaltens beschrieb, die sie von Männern erduldete. Sie ließ Misshandlungen bis hin zur Grausamkeit zu. Sie war nicht einfach nur jemand, der es anderen recht machen wollte, sie war ein Opfer!

›Ich würde gerne einmal einen Mann finden, der mich sanft behandelt‹, sagte sie. ›Ich scheine immer zu Männern hingezogen zu werden, die mich schließlich misshandeln, und ich weiß nicht, warum … was geschieht mit mir?‹

Während des Seelsorgeprozesses wurde Karins Mangel an Selbstwertgefühl sichtbar. Sie trug tiefe Wunden in sich durch die emotionale Verlassenheit, die sie in ihrer Kindheit erfahren hatte. Die Beziehung ihrer Eltern war gekennzeichnet von Zorn und Mangel an Erfüllung. Karins Vater hatte nur wenig Zeit für sie und kontrollierte sie mit seinem Zorn. Es gab keinen physischen Missbrauch, aber eine Menge von emotionalem Missbrauch. Sie fühlte sich wertlos und unbedeutend, vor allem in der Sicht ihres Vaters.

Als Erwachsene fühlt Karin sich genauso. Sie geht davon aus und erwartet, dass Männer sie so behandeln, wie es ihr Vater tat. Karin scheint ein unbewusstes Bedürfnis danach zu haben, Opfer zu sein, was dazu führt, dass sie sich mit Männern einlässt, die ihr Angst machen und sie missbrauchen.«[12]

Die Wirklichkeit sieht so aus, dass die meisten Männer, die mit sexueller Sünde zu tun haben, in ihrer Kindheit und Jugend von ihren Vätern verletzt wurden, und sie heiraten Frauen, die ihr eigenes Paket an Vaterwunden tragen. Das führt in einer Ehe zu entsetzlichen Schmerzen und Verwirrung, bis beide, sowohl der Mann als auch die Frau, sich die Zeit nehmen, um sich der Ablehnung anzunehmen, die ihr Leben so mächtig beeinflusst hat.

Was tun wir nun mit den tiefen, inneren Wunden? Sex, Alkohol, Drogen oder Geld werden sie nicht heilen, essen bringt auch keinen Trost (manche benutzen Nahrung, z.B. genussvolles Essen, um damit das Loch in ihrer Seele auszufüllen), deshalb liegt die Lösung woanders.

ZUERST BETEN.

Bitte Gott, dich in dem Heilungsprozess zu leiten.

STELLE DICH DER WAHRHEIT.

Wenn ich das Thema Vaterwunden in unseren Gruppen anschneide, bekomme ich oft zu hören: »Nun, meine Eltern haben das Beste getan, was sie konnten.« Es ist eine natürliche, aus Liebe geborene Reaktion, unsere Eltern zu verteidigen, aber sie wird auch benutzt, um das Anschauen des Schmerzes zu vermeiden. Wir sind tief verletzt worden von den Menschen, die wir am meisten lieben und brauchen, und es gibt keine tieferen Wunden als die, die wir von unserem Vater erhalten haben. Durch Ausweichen und Verleugnen wird eine Vaterwunde nicht geheilt. Man muss sich ihr stellen. Das bedeutet nicht, dass wir unsere Eltern wegen der Sünden anklagen, die wir behandeln. Um mein Problem zu behandeln, habe ich mich für Sex und Arbeit entschieden. Meine Eltern haben mir diese Entscheidung nicht aufgezwungen. Wir müssen 100 % der Verantwortung für unsere sündhaften Entscheidungen übernehmen, egal, was unsere Eltern getan haben.

ENTWICKLE TRANSPARENTE BEZIEHUNGEN ZU ANDEREN MÄNNERN.

Wir sind in der Beziehung zu einem Mann, unserem Vater, verletzt worden, und der Heilungsprozess beginnt, wenn wir authentische Beziehungen mit anderen Männern aufbauen. Reine, nichtsexuelle, männliche Liebe findet man nicht ausschließlich beim eigenen Vater. Wenn unsere geistlichen Brüder uns trotz all unserer Fehler annehmen und lieben, beantworten sie unbeabsichtigt unsere Frage: »Ja, du hast, was es braucht, um ein Mann zu sein … du bist wichtig und wertvoll, du hast Gaben, die mich segnen … ich genieße deine Freundschaft.« Durch ihre Unterstützung und Ermutigung geben unsere Brüder den Segen von männlicher Liebe und Stärke an uns weiter.

David wurde so von Jonathan gesegnet, Sauls Sohn. Lesen wir, was David sagte, nachdem Jonathan im Kampf getötet wurde:

> *Es ist mir leid um dich, mein Bruder Jonathan, du warst mir so hold! Deine Liebe war mir köstlicher als Frauenliebe!*
>
> 2. SAMUEL 1,26

Zu der Zeit, als David dies schrieb, hatte er mehrere Frauen. Er hätte körperlich von jeder Anzahl von Frauen zufrieden gestellt werden können, aber die Freundschaft mit Jonathan war ›köstlicher‹ als alles, was sie ihm geben konnten. Reine, männliche Liebe wird nicht verkompliziert durch Sex oder emotionale Reibungen, die durch den Unterschied von Mann und Frau entstehen. Wenn ich von einem Bruder in einem Bereich meines Lebens herausgefordert werde, komme ich gut klar damit, solange es ohne Beleidigung oder böse Absicht geschieht. Männer verstehen die Ängste und Unsicherheiten, durch die andere

Männer gehen, und so können wir einander auf eine Weise segnen, wie Frauen es nicht können. Wenn ich einem anderen Mann sage, dass ich mit Lust kämpfe, kann er damit etwas anfangen und mir helfen. Mit einer Frau über meine Probleme mit sexueller Sünde zu sprechen, wird für mich beschämend sein (und für sie vielleicht peinlich), und es wird ihr schwerer fallen, mich zu verstehen.

Männliche Liebe entwickelt sich dann, wenn wir unsere Schwächen mitteilen und unseren Brüdern erlauben, uns zu unterstützen, zu ermutigen und, wenn nötig, zu korrigieren. Mein Leben ist angefüllt mit anderen Männern. Einige treffe ich in Unterstützergruppen, andere im Beruf oder in der Gemeinde. Dass sie mich annehmen – mit meinen Fehlern und allem anderen, ist ein schallendes ›Ja‹ auf meine ›Frage‹. Das baut mich auf, ermutigt, stärkt und segnet mich.

TAGEBUCH.

Wenn du spezielle Ereignisse anschaust, die deine Verletzung verursacht haben, schreibe sie dem Herrn in deinem Tagebuch auf. Dabei drückst du aus, wie dein Leben durch das Geschehene beeinflusst wurde. Wenn du zum Beispiel einen passiven Vater gehabt hast, schreibe über die Verwirrung und Leere, die du gefühlt hast und was du von deinem Vater gebraucht hättest. Das wird dem Schrei deines Herzens eine Stimme verleihen und Klarheit bringen in das, was du durchmachst. Wenn du deine Gefühle in dein Tagebuch schreibst, könnte der Herr dir in diesem Prozess manche Dinge zeigen, um die du dich kümmern musst. Der Schmerz über Ablehnung wird oft von Bitterkeit des Herzens begleitet, und der Herr könnte dir zeigen, dass du deinem Vater vergeben musst. Oder du könntest zum ersten Mal klar erkennen, dass du Sex als falschen Gott angebetet hast, und der Herr könnte dich zur Buße einladen. Wenn Er eine Sache wie diese ans Licht bringt, bitte Gott, dir zu zeigen, was du damit machen sollst, und dann handle. Wir können die Zeit nicht zurückdrehen und die Vater-Sohn-Beziehung, die wir uns gewünscht hätten, nachträglich wieder herstellen. Deshalb ist Trauer ein natürlicher Bestandteil des Prozesses. Erlaube dir, über das zu trauern, was du von deinem Vater nicht gehabt hast. Wenn du das tust, erkennst du an, was du erlebt hast und schaffst damit einen Ausfluss für die innerlich aufgestauten Gefühle.

TEILE MIT.

Sprich wie gewohnt mit den Brüdern in deiner Gesprächsgruppe über das, was du durchlebst. Zeige ihnen, was Gott dir offenbart hat und bitte sie, in diesen speziellen Bereichen für dich um Heilung zu beten. Deine Brüder in den Heilungsprozess mit einzubeziehen, wird heilender Balsam für deine Seele sein.

SCHREIBE EINEN BRIEF.

Dann schreibe einen Brief an deinen Vater, ob er noch lebt oder nicht. In dem Brief beschreibst du, wodurch du verletzt worden bist und vergibst deinem Vater das Geschehene, und dann segne ihn. Bevor du schreibst, nimm dir einige Tage Zeit und bete erst. Dies wird vielleicht der wichtigste Brief sein, den du je schreibst, und du möchtest, dass Gottes Hand darauf ist. Bitte den Herrn, dein Herz vorzubereiten, und dass ihr beide, du und dein Vater, durch das, was du schreiben wirst, gesegnet werdet. Bitte auch, dass das Herz deines Vater bereit ist, ihn zu empfangen.

Beginne deinen Brief mit Lob für deinen Vater. Was er zu lesen bekommen wird, wird nicht einfach sein. Beginne deshalb mit einem positiven Ton. Dann drücke aus, wie du verletzt worden bist. Sage deinem Vater, was du in deiner Kindheit und Jugend von ihm gebraucht hättest, dass du dir gewünscht hättest, von ihm häufiger zu hören, dass er dich liebt, oder seine Umarmung zu spüren, oder dass du dir gewünscht hättest, mehr Zeit mit ihm zu verbringen. Drücke das in einer nicht anklagenden Weise aus, ohne Beschuldigungen oder Formulierungen wie ›du hättest …‹ oder ›wenn du das getan hättest, wäre mein Leben besser gewesen‹. Was geschehen ist, ist geschehen, und der Zweck dieses Briefes besteht nicht darin, Steine zu werfen, sondern zu heilen. Sage die Wahrheit, ohne sie als Vorschlaghammer zu verwenden, um ihn damit zu zerschmettern.

Dann vergib deinem Vater. Deine Vergebung wird dich eine Menge kosten, deshalb wirst du diese Worte nicht leichtfertig schreiben. Du gibst für alle Zeiten und unwiderruflich dein Recht auf, ihm etwas von dem, was er getan oder nicht getan hat, vorzuhalten. Schreibe deine Vergebung einfach und klar, ohne dass in den Worten ein Zeichen enthalten ist, dass du etwas im Gegenzug erwartest.

Nachdem du ihm schriftlich vergeben hast, drücke deinem Vater deine Liebe aus. Sage ihm, dass du ihn annimmst, wie er ist, mit allen Fehlern und auch sonst. Schreibe auf, welche Dinge du schätzt, die er getan hat und was du an ihm liebst. Baue ihn auf und überschütte ihn mit Gnade. Du könntest ihm auch einen Segen im Stil des Alten Testaments schreiben. Vielleicht trägt dein Vater in sich eine Wunde von *seinem* Vater, und dies könnte das erste Mal in seinem Leben sein, dass ihn jemand segnet. Du kannst nachschlagen in 1. Mose 27,26–29; 28,3–4; Kap. 48 und 49 und in 4. Mose 6,23–24, um Ideen für einen alttestamentlichen Segen an deinen Vater zu bekommen.

Wenn du den Brief geschrieben hast, nimm ihn mit in deine Gesprächsgruppe, lies ihn vor und bitte um Feed-back. Wenn ihnen etwas Unpassendes auffällt, wie zum Beispiel ein anklagender Ton, nimm die entsprechenden Änderungen vor und lies ihn beim nächsten Treffen noch einmal vor.

Wenn die endgültige Fassung bereit ist, lass deine Brüder für dich und deinen Vater beten. Du betest zuerst und erklärst dem Herrn, dass du deinem Vater vergibst. Bitte Ihn, dass Er das Herz deines Vaters vorbereitet und den Brief dazu verwendet, um euch beiden Heilung zu bringen. Deine Gruppe kann sich dem Gebet in der gleichen Richtung anschließen.

Bevor du den Brief abschickst, suche den Rat deiner Brüder wegen des Timings. Wenn dein Vater zum Beispiel gerade durch eine stressvolle Zeit geht oder lebensbedrohliche, körperliche Probleme hat, könnte es besser sein zu warten. (Oder es könnte sein, dass die Zeit drängt und du den Brief über Nacht abschicken solltest.)

Nachdem du den Rat von Gott und anderen gesucht und du den Eindruck hast, vom Herrn grünes Licht zum Abschicken des Brief zu haben, sende ihn. Sei dir bewusst, dass du keinerlei Kontrolle darüber hast, wie dein Vater reagieren wird. Deine Heilung hängt nicht von seiner Reaktion ab, sondern liegt in der Freiheit und dem Frieden, die du entdeckst, wenn du ihm vergibst.

Wenn dein Vater nicht mehr lebt, sei nicht entmutigt. Das Ausdrücken deines Seelenwunsches gegenüber deinem Vater kann deiner Seele immer noch Heilung bringen. Brennan Mulligan erzählt die Geschichte von Rich Mullins, den er veranlasste, einen Brief an seinen Vater zu schreiben, als dieser bereits nicht mehr am Leben war:

Sieben Monate vor seinem Tod begleitete ich Rich auf einer Drei-Tage-Freizeit der Stille in Chateau Vineyard, einem Freizeitplatz, etwa hundert Kilometer nördlich von Atlanta. Er befand sich im Zustand emotionalen Aufruhrs, weil es unbewältigte Angelegenheiten aus seiner Herkunftsfamilie gab, besonders mit seinem Vater. Wie Henry Nouwen's Vater liebte John Mullins seinen Sohn, hatte es ihm aber nie gesagt. Er war wirklich stolz auf das, was Rich erreicht hatte, sprach auch gegenüber anderen Familienmitgliedern von seiner tiefen Zuneigung zu ihm, versagte aber darin, es der einen Person zu sagen, die sich nach seiner Liebe sehnte …

Während der Freizeit bat ich Rich, einen Brief an seinen verstorbenen Vater zu schreiben. Am nächsten Tag bat ich ihn, einen Brief von seinem Vater an ihn zu schreiben. Rich wohnte in dem Zimmer neben mir. Als er schrieb, hörte ich so lautes Schluchzen und Klagen, dass ich selbst anfing zu weinen. Alle aufgestauten Gefühle von John Mullins explodierten und stiegen in Rich's Herzen auf wie ein Sturzbach der Wahrheit und der Liebe. Bald danach kam Rich in mein Zimmer und las den Brief vor, während Ströme von Tränen sein Gesicht hinab liefen.

Als Nächstes bat ich Rich, einen Brief an Abba zu schreiben, gefolgt von einem Brief von Abba an ihn. Ich werde nie das festliche Essen am letzten Abend der Freizeit vergessen. Seine schwarzen Augen schimmerten wie Onyx, ein strahlendes Lächeln faltete sein Gesicht, und er sagte schlicht: »Brennan, ich bin frei.«[13]

Ich hoffe, dass du inzwischen verstehst, warum wir in unserem Leben andere Männer brauchen, um das energische Leben eines *Braveheart* Christen leben zu können. Wie Rich kannst du frei werden von dem Schmerz und der Ablehnung, die dein Leben gequält haben. Alles, was du brauchst, ist wenigstens ein Mann, dem du dich mitteilen kannst, die Bereitschaft zu vergeben und Gottes Hand in dem Prozess. Dem richtigen Mann gegenüber ehrlich zu sein über die eigenen Schwächen, bringt eine Fülle von Segnungen mit sich und nicht die Scham und Ablehnung, die wir befürchten.

Es ist ein entscheidender Abschnitt auf unserem Weg zur Gnade, die Wunden zu heilen, die uns von dem Mann zugefügt wurden, der den größten Einfluss auf unser Leben gehabt hat, aber das ist noch nicht die Endstation. Jedes menschliche Wesen wird mit einer leeren Kammer in seinem Herzen geboren, die nur auf einem Weg, durch eine Person gefüllt werden kann. Diese Kammer befindet sich im Mittelpunkt des Herzens und ist gekennzeichnet mit einem

Schild, auf dem steht ›Für Gott allein‹. Keine Person, keine Sache und keine Erfahrung besitzt die Fähigkeit, diesen Teil unseres Herzens zu berühren oder zu füllen.

Weil der lebendige Gott der Einzige ist, der ein leeres Herz mit Leben, Licht, Liebe, Freude und Frieden erfüllen kann, wenden wir uns auf unserer Reise an dieser Stelle Seinem Thronsaal zu.

KAPITEL 10

LEBENSQUELL ODER BETONBLOCK

DAS HERZ

»Das vitale Zentrum und die Quelle des Seins einer Person, ihrer Gefühle und Empfindungen, der Speicher ihrer tiefsten und ernsthaftesten Gefühle und Überzeugungen.« *Das American Heritage Dictionary (US-amerikanisches Wörterbuch der englischen Sprache), 4. Ausgabe.*

»Der Sitz der Gefühle und Empfindungen, insgesamt oder einzeln, wie Liebe, Hass, Freude, Trauer, Mut und ähnliche; selten der Sitz des Verstandes oder Willens – gewöhnlich in einem guten Sinne, wenn ohne Attribut verwendet; der bessere oder liebenswertere Teil unserer Natur; der Ursprung all unserer Aktionen und Absichten; der Sitz des moralischen Lebens und Charakters; die moralischen Gefühle und der Charakter selbst; der individuelle Zustand und Charakter, wie zum Beispiel ein gutes, zärtliches, liebendes, böses, hartes oder selbstsüchtiges Herz.« *Websters revidiertes, ungekürztes Lexikon.*

> *Mit allem Eifer behüte dein Herz, denn daraus fließt die Quelle des Lebens.* SPRÜCHE 4,(DIREKT ÜBERS.)
>
> *So wie das Gesicht vom Wasser als Gesicht reflektiert wird, so reflektiert das Herz des Mannes den Mann.* SPRÜCHE 27,(DIREKT ÜBERS.)
>
> *Das Herz eines Weisen führt ihn zur Rechten, aber das Herz eines Toren führt ihn zur Linken.* PREDIGER 10,2 (DIREKT ÜBERS.)

Kürzlich aß ich mit einem Mann namens Tom zu Mittag. Tom war verheiratet, Vater von zwei Kindern und die meiste Zeit seines Lebens Christ gewesen. Er tat einen aktiven Dienst in seiner Gemeinde – bis er den Leitern der Gemeinde freiwillig seine 18-jährige Pornoabhängigkeit bekannte … und auch seiner Frau. Toms Leben lag in Trümmern.

Nachdem wir einige Minuten miteinander geredet hatten, trat Toms extreme Unsicherheit deutlich hervor. Er sprach nahezu manisch schnell und entschuldigte sich jedes Mal, wenn er das Thema wechselte (was oft geschah). Tom gab zu, dass er auf Kritik hyperempfindlich reagierte, und um damit fertigzuwerden, hatte er die feine Kunst des Manipulierens und Kontrollierens zu beherrschen gelernt. Seine Ehe war dauerndem Druck ausgesetzt, denn er spielte mit seiner Frau ein ständiges Katz-und-Maus-Spiel in dem Versuch, Kritik um jeden Preis aus dem Weg zu gehen.

Tom hatte gelernt, all die richtigen Worte zu gebrauchen, um andere zu beeindrucken, vor allem im Zusammenhang der Gemeinde. Er hatte großes Bibelwissen und genoss die Bestätigung und Annahme, die daher kam, dass er ›der Mann mit den Antworten‹ war.

Ich fragte Tom nach seiner Beziehung zu seinem Vater, und er teilte mit, dass sein Vater, ein Pastor, in seiner Kindheit außerordentlich streng und kritisierend mit ihm umgegangen war. Tom war nicht in der Lage gewesen, dem unmöglichen Standard von Perfektion seines Vaters zu entsprechen, was dazu führte, dass er sich unwürdig und unsicher fühlte.

»Wie kann ich aufhören mit dem, was ich tue?«, fragte er. »Wie kann ich aufhören, so defensiv zu sein, und wie kann ich diese überwältigende Unsicherheit überwinden?«

Meine Antwort war direkt und auf den Punkt: ›Akzeptiere Gottes Gnade.‹

Schnell wechselte Tom das Thema, und ich wusste, ich hatte ins Schwarze getroffen. Nach und nach kehrten wir zum Thema über Gottes Liebe zurück. »Tom, in deiner Kindheit bist du zu dem Glauben veranlasst worden, dass du perfekt sein müsstest, damit dich dein Vater liebt und akzeptiert. Aber weil Perfektion unmöglich ist, hast du tief in dir die Vorstellung entwickelt, dass du so, wie du bist, nicht geliebt werden kannst. Dein Leben lang hast du versucht, der perfekte Christ zu sein, damit du andere beeindruckst und Annahme findest. Es hat sich in dir festgesetzt, dass du auch vor Gott perfekt sein musst, damit Er dich liebt. Die ganze Zeit über hat Gott für dich das Geschenk Seiner Gnade bereitgehalten, aber du hast gesagt: »Das kann ich nicht akzeptieren, ich bin nicht gut genug.« Im Gegensatz zu deinem Vater sieht Gott, wie kaputt du bist und nimmt dich an, mit deinen Fehlern und allem. Trotz all deines theologischen Wissens glaubst du nicht, dass Gott dich liebt.«

Toms Augen füllten sich mit Tränen und seine Stimme versagte. »Das ist wahr, ich weiß nicht einmal, *wie* ich Gottes Liebe annehmen kann … ich weiß nicht, wie ich sie mir zu eigen machen kann …«

In seinem Buch ›*Breaking Free*‹ (Durchbruch zur Freiheit) schreibt Russ Willingham, ein ehemaliger Sexabhängiger und Seelsorger, der heute Leuten hilft, die mit sexueller Sünde kämpfen: *»Ich habe noch keinen Sexabhängigen oder Homosexuellen oder gequälten Ehepartner getroffen, der Gottes Gnade verstanden hätte.«*[1]

Seit einigen Jahren habe ich mit Leuten zu tun, die mit sexueller Sünde kämpfen, und ich weiß, dass Russ Recht hat. Das Hauptthema, über das die Männer in unseren Selbsthilfe-Gruppen sprechen wollen, ist das Thema Gnade – und sie zu akzeptieren, fällt ihnen am schwersten. Ich werde nie den Gesichtsausdruck eines Mannes vergessen, als wir eines Abends über die Geschichte vom verlorenen Sohn sprachen. Als wir über den Teil diskutierten, in dem der Vater für den nachhause gekommenen Sohn eine Party schmeißt, fragte einer der Männer mit schmerzerfülltem Gesichtsausdruck: »Wie stellst du dir das vor, dass Gott für dich eine Party schmeißt?« Die Vorstellung, dass Gott so etwas für ihn tun könnte, war zu schmerzhaft, um in seinen Kopf zu gehen.

Tief im Herzen glauben die mit sexueller Sünde Kämpfenden nicht, dass Gott sie liebt. Ihr Verhalten beweist das, denn wessen Herz mit der Liebe und dem Frieden Christi erfüllt ist, hat kein Verlangen nach der kranken Fälschung der Lust. Wer sich der Kloake von sexueller Sünde zuwendet, um Liebe zu erhalten, zeigt damit, dass er glaubt: »Für jemand, der so wertlos ist wie ich, gibt es nichts Besseres als Porno.« Egal was sie sagen, welchen Dienst sie haben oder wie viel theologisches Wissen sie haben mögen – wenn ein Mann oder eine Frau sich sexueller Sünde zuwendet, beweist das, dass es einen dunklen Platz in ihrem/seinem Herzen gibt, der vor Gottes Gnade verborgen ist.

Ein gängiger Fehler, den wir Männer machen, besteht darin, dass wir ›unsere Gefühle denken‹. Wir versuchen, Wissen mit Glauben gleichzusetzen. Webster nennt den Verstand ›die intellektuelle oder rationale Fähigkeit im Menschen; das Verständnis; der Intellekt; die Kraft zu empfangen, zu beurteilen oder zu begründen‹. Der Verstand ist eine Maschine für analytische Prozesse, nicht die ›Quelle des Lebens‹. Wir erleben Freude oder Liebe oder Annahme oder den Schmerz der Ablehnung nicht mit unserem Kopf – welcher Mann sagt schon zu seiner Frau: »Ich liebe dich mit meinem ganzen Kopf.«? Viele Männer »denken ihre Gefühle«, weil sie Angst davor haben, sich dem inneren Schmerz zu stellen.

Lies die drei Verse noch einmal.

Mit allem Eifer behüte dein Herz, denn daraus fließt die Quelle des Lebens.

So wie das Gesicht vom Wasser als Gesicht reflektiert wird, so reflektiert das Herz des Mannes den Mann.

Das Herz eines Weisen führt ihn zur Rechten, aber das Herz eines Toren führt ihn zur Linken.

Es ist unser Herz – ›der Sitz des moralischen Lebens und Charakters‹, in dem ›die tiefsten und ernsthaftesten Gefühle und Überzeugungen› residieren –, welches entscheidet, ob wir uns ›zur Rechten‹ bewegen wie der weise Mann oder umschwenken zur Linken in die Sünde. Die Überzeugungen des Herzens entscheiden, ob wir Liebe von Menschen und Gott empfangen oder ob wir uns der Lust zuwenden.

Du kannst so viele Schriftstellen, wie du willst, vor dir vorüberziehen lassen, aber wenn dein Herz nicht in der Lage ist, die wunderbaren Wahrheiten in Gottes Wort zu akzeptieren, werden alle deine Bibelstudien einen Bumerangeffekt entwickeln. Wenn der Verstand von Gottes Gnade hört, analysiert er das, stellt fest ›das ist gut‹ und leitet die Botschaft dann an das Herz weiter. Aber die Entstellung durch einen Lügenvirus verhindert, dass die Wahrheit durchkommt, und die Fehlermeldung ›nicht würdig für den Empfang‹ taucht auf. Anstatt in ihr Herz zu schauen, versuchen viele, das Problem dadurch zu beseitigen, dass sie die Botschaft wiederholen oder mehr Wahrheit aufzunehmen versuchen.

Wie kann ein Herz mit Lügen infiziert werden? Oft spielen unsere Eltern, die vielleicht selbst Gottes Gnade in ihrem Herzen nicht empfangen haben, die wichtigste Rolle. Obwohl manche Männer von ihrer Mutter Ablehnung erfahren haben, liegt für viele aber die Wurzel in der Beziehung zu ihrem Vater.

So schreibt es auch Brennan Manning: »Wenn ihm die Liebe des Vaters vorenthalten wird, wird ein Kind mit Schwierigkeiten zu kämpfen haben, die von Schüchternheit und Unsicherheit bis zu grundlegender, lähmender Scham über seine oder ihre bloße Existenz reicht.«[2]

Wenn die Liebe, die wir erfahren haben (besonders von den beiden Personen, auf deren Meinung es in der Kindheit am meisten ankam), im besten Fall an Bedingungen geknüpft war (oder im schlimmsten Fall aus Missbrauch bestand), wird die ›Quelle des Lebens‹ im Herzen mit der Lüge beschmutzt: ›Das also ist Liebe‹. Wenn wir unser Herz jahrelang mit der Scham über sexuelle Sünde beschmutzen, setzt sich ›Porno ist das Beste was ich kriegen kann‹ als Lebensweg fest. Satan trägt noch seinen Teil dazu bei, indem er flüstert: ›Du hast zu viel gesündigt, als dass Gott jemanden wie dich noch lieben könnte. Schau dir doch nur an, was für ein Heuchler du bist … Gott wird dich niemals annehmen, bevor du dein Leben gereinigt hast. Du bist ein hoffnungsloser Fall, du hast es verdient.‹ Nach und nach trocknet das Herz aus und wird zu einem Betonblock anstatt zu einer Quelle des Lebens.

Hier sind einige der Lügen, die sich bei vielen festsetzen:

1. Ich bin wertlos und mangelhaft.

2. Weil ich wertlos und mangelhaft bin, liebt Gott mich nicht.

3. Ich kann nicht so angenommen werden, wie ich bin.

4. Ich muss *etwas tun*, um Gottes Liebe zu verdienen.

5. Sex, Frauen und/oder Porno können meine emotionalen und geistlichen Bedürfnisse erfüllen.

6. Ich habe zu viel gesündigt, als dass Gott mir vergeben könnte.

7. Wenn ich im Dienst für den Herrn bin oder mich lange genug von sexueller Sünde enthalten kann, wird Gott mich lieben.

8. Gott hört mich nicht; ich bin auf mich allein gestellt.

9. Wenn ich genügend Wissen der richtigen Theologie habe, habe ich Gottes Gnade angenommen.

10. Ich kann ein reines Herz (wahre Freiheit von sexueller Sünde) bekommen durch etwas, was ich tue.

Wenn ein Mann abgelehnt, im Stich gelassen, vernachlässigt oder missbraucht wird, gießt der Vater der Lüge Säure in die Wunde: »Du bist ein hoffnungsloser Fall, gerade mal gut genug, um von anderen benutzt zu werden. Du wirst es nie schaffen. Niemand kann jemanden wie dich lieben.« Mit der Zeit setzen sich diese Lügen im Herzen fest und verhärten sich. Wenn ein Mann so wie Tom mit ›Schüchternheit und Unsicherheit über seine bloße Existenz‹ kämpft und zu hören bekommt, dass Gott für ihn eine Party schmeißen will, kann er das nicht akzeptieren. Er reagiert mit Apathie (es ist hoffnungslos, das kann ich nicht haben), Zorn (erbost darüber, dass andere es haben können, er aber nicht), Depression (nach innen gerichteter Zorn) oder übersteigerter Geschäftigkeit (um den Schmerz über die zentrale Botschaft seines Lebens zu vermeiden). Es ist so, als ob man einem ausgetrockneten, sonnenverbrannten Mann mitten in der Wüste sagt, dass er Wasser haben könne, wenn er den kilometerlangen Weg allein zu Fuß bis zur nächsten Oase schafft.

Die Lügen der Wertlosigkeit sind tief im Herzen vergraben (oder hineingestopft), wodurch es schwer wird, an sie heranzukommen. Manchmal ist der Schmerz der Ablehnung umflochten mit Wut, Bitterkeit, ungelöster Sünde oder Depression … all das muss sorgfältig entflochten werden, bevor die Strähnen der Wertlosigkeit aufgelöst werden können. (Damit haben wir uns in den vorherigen Kapiteln beschäftigt.)

Wie werden wir von einem ›Kopf-Christen‹ zu einem, der ›Gott, den Herrn, liebt mit seinem ganzen Herzen und mit seiner ganzen Seele und mit seinem ganzen Denken‹? (Matthäus 22,37). Wie empfangen wir das, wonach wir Hunger haben, aber nicht glauben, dass wir es haben können?

Zuerst ist es wichtig zu verstehen, worauf wir aus sind. Von Geburt an sind unsere Herzen ›abgründig über alles und heillos‹ (Jeremia 17,1) und angefüllt mit bösen Gedanken, Mord, Ehebruch, Unzucht, Diebstahl, falschem Zeugnis, Lästerung (Matthäus 15,19). Die Krankheit des Herzens ist nicht etwas, dem wir beikommen können, indem wir zwei Programme durcharbeiten, ein bisschen Seelsorge bekommen und uns am nächsten Morgen besser fühlen. Es geht um nicht weniger als um ein neues Herz, und es gibt nur einen Meisterchirurgen, der es uns geben kann:

> *Und ich werde euch ein neues Herz geben und einen neuen Geist in euer Inneres legen, ich werde das steinerne Herz aus eurem Leibe herausnehmen und euch ein fleischernes Herz geben.*
>
> EZECHIEL 36,26

Setze deine Hoffnung auf den Meisterchirurgen. Bitte Gott darum, dir zu zeigen, was du wirklich glaubst, jede innere Lüge aufzudecken, sie zu entfernen und dein Herz dann mit Seiner Liebe zu füllen. Lass dich nicht blockieren, indem du dich auf die Werkzeuge konzentrierst, die Er zur Operation benutzen könnte (wie z.B. Seelsorge, Bücher, Gottes Wort oder andere Leute), sondern schaue auf Ihn. Ich schlage vor, dass du gleich jetzt innehältst und zu Gott gehst, dies ist eine Sache nur zwischen Ihm und dir, und Ihn bittest, dir das neue Herz zu geben, das du dir wünscht.

Wenn der Herr dir die Grundlügen aufdeckt, schreibe sie in dein Tagebuch und teile deiner Gesprächsgruppe mit, was Er offenbart hat. Bitte sie zu beten, dass Gott die spezifischen Lügen herausreißt, die du geglaubt hast und sie durch Wahrheit ersetzt.

Diejenigen, die uns am Besten kennen, können unsere blinden Flecken am klarsten sehen. Deine Ehefrau ist die einzige Person auf der Welt, die dich ganz vertraut kennt. Höre auf das, was sie sagt, ohne in Verteidigungsstellung zu gehen. Vor Jahren begleitete mich Michelle zu einem Gespräch mit einem Seelsorger. Als er sie fragte, warum ich ihrer Meinung nach so schwer Liebe annehmen könnte, sagte Michelle ohne zu zögern: »Weil er nicht glaubt, dass er sie verdient.«

Meine Frau traf den Nagel auf den Kopf. Unglücklicherweise war ich nicht in der Verfassung, dies hören zu können. Höre auf deine Frau. Gott hat sie (oder umgekehrt ihn) dir aus gutem Grund gegeben, und sie kann eine wichtige Rolle in dem Heilungsprozess spielen.

Angenommen du glaubst, dass Jesus am Kreuz für deine Sünden gestorben ist, dann schauen wir doch einmal, wie Jesus DICH sieht. Nimm dir Zeit mit Gott allein und bitte Ihn, zu deinem Herzen zu sprechen, wenn du das Folgende aufnimmst. Lies es sorgfältig und langsam, und mach dir bewusst, dass die folgenden Worte für DICH sind:

	Aber …
Deine Eltern oder andere mögen von dir enttäuscht gewesen sein	**… Gott ist nicht enttäuscht von dir, Seinem Kind, egal was du getan hast. Tatsächlich wartet Er drauf, für dich eine Party zu schmeißen.**
	Lies die Geschichte vom verlorenen Sohn in Lukas 15,11–32. Der Sohn beleidigte seinen Vater sehr, indem er im Voraus um sein Erbteil bat. Das war genauso, als wenn er gesagt hätte, er wünschte, sein Vater wäre tot. Dann brachte der Sohn sein ganzes Erbe mit Prostituierten und Partyleben durch. Als der Sohn nachhause zurückkehrte, schmiss der Vater trotzdem eine Party für ihn! Obwohl sein Sohn schlimm versagt hatte, liebte der Vater ihn sehr. Es fiel kein Wort der Enttäuschung oder Anklage. Egal wo du heute stehst – Gott wartet darauf, dass du zu Ihm kommst, sodass Er dich mit einer außergewöhnlichen Party der Gnade überschütten kann.
… Abstand gehalten haben	**Gott war dir immer nahe.**
	Mir aber ist es köstlich, Gott nahe zu sein, ich setze meine Zuversicht auf Gott den Herrn. Psalm 73,28. Du magst in deiner Kindheit vernachlässigt worden sein. Vielleicht ist ein Elternteil gestorben, und du hast dich immer gefragt: »Wo warst du da, Gott?« Du hast Probleme mit der Vorstellung, dass Gott da ist … oder dass du Ihm genug bedeutest, dass Er für dich da ist. Er ist immer nahe gewesen, und Er ist dir jetzt nahe. Bitte Ihn, dir Seine Gegenwart zu offenbaren.

... unnahbar gewesen sein

Gott möchte, dass du zu Ihm kommst.

So lasset uns nun mit Zuversicht zum Thron der Gnade hinzugehen, damit wir Barmherzigkeit erlangen und Gnade finden zu rechtzeitiger Hilfe. HEBRÄER 16

Gott möchte, dass du zu Ihm kommst, weil Er dich liebt und dir helfen will. Er ist nicht so wie gefallene Männer und Frauen, die gereizt, ungeduldig und aufbrausend werden, wenn bei uns nicht alles klappt oder wir versagen. Gnade und Trost erwarten dich am Thron der Gnade. Du brauchst keine Angst davor zu haben, dich Ihm zu nähern.

... abwesend gewesen sein

Der Herr wird dich nie verlassen ...

Denn er selbst hat gesagt: »Ich will meine Hand gewiss nicht von dir abziehen und dich sicherlich nicht verlassen.«

HEBRÄER 13,5

»Bin ich denn ein Gott aus der Nähe und nicht ein Gott aus der Ferne? ... Erfülle ich nicht den Himmel und die Erde?«

JEREMIA 23,23-24

Gott ist kein Workaholic – Vater oder – Mutter, der nie da ist. Du bedeutest Ihm etwas, und Er ist jetzt hier für dich.

... dich abgelehnt haben

Gott hat dich vollständig angenommen wegen des Kreuzes Christi.

Also gibt es jetzt keine Verurteilung mehr für die, welche in Christus Jesus sind.

RÖMER 8,1

Darum nehmet einander an, wie auch Christus euch angenommen hat, zur Ehre Gottes! RÖMER 15,7

Das Kreuz ist das mächtigste Ereignis in der Geschichte. Am Kreuz wischt Jesus die Tafel sauber und ermöglicht den vollen Zugang zum Himmel für die, die an Ihn glauben. Dass Er dich annimmt, ist auf nichts anderem als Seinem Opfertod begründet, und deine Sünde kann nicht auslöschen, dass Er dich annimmt. Er wird dich nicht zurückweisen, wenn du zu Ihm kommst.

... dich im Stich gelassen haben

Gott hat dich aufgenommen.

Denn Vater und Mutter haben mich verlassen, aber der Herr nimmt mich auf.
PSALM 27,10

Ein Vater der Waisen, ein Richter der Witwen ist Gott in seiner heiligen Wohnstatt.
PSALM 68,5

... denn er selbst hat gesagt: »Ich will meine Hand gewiss nicht von dir abziehen und dich sicherlich nicht verlassen.«
HEBRÄER 13,5

Vielleicht ließen sich deine Eltern scheiden, und du hast angenommen, dass ›Mama oder Papa deinetwegen nicht da ist‹. Vielleicht bist du adoptiert worden und leidest unter der Vorstellung, dass du nicht gewollt warst oder abgeschoben wurdest. Oder vielleicht bist du schon in jungen Jahren der Straße überlassen worden. Gott wird dich nie verlassen, und ich glaube, dass Er dich gerade jetzt zu sich zieht.

... Perfektionisten gewesen sein, die für Bestätigung und Liebe das Gleiche von dir gefordert haben.

Gott weiß, dass du Sünder bist (Römer 3) und niemals perfekt sein kannst und überschüttet dich mit dem freien Geschenk Seiner Gnade.

Denn vermöge der Gnade seid ihr gerettet durch Glauben, und das nicht durch euch – Gottes Gabe ist es. EPHESER 2,8

Die Hoffnung aber lässt nicht zu Schanden werden, weil die Liebe Gottes ausgegossen ist in unsre Herzen durch den Heiligen Geist, der uns gegeben worden ist. RÖMER 5,5

Gott weiß, dass du gesündigt hast und niemals vollkommen sein wirst. Er zeigt nicht mit dem Finger auf dich, lehnt dich nicht ab oder haut dir Bibelverse um die Ohren oder fordert Perfektion, wie es andere, sündhafte, unvollkommene Männer und Frauen gemacht haben. Du kannst aufhören, einem unmöglichen Standard entsprechen zu wollen und das große, leuchtende Geschenk der Gnade annehmen, das Gott für DICH hat.

... dich missbraucht haben. | **Gott möchte dich trösten, wenn du Ihn lässt.**

Ich, ich bin's, der dich tröstet. JESAJA 51,12

Er tröstet die Traumatisierten, die Missbrauchten und die Vernachlässigten. Du wirst nicht verletzt werden, wenn du dich Ihm näherst. Er ist nicht darauf aus, dich zu benutzen. Er wird dich trösten, wenn du es wagst und deine Verteidigung aufgibst.

... versagt haben, dich zu lieben – in Wort oder Tat. | **Gott liebt dich leidenschaftlich.**

Gott aber, der reich ist an Barmherzigkeit, hat um seiner großen Liebe willen, mit der er uns geliebt hat, uns, die wir durch die Übertretungen tot waren, mit Christus lebendig gemacht. EPHESER 2,4–5A

Wie mich der Vater geliebt hat, habe auch ich euch geliebt. Bleibet in meiner Liebe! JOHANNES 15,9

Das ist mein Gebot, dass ihr einander lieben sollt, wie ich euch geliebt habe. JOHANNES 15,12

Ich wollte sie speisen mit dem Mark des Weizens, mit Honig aus dem Felsen wollte ich sie sättigen. PSALM 81,17

Denn so sehr hat Gott die Welt geliebt, dass er seinen einzigen Sohn gab, damit jeder, der an ihn glaubt, nicht verloren gehe, sondern ewiges Leben habe. JOHANNES 3,16

Denn deine Gnade ist besser als das Leben. PSALM 63,4

Wer seinen Sohn sendet, damit er für jemand anderen abgeschlachtet wird, hasst entweder seinen Sohn oder er liebt denjenigen leidenschaftlich, für den er seinen Sohn sterbenlässt. Weil wir wissen, dass der Vater Seinen Sohn Jesus Christus liebt, ist die einzig mögliche Antwort, dass Gott dich zutiefst liebt.

Das Problem besteht darin, dass du dir eine der folgenden Lügen angeeignet hast: dass Gottes Liebe an Bedingungen geknüpft oder für dich unmöglich zu erlangen ist, oder dass du verletzt wirst, wenn du dich angreifbar machst, oder dass du zu viel gesündigt hast, als dass Gott dich lieben könnte. Keine dieser Aussagen stimmt mit Gottes Wort überein.

Vielleicht bist du wegen eines sexuellen Verbrechens in Scham gefangen; vielleicht hast du jemanden vergewaltigt, belästigt oder getötet. Das Kreuz ist unendlich viel größer als deine Sünde, und Gott nimmt dich an. Oder du hast vielleicht Ehebruch begangen und deine Familie verloren. Das Blut Christi hat deine Schuld abgewaschen, und eine Party zu deinen Ehren wartet auf dich.

Vergiss, wie du dich fühlst, und vergiss die Lügen, die du geglaubt hat. Schaue auf die Wahrheit.

Die Tür deines Gefängnisses der Scham und Wertlosigkeit ist weit aufgemacht worden, und du brauchst nur noch ins Licht hinaus zu treten. Du musst durch keinen Reifen springen, keine Prüfung bestehen, nur ein Geschenk annehmen. Es ist deine Entscheidung, ob du die Wahrheit darüber, dass Er dich leidenschaftlich liebt, annimmst oder im Gefängnis der Scham und Verdammnis bleiben willst.

Vielleicht macht es dich fertig, dass du gesagt hast: »Gott, ich glaube Dir nicht, dass Du mich liebst. Das kann nicht wahr sein.« Sprich jetzt zu Abba und bekenne Ihm, dass du Ihn zurückgestoßen hast. Erlaube Ihm, dich zu trösten. Barmherzigkeit und Liebe erwarten dich am Thron der Gnade.

Wenn du immer noch Probleme damit hast, Gottes Liebe anzunehmen, mach dir keine Sorgen. Weil du ›es beim ersten Mal nicht hingekriegt hast‹, wird der Vater nicht aufhören, darauf zu warten, dass du zu Ihm kommst. Der Prozess der Heiligung ist selten ein einmaliger Hau-Ruck-Akt. Vielleicht braucht Er etwas mehr Zeit, um noch tiefer zu graben und die Wurzeln frei zu legen. Oder es könnte etwas geben, woran du noch festhältst, was dich davon abhält, das Geschenk der Gnade anzunehmen (darauf werden wir in Kapitel 13 eingehen.) Suche den Meisterchirurgen beharrlich weiter und gib nicht auf. Er hat eine Party vorbereitet, die auf dich wartet.

KAPITEL 11

DER GOTT DER GNADE

Gnade: eine Gunst, die von einem gewährt wird, der sie nicht geben muss; Nachsicht … göttliche Liebe und Sein Schutz, die Menschen frei gewährt werden … der Zustand, durch die Gunst Gottes geschützt und geheiligt zu sein … eine von Gott gewährleistete Herrlichkeit und Macht.

DAS AMERICAN HERITAGE DICTIONARY (US-amerikanisches Wörterbuch der englischen Sprache), 4. Ausgabe.

In Matthäus 25 erzählt Jesus uns das Gleichnis von den Talenten. Ein griechisches Talent war ein Gewichtsmaß für Geld, etwa 56 Pfund. Bevor er sich auf eine lange Reise begab, vertraute ein Hausherr dreien seiner Knechte einen Teil seines Geldes an, um damit Handel zu treiben, in der Hoffnung, er würde es mit Gewinn zurück erhalten. Einem Knecht wurden fünf Talente gegeben, dem zweiten zwei Talente, und der dritte Knecht erhielt ein Talent.

Wir wissen nicht, ob der Herr seine Talente in Silber oder Gold verteilte, aber beides bedeutete eine ungeheure Summe. Ein Talent Silber entspricht einem heutigen Geldwert von 10.752 $, während ein Talent Gold sich auf etwa 537.000 $ beläuft[1]. Der Herr vertraute seinen Knechten eine Menge von seinem Schatz an.

Die ersten beiden Knechte machten sich sofort an die Arbeit und verdoppelten das Geld ihres Herrn. Bei seiner Rückkehr richtete der Hausherr die gleichen Worte der Anerkennung und der Belohnung an beide Männer: »Recht so, du guter und treuer Knecht, du bist über Weniges treu gewesen, ich will dich über Vieles setzen; geh ein zum Freudenfest deines Herrn« (Matthäus 25,21).

1 Gerechnet unter Grundlegung von 12,00 $ pro Unze für Silber und 600,00 $ pro Unze für Gold.

Der andere Knecht jedoch, der das eine Talent erhalten hatte, nahm das Geld seines Herrn, grub ein Loch in den Boden und begrub dort die ganzen 56 Pfund. Das war keine leichte Aufgabe, musste er doch zunächst die schwere Last der Münzen zu einem geheimen Ort zum Vergraben schleppen und dann noch ein Loch graben, das breit und tief genug war, um sie darin ›unterzubringen‹.

Die Ergebnisse der ›Haushalterschaft‹ dieses Knechtes waren katastrophal:

> *Aber auch der, welcher das eine Talent empfangen hatte, trat herzu und sagte: ›Herr, ich kannte dich, dass du ein harter Mensch bist, dass du erntest, wo du nicht gesät hast, und sammelst, wo du nicht ausgestreut hast; und ich fürchtete mich, ging hin und verbarg dein Talent in der Erde. Siehe, da hast du das Deine!‹ Sein Herr aber antwortete und sprach zu ihm: ›Du böser und fauler Knecht, wusstest du, dass ich ernte, wo ich nicht gesät habe, und sammle, wo ich nicht ausgestreut habe? Dann hättest du mein Geld den Geldverleihern bringen sollen, und ich hätte bei meiner Rückkehr das meinige mit Zinsen zurückerhalten. Darum nehmet ihm das Talent weg und gebt es dem, der die zehn Talente hat! Denn jedem, der hat, wird gegeben werden, und er wird Überfluss haben; dem aber, der nicht hat, wird auch das genommen werden, was er hat. Und den unnützen Knecht stoßet hinaus in die Finsternis, die draußen ist! Dort wird Heulen und Zähneknirschen sein.‹* MATTHÄUS 25,24–30

Letztlich führte die einseitige, verdrehte Sicht des Charakters seines Herrn dazu, dass der dritte Knecht an einen Ort in der Dunkelheit hinausgeworfen wurde, ›wo Heulen und Zähneknirschen ist‹. Wegen seiner Haltung der Angst und Empörung ist es fraglich, ob er seinen Herrn überhaupt kannte.

Während der ersten 36 Jahre meines Lebens unterschied sich meine Vorstellung von Gott kaum von der des dritten Knechtes. Ich wusste, dass der Herr heilig war und Sünde hasste, aber es gelang mir nicht, Ihn als Gott der Liebe und Gnade zu sehen. Ich sah Ihn als den ›harten Mann‹, der sorgfältig auf jeden meiner Fehler achtete. Wenn ich in sexuelle Sünde fiel, zog ich vor Angst den Kopf ein und wartete darauf, dass der Hammer des Gerichts herab fiel. Hatte Gott nicht letztlich auch Sodom und Gomorrha wegen ihrer sexuellen Verderbtheit und Bosheit platt gemacht?

Sodom wurde gerichtet, aber der Zorn Gottes ist nur ein Aspekt der vielen Wesensmerkmale Gottes. Wenn wir den Herrn nicht sehen, wie Er in Wahrheit ist, sind wir nicht besser als der dritte Knecht. Wir werden Mühe haben, Gottes Vergebung und Gnade anzunehmen, und unsere Herzen werden sich im Verdruss Ihm gegenüber verhärten. Wir laufen Gefahr, ein ›böser und fauler Knecht‹ zu werden, der lieber 56 Pfund Gold im Dreck vergräbt, als damit einen Gewinn zu erwirtschaften.

Ist der Herr ein Gott der Gnade, oder ist Er ein ›harter Mann‹? Es gibt eine ganze Anzahl von Geschichten in der Bibel, die die Charakterzüge Gottes genauso klar offenbaren wie die Menschlichkeit der Hauptbeteiligten.

ADAM UND EVA

Als Gott Adam und Eva erschuf, hätte Er sagen können: »Mal sehen, wie lange das gut geht«, und sie an einem Ort wie Death Valley in Kalifornien aussetzen können, wo die Temperaturen im Sommer 50° Celsius erreichen können, oder in Sibirien, wo es im Winter auf über 55° Celsius unter Null kommen kann. Stattdessen gab Er ihnen ein tropisches Paradies als Zuhause. Wir lesen in 1. Mose 2,8–10:

> *Dann pflanzte Gott der Herr einen Garten in Eden gegen Osten und setzte den Menschen darein, den er gebildet hatte. Und Gott der Herr ließ allerlei Bäume aus der Erde wachsen, lieblich anzusehen und gut zu essen, und den Baum des Lebens mitten im Garten, und den Baum der Erkenntnis des Guten und Bösen. Es entspringt aber ein Strom in Eden, den Garten zu bewässern; von da an teilt er sich in vier Arme.*

Ich habe wunderschöne, von Menschen angelegte Gärten gesehen, die mich total begeistert haben – ein von Gott geschaffener Garten muss atemberaubend gewesen sein. Adam und Eva hatten ›allerlei Bäume … lieblich anzusehen und gut zu essen‹. Da mussten eigenartige Blumen mit üppigem, grünen Blattwerk existieren, majestätische Bäume voll von bunten Vögeln, köstliche, exotische Fruchtbäume und herzhaftes Gemüse. Der Klang des rauschenden Wassers von dem Fluss, der in Eden entsprang, musste im größten Teil des Gartens zu hören gewesen sein, begleitet von den Liedern der Vögel und anderer Tiere. Das muss ein fröhliches Leben gewesen sein, als würde man in Maui oder Tahiti leben – ohne die hohen Kosten.

Adam und Eva konnten dazu den unglaublichen Segen der beständigen Gegenwart Gottes genießen. In 1. Mose 3,8 lesen wir, dass sie ›hörten, wie Gott der Herr in der Abendkühle im Garten wandelte‹. (Schade, das war, nachdem sie es vermasselt hatten.) Offenbar unternahmen sie am späten Nachmittag Spaziergänge mit dem Herrn. Er genoss es, Zeit mit Seiner Schöpfung zu verbringen.

Von Anfang an überschüttete Gott Adam und Eva mit Segnungen. Vor dem Fall gab es keine Krankheit, Sorge, Angst, keinen Schmerz oder Tod. Für alle ihre Bedürfnisse wurde in überfließender Pracht gesorgt. Gottes Handeln offenbarte Sein Verlangen, Seine Schöpfung mit dem Besten zu segnen, das Er zu bieten hatte – das schließt die Freude an Seiner Gegenwart ein.

Dann sündigten Adam und Eva, indem sie Früchte von dem einen Baum im Garten aßen, vom dem Gott gesagt hatte, sie sollten nicht davon essen. Nachdem Er sie mit dem Besten überschüttet hatte und sie dann sündigen sah, hätte Gott sagen können: »Also, Adam und Eva, Version 1 hat nicht funktioniert, löschen wir die beiden und probieren es mit Version 2.«

Aber das tat Er nicht. Obwohl Adam und Eva die Konsequenzen ihres Handelns ernteten, fuhr Gott damit fort, ihnen Seine ›göttliche Liebe und Seinen Schutz frei zu gewähren‹. Seine erste Handlung bestand darin, sie zu bekleiden, wozu Er ein Tier tötete. Gottes Gnade, Seine ›Gunst, die von einem gewährt wird, der sie nicht geben muss‹, hörte nicht auf, nachdem sie gesündigt hatten.

KAIN

Adam und Eva nannten ihren erstgeborenen Sohn Kain; später bekamen sie Abel, ihren zweiten Sohn. Höchstwahrscheinlich hatten sie noch weitere Söhne und Töchter, aber die Bibel konzentriert sich nur auf die Geschichte dieser zwei Jungen.

> *Es begab sich aber nach geraumer Zeit, dass Kain von den Früchten des Ackers dem Herrn ein Opfer brachte. Und auch Abel brachte von den Erstlingen seiner Schafe dar und von ihrem*

Fette. Und der Herr sah wohlgefällig auf Abel und sein Opfer, auf Kain aber und sein Opfer sah er nicht. Da ergrimmte Kain gar sehr und blickte finster. Und der Herr sprach zu Kain: ›Warum ergrimmst du und blickst so finster? Ist es nicht also? Wenn du recht handelst, darfst du frei aufschauen; handelst du aber nicht recht, so lauert die Sünde vor der Tür, und nach dir steht ihre Begierde; du aber sollst Herr werden über sie!‹ 1. MOSE 4,3–7

Kain hatte Probleme mit Stolz und Zorn. Er wollte die Dinge auf seine Art tun und nicht auf Gottes Instruktionen und Weisungen hören – selbst wenn er sich dadurch in Schwierigkeiten brachte. Die mit seinem Stolz verbundene Blindheit brachte Kains Leben unglücklicherweise auf den Kurs, der zu einem tragischen Ende führte, denn später ermordete er seinen Bruder. Erster Schlag.

Man sollte annehmen, dass Kain Angst davor hatte, was Gott als nächstes tun würde, denn er kannte ja die Konsequenzen der ursprünglichen Sünde seiner Eltern. Aber als der Herr zu ihm kam, nachdem Kain den Abel getötet hatte und fragte: »Wo ist dein Bruder Abel?«, antwortete Kain. »Ich weiß nicht. Bin ich meines Bruders Hüter?« (1. Mose 4,9). Kain sagt damit: »Sieh du doch zu, wen interessiert es?« Schlag zwei und drei in einem Atemzug.

Wenn ich Gott wäre, wäre Kain draußen. Diesen Dreckskerl würde ich nicht damit durchkommen lassen, nachdem er mich so angeblafft hat, schon gar nicht, nachdem ich ihn gewarnt hatte. Zeit für Feuer und Schwefel; Kain wird dunkler und knuspriger aussehen als ein Marshmallow, der von einem Flammenwerfer geröstet wurde. Und wenn ich Gott wäre, würde ich bestimmt nicht in meinem Buch aufschreiben, was Kain gesagt hat, damit jeder das lesen kann. Das würde meinem Ruf schaden.

Aber Gottes Reaktion sah nicht so aus wie das, was ich getan hätte.

Er aber sprach: ›Was hast du getan! Horch, das Blut deines Bruders schreit zu mir empor vom Ackerland. Und nun – verflucht bist du, verbannt vom Ackerland, das seinen Mund aufgetan hat, aus deiner Hand das Blut deines Bruders zu empfangen. Wenn du den Acker bebauen wirst, soll er dir hinfort seinen Ertrag nicht mehr geben: unstet und flüchtig sollst du sein auf Erden.‹ Da sprach Kain zu dem Herrn: ›Meine Strafe ist größer, als dass ich sie tragen könnte. Siehe, du vertreibst mich heute vom Ackerland, und ich muss mich vor deinem Angesicht verbergen; unstet und flüchtig muss ich sein auf Erden. So wird mich denn totschlagen, wer mich antrifft.‹ Der Herr aber sprach zu ihm: ›Nicht also! Wer immer Kain totschlägt, an dem wird es siebenfältig gerächt.‹ Und der Herr versah Kain mit einem Zeichen, dass keiner ihn erschlüge, der ihn anträfe. Also ging Kain hinweg vom Angesichte des Herrn und wohnte im Lande Nod, östlich von Eden. Und Kain wohnte seinem Weibe bei; da ward sie schwanger und gebar den Henoch. Und er ward Erbauer einer Stadt; die nannte er nach seines Sohnes Namen Henoch. 1. MOSE 4,10–17

Kain hatte schwer wiegende Konsequenzen für seine Sünde zu erleiden. Anscheinend sah er seine Eltern nie wieder, und er verlor seine Fähigkeit, Nahrung anzubauen. Dennoch versorgte der Herr den Kain mit Schutz vor jedem, der versuchen könnte, ihn zu töten und segnete seine Zukunft. Kain hatte eine Frau und Kinder und baute eine Stadt. Kain verdiente den Tod, aber stattdessen erhielt er ›Schutz und Heiligung durch die Gunst Gottes‹.

SODOM UND GOMORRHA

Ich kann es jetzt schon hören. Du wirst sagen: »Moment mal, Gott hat Sodom und Gomorrha zerstört. Wie passt das mit Gottes Gnade zusammen?«

In 1. Mose 18 lesen wir die Geschichte, wo Gott Abraham Seine Absichten mit Sodom und Gomorrha offenbarte. Abrahams Neffe Lot lebte in Sodom, und Abraham war verzweifelt darauf bedacht, dass Lots Leben bewahrt würde.

Und Abraham trat herzu und sprach: ›Willst du mit dem Gottlosen auch den Gerechten wegraffen? Vielleicht sind fünfzig Gerechte in der Stadt; willst du die auch wegraffen und nicht lieber dem Ort vergeben wegen der fünfzig Gerechten darin? Ferne sei es von dir, solches zu tun, den Gerechten mit dem Gottlosen zu töten, dass es dem Gerechten erginge wie dem Gottlosen! Das sei ferne von dir! Der aller Welt Richter ist, sollte der nicht Recht üben?‹ Der Herr sprach: ›Finde ich zu Sodom fünfzig Gerechte in der Stadt, so will ich um ihretwillen dem ganzen Ort vergeben.‹

Abraham aber hob von neuem an und sprach: ›Ach, ich habe mich unterfangen, mit meinem Herrn zu reden, wiewohl ich Staub und Asche bin. Vielleicht sind es fünf weniger als fünfzig Gerechte; willst du dann die ganze Stadt verderben um der Fünfen willen?‹ Er sprach: ›Finde ich fünfundvierzig darin, so will ich sie nicht verderben.‹ Und abermals redete er mit ihm und sprach: ›Vielleicht sind nur vierzig darin zu finden.‹ Er sprach: ›Ich will es nicht tun, um der vierzig willen.‹ Er sprach: ›Mein Herr zürne nicht, wenn ich nochmals rede. Vielleicht sind nur dreißig darin zu finden.‹ Er sprach: ›Finde ich dreißig darin, so will ich es nicht tun.‹ Er sprach: ›Ach, ich habe mich unterfangen, mit meinem Herrn zu reden; vielleicht sind nur zwanzig darin zu finden.‹ Er sprach: ›Ich will sie nicht verderben, um der zwanzig willen.‹ Er sprach: ›Mein Herr zürne nicht, wenn ich noch diesmal rede. Vielleicht sind nur zehn darin zu finden.‹ Er sprach: ›Ich will sie nicht verderben, um der Zehn willen.‹

1. MOSE 18,23–32

Gott war nicht erpicht über die Aussicht, Sodom zu zerstören. Er war bereit, die Stadt um zehn Gerechter willen zu schonen. Schließlich konnten nicht einmal zehn Personen gefunden werden, und Lot entkam mit seinen zwei Töchtern.

In Ezechiel 33,11 offenbart Gott Sein Herz in Bezug auf Gericht:

Sprich zu ihnen: ›So wahr ich lebe, spricht Gott der Herr, ich habe nicht Wohlgefallen am Tode des Gottlosen, sondern daran, dass sich der Gottlose von seinem Wandel bekehre und am Leben bleibe. Bekehrt euch, bekehrt euch von eurem bösen Wandel!‹

Die Leute von Sodom waren so grundlegend durchsetzt von Perversion und Bosheit, dass keine Hoffnung bestand, dass Gottes Liebe ihre Herzen durchdringen könnte. Die Stadt zu verschonen hätte das Risiko bedeutet, dass andere auf denselben Weg der Sünde und Zerstörung herabgezogen würden. Sodom verdarb alle, die die Stadt betraten, einschließlich Lots Familie, was an Lots Töchtern sichtbar wurde, nachdem sie aus der Stadt geflohen waren.

Lot aber zog von Zoar hinaus und ließ sich mit seinen beiden Töchtern im Gebirge nieder; denn er fürchtete sich, in Zoar zu bleiben. Und er wohnte mit seinen Töchtern in einer Höhle. Da sprach die ältere zur jüngeren: ›Unser Vater ist alt, und es ist kein Mann mehr im Lande, der zu uns kommen könnte nach aller Welt Brauch. Komm, wir wollen unserem Vater Wein zu trinken geben und uns zu ihm legen, dass wir durch unseren Vater unsern Stamm erhalten.‹ Also gaben sie in jener Nacht ihrem Vater Wein zu trinken. Dann ging die ältere hinein und legte sich zu ihrem Vater, und er merkte nichts davon, weder wie sie sich hinlegte, noch wie sie aufstand. Am Morgen sprach die ältere zur jüngeren: ›Sieh, ich habe gestern bei meinem Vater gelegen. Nun wollen wir ihm auch heute Nacht Wein zu trinken geben; dann geh du hinein und lege dich zu ihm, dass wir durch unseren Vater unsern Stamm erhalten.‹ Also gaben sie ihrem Vater auch in jener Nacht Wein zu trinken Dann stand die jüngere auf und legte sich zu ihm, und er merkte nichts davon, weder wie sie sich hinlegte, noch wie sie aufstand. So wurden die beiden Töchter Lots schwanger von ihrem Vater. 1. MOSE 19,30–36

Hätten Lot und seine Familie in einer anderen Stadt gelebt, in der es eine starke Gemeinschaft von Gläubigen gegeben hätte, wäre es viel wahrscheinlicher gewesen, dass sie dem Herrn für die Weiterführung der väterlichen Familienlinie vertraut hätten, anstatt Inzest zu begehen. Wenn ich nun aber anschaue, was mit Sodom geschah, kann ich Gottes Gnade in mehrfacher Hinsicht erkennen:

1. Er erlaubte Abraham, Ihn zu bitten, die Stadt zu verschonen.

2. Er zeigte Seine Gnade durch die Bereitschaft, die Stadt wegen nur zehn Personen zu verschonen.

3. Er erwies Lots gesamter Familie Gnade und verschonte sie. Tragischerweise nahmen nur vier das Angebot an, die Stadt zu verlassen. Als Lot, seine Frau und seine beiden Töchter Sodom verließen, sagte einer der Engel: »Rette dich! Es gilt dein Leben. Sieh nicht hinter dich und bleibe nirgends stehen im ganzen Umkreis! Ins Gebirge rette dich, dass du nicht weggerafft werdest.« (1. Mose 19,17). Lots Frau war ungehorsam und schaute zurück auf die Stadt der Sünde, und sie wurde in eine Salzsäule verwandelt.

4. Die Zerstörung Sodoms rettete andere davor, verdorben zu werden.

5. Als Lots Töchter durch den Sex mit ihrem Vater sündigten, zeigte Gott ihren Söhnen gegenüber Gnade, indem Er sie zu Stammvätern zweier neuer Nationen machte (Moab und Ammon), obwohl beide später zu Feinden Israels wurden. Dennoch wurde später Ruth, eine Moabiterin, durch den Herrn so geehrt, dass ihrer Geschichte ein ganzes Buch in der Bibel gewidmet wurde. Sie wurde auch Teil des Stammbaums Jesu (Matthäus 1,5).

Obwohl wir darüber nichts in der Schrift lesen, wäre ich nicht überrascht, wenn der Herr bei der Zerstörung Sodoms geweint hätte.

RAHAB

In Josua 2,1 erfahren wir, dass Rahab eine Prostituierte in Jericho war. Jericho war eine andere Stadt, die zum Gericht bestimmt war.

> *Und Josua, der Sohn Nuns, sandte von Sittum heimlich zwei Männer als Kundschafter und sprach: Gehet hin, beseht euch das Land und Jericho. Da gingen sie hin und kamen in das Haus einer Dirne namens Rahab und legten sich daselbst schlafen.*

Nach dem Gesetz, das Gott dem Volk Israel in 3. Mose 20 gegeben hatte, verdiente Rahab wegen ihrer sexuellen Sünde den Tod. Was konnte eine Prostituierte tun, um in den Genuss von Gottes Gnade zu kommen?

> *Es ward aber dem König von Jericho gesagt: ›Siehe, heute Nacht sind Männer von den Israeliten hier hereingekommen, das Land auszukundschaften.‹ Da sandte der König von Jericho zu Rahab und ließ ihr sagen: ›Gib die Männer heraus, die zu dir ins Haus gekommen sind; denn sie sind gekommen, das ganze Land auszukundschaften.‹ Das Weib aber nahm die zwei Männer und versteckte sie; dann sprach sie: ›Gewiss, die Männer sind zu mir gekommen, aber ich wusste nicht, woher sie waren, und als man eben das Tor schließen wollte, da es finster wurde, gingen die Männer hinaus; ich weiß nicht, wohin sie gegangen sind. Jaget ihnen eilends nach, so werdet ihr sie einholen.‹ Sie hatte sie aber auf das Dach geführt und unter die Flachsstängel versteckt,*

die sie auf dem Dache hingestellt hatte. Die Leute jedoch jagten ihnen nach auf dem Wege zum Jordan bis an die Furten, und man schloss das Tor, als die Verfolger draußen waren. Jene aber hatten sich noch nicht schlafen gelegt, da stieg sie zu ihnen auf das Dach hinauf und sprach zu ihnen: ›Ich weiß, dass euch der Herr das Land gegeben hat; denn ein Schrecken vor euch hat uns befallen, und alle Bewohner des Landes sind vor euch verzagt. Denn wir haben gehört, wie der Herr das Wasser im Schilfmeer vor euch ausgetrocknet hat, als ihr aus Ägypten zogt, und was ihr den zwei Königen der Amoriter, Sihon und Og, jenseits des Jordan getan, an denen ihr den Bann vollstreckt habt. Und als wir das hörten, verzagte unser Herz, und allen sank der Mut vor euch; denn der Herr, euer Gott, ist Gott oben im Himmel und unten auf der Erde.‹ JOSUA 2,2–11

Auf den ersten Blick könnte es so aussehen, als ob Rahab sich wegen des Versteckens der Kundschafter die Gnade Gottes verdient hätte, aber es steckt mehr dahinter. Rahab hatte von den mächtigen Taten Gottes für Israel gehört und glaubte, dass »Er der Herr, euer Gott ist, oben im Himmel und unten auf der Erde«. Mehr als tausend Jahre später macht der Schreiber des Hebräerbriefes klar, dass ihr Glaube sie rettete:

Wegen Glaubens kam Rahab, die Dirne, nicht mit den Ungehorsamen um, weil sie die Kundschafter mit Frieden aufgenommen hatte. HEBRÄER 11,31

Rahab überlebte ›durch Glauben‹, nicht weil sie die Kundschafter versteckte. Ihr Freundschaftsakt war Ausfluss ihres Glaubens an den lebendigen Gott der Gnade, nicht umgekehrt. Rahab war die Einzige aus der ganzen Bevölkerung Jerichos, die zu einer rettenden Erkenntnis Gottes kam, obwohl sie alle die gleichen Nachrichten über Gottes Taten gehört hatten. Im Unterschied zu Rahab hatten sie ihre Herzen verhärtet.

Ohne Glauben aber ist es unmöglich, ihm wohl zu gefallen, denn wer sich Gott nahen will, muss glauben, dass er ist und denen, die ihn mit Ernst suchen, ein Belohner wird. HEBRÄER 11,6

Männer oder Frauen mit hartem Herzen werden den Herrn nicht als einen Gott der Gnade sehen, der ›denen, die ihn suchen, ein Belohner wird‹. Sie würden wie Kain mit Zorn reagieren und mit Angst, wie die Leute von Jericho. Ein Mann mit hartem Herzen ist nicht bereit, Buße zu tun, und mangelnde Bereitschaft zur Buße ist dreiste Rebellion und Ungehorsam gegen Gott. In Hebräer 11,31 steht, dass die Ungehorsamen vergehen werden.

Rahab war übrigens noch immer Prostituierte, als die Kundschafter zu ihr kamen, sie hatte ihr Leben noch nicht gereinigt. Lesen wir noch einmal Josua 2,1:

> *Da gingen sie hin und kamen in das Haus einer Dirne namens Rahab und legten sich daselbst schlafen.*

Im Text heißt es nicht: »Sie gingen in das Haus einer *ehemaligen* Dirne namens Rahab …«, das heißt, sie übte ihr Gewerbe immer noch aus. Gott ehrte Rahabs neugeborenen, senfkorngroßen Glauben mit ›Seiner göttlichen Liebe und Seinem Schutz‹, denn Er ist ein ›Belohner derer, die Ihn suchen‹. Nachdem sie das Geschenk der Gnade empfangen hatte, wandte Rahab sich von ihrer sexuellen Sünde ab.

Wir wissen, dass Rahab ihr Leben als Prostituierte aufgab, denn später heiratete sie einen Juden namens Salomon. Er hätte sie nicht geheiratet, wenn sie immer noch Prostituierte gewesen wäre. Salomon war übrigens der Urgroßvater Davids, der zum irdischen Stammbaum Jesu gehörte (Matthäus 1,1–6).

Im gesamten Stammbaum von Matthäus 1 werden fünf Frauen genannt: Tamar, die sich ihrem Stiefvater als Prostituierte anbot, Rahab, eine ehemalige Prostituierte, Ruth von Moab, einer Nation, die auf Inzest gegründet war, Bathseba, die verheiratete Frau, die mit David Ehebruch beging, und Maria – die beschuldigt wurde, eine unverheiratete Mutter zu sein (Johannes 8,41). Vielleicht hat Gott absichtlich so viele sexuell Verdorbene in den menschlichen Stammbaum Jesu gesetzt, weil Er uns zeigen wollte, dass wir wie sie ebenfalls Seine ›göttliche Liebe und Seinen Schutz …, die Menschen frei gewährt werden‹, empfangen können.

MANASSE

Manasse wurde von Hiskia erzogen. Dieser war der König der Juden, ein gerechter Mann, der Gott liebte. Trotz seiner Erziehung übte Manasse satanische Anbetung aus und gab sich der Ausschweifung hin, wie wir in 2. Chronik 33,1–7 lesen:

> *Zwölf Jahre alt war Manasse, als er König wurde, und 55 Jahre regierte er zu Jerusalem. Er tat, was dem Herrn missfiel, nach den gräulichen Sitten der Völker, die der Herr vor Israel vertrieben hatte: er baute die Höhenheiligtümer wieder auf, die sein Vater Hiskia niedergerissen hatte; er errichtete den Baalen Altäre, machte Ascheren und betete das ganze Heer des Himmels an und diente ihnen. Er baute solche Altäre im Tempel des Herrn, von dem doch der Herr gesagt hatte: »Zu Jerusalem soll mein Name wohnen ewiglich.« Auch baute er dem ganzen Heer des Himmels Altäre in beiden Vorhöfen beim Tempel des Herrn. Er ließ sogar seine Söhne durchs Feuer gehen im Tale Ben-Hinnom, trieb Zeichendeuterei und Schlangenbeschwörung und Zauberei und hielt Totenbeschwörer und Wahrsager; vieles tat er, was dem Herrn missfiel, sodass er ihn erzürnte. Er stellte die Bildsäule, die er gemacht hatte, in den Tempel …*

Manasse war eine männliche Hexe, verbrannte seine eigenen Kinder, tötete viele unschuldige Menschen und stellte überall im Land Israel Götzenbilder auf – eines davon im Tempel Gottes. Manasse nahm an satanischen, sexuellen Ritualen mit Tempelprostituierten teil. Dieser Kerl schleuderte seine Sünde voller Verachtung Gott ins Gesicht – mit vorhersehbaren Folgen. Manasse ›reizte den Herrn zum Zorn‹, mehr als die heidnischen Nationen, die Gott nicht kannten (2. Könige 21,11).

Ich weiß nicht, wie es mit dir ist, aber mir ist bei der Vorstellung, dass der Schöpfer des Universums zornig auf mich werden könnte, nicht sehr wohl. Wenn jemand Feuer und Schwefel verdient hatte, dann Manasse.

2. Chronik 33,11–16 zeigt, was Gott tat und wie Manasse reagierte:

> *Da ließ der Herr die Heerführer des Königs von Assyrien gegen sie heranziehen; die fingen Manasse mit Haken und banden ihn*

mit ehernen Fesseln und führten ihn nach Babel. Als er nun in der Not war, flehte er den Herrn, seinen Gott, an und demütigte sich tief vor dem Gott seiner Väter. Und da er zu ihm betete, ließ er sich von ihm erbitten und erhörte sein Flehen und brachte ihn nach Jerusalem in sein Königreich zurück. So erkannte Manasse, dass der Herr der wahre Gott sei. Hernach baute er eine äußere Mauer an der Davidsstadt, westwärts vom Gihon im Kidrontale bis zum Eingang durch das Fischtor; er zog sie um den Ophel und machte sie sehr hoch. Auch legte er Heeresoberste in alle befestigten Städte Judas. Dann schaffte er die fremden Götter und die Bildsäule aus dem Tempel fort, ebenso alle Altäre, die er auf dem Tempelberg und in Jerusalem hatte errichten lassen, und warf sie vor die Stadt hinaus. Den Altar des Herrn aber stellte er wieder her und brachte auf demselben Heils- und Dankopfer dar und gebot den Judäern, dass sie dem Herrn, dem Gott Israels, dienen sollten.

Warum, um alles in der Welt, gab Gott so jemandem wie Manasse eine zweite Chance? Er hatte es wahrlich nicht verdient, aber dann kam Gnade – ›eine Gunst, die von einem gewährt wird, der sie nicht geben muss‹ – und die hat nichts mit einer Liebe zu tun, die man verdienen muss. Manasse zog schwere Konsequenzen für seine Sünde auf sich, aber als er ›den Herrn, seinen Gott, anflehte und sich tief demütigte vor dem Gott seiner Väter‹, brachte Gott den Manasse nachhause und verwendete ihn machtvoll. Durch Gnade wiederbelebt, baute dieser Zauberer/Babymörder/Mörder/Hedonist die Nation wieder auf und führte sie in eine geistliche Erweckung.

Auch Manasse wird wie Rahab im irdischen Stammbaum Jesu genannt (Matthäus 1,10). Er ist ein weiterer Sünder, erlöst durch ›eine von Gott gewährleistete Herrlichkeit und Macht‹.

PETRUS

Petrus hatte es geschafft. Jesus hatte ihm ›die Schlüssel des Himmelreichs‹ versprochen (Matthäus 16,19), und dass er die zwölf Stämme Israels richten würde (Matthäus 12,28). Das Problem war, dass Petrus das zu Kopf stieg, und bei Stolz (wie wir aus Sprüche 16,18 wissen), ist der große Fall vorprogrammiert. Als Petrus auf dem Boden aufschlug, schaute alle Welt zu.

Während Jesus öffentlich vor dem jüdischen Sanhedrin verhört wurde, wurde Petrus von drei verschiedenen Personen gefragt, ob er Jesus kenne. In jeder Situation leugnete er, den Herrn zu kennen – beim letzten Mal mit einem Fluch. In Matthäus 10,33 hatte Jesus gesagt: »*Aber wer mich vor den Menschen verleugnet, den werde ich vor meinem himmlischen Vater verleugnen.*« Diese Worte müssen Petrus durchbohrt haben. Er war gedemütigt durch das öffentliche Verleugnen Jesu und beschämt, weil er beim letzten Abendmahl kühn versprochen hatte, lieber mit Jesus zu sterben, als ihn zu verleugnen. Am meisten muss es Petrus mitgenommen haben, als er Jesus in die Augen sah, nachdem er Ihn zum dritten Mal verleugnet hatte und diese Fluchworte über seine Lippen kamen:

> *Und ungefähr nach Verlauf einer Stunde versicherte ein anderer: In Wahrheit, auch dieser war mit ihm; denn er ist ein Galiläer. Petrus aber sagte: Mensch ich weiß nicht, was du meinst. Und sofort, während er noch redete, krähte der Hahn. Und der Herr wandte sich um und blickte Petrus an. Da erinnerte sich Petrus an das Wort des Herrn, wie er zu ihm gesagt hatte: Ehe heute der Hahn kräht, wirst du mich dreimal verleugnen. Und er ging hinaus und weinte bitterlich.* LUKAS 22,59–62

Verurteilt durch seine eigenen Worte und mit Scham erfüllt, musste Petrus voller Schrecken darüber sein, was Jesus nun tun würde.

Die Reaktion war erstaunlich. Es gab keine Belehrung, keinen erhobenen Zeigefinger, kein »ich hab's dir ja gesagt, warum hast du nicht hingehört, als ich dich gewarnt habe?« Stattdessen holte Jesus den Petrus da ab, wie er war – schmutzig, zerbrochen und in Scham versunken – und stellte ihm dreimal nur eine Frage: »*Liebst du mich?*« (Johannes 21). Ich bin erstaunt darüber, wie freundlich Jesus Petrus mit so zärtlicher Liebe wieder aufbaute, sogar, als Er in Petrus Herz tief in Stolz und das Verlangen, Menschen zu gefallen, hinein stach. Jesus sagte: »Liebst du mich mehr als deinen Wunsch nach persönlicher Ehre? Willst du Mich an die erste Stelle deines Lebens setzen, egal, was es kostet oder was andere sagen?« Petrus war herausgefordert, Jesus zu seiner ersten Liebe zu machen, und er tat es. Als Ergebnis wurde Petrus von Gott in mächtiger Weise gebraucht, wie es in der Apostelgeschichte aufgeschrieben ist.

Als Petrus später unter dem Einfluss des Heiligen Geistes den ersten und zweiten Petrusbrief schrieb, formulierte er:

> *Alle aber gürtet euch mit Demut gegeneinander; denn »Gott widersteht den Hochmütigen, den Demütigen aber gibt er Gnade«. Demütiget euch nun unter die gewaltige Hand Gottes, damit er euch zur rechten Zeit erhöhe! Alle eure Sorgen werfet auf ihn; denn er sorgt für euch!* 1. PETRUS 5,5–7

Nachdem wir nun die Beweise für den Umgang des Herrn mit gefallenen Männern und Frauen gesammelt haben, wollen wir das Ergebnis zusammenfassen, damit wir Ihn sehen können, wie Er ist.

GOTT GIBT UNS SEIN BESTES.

Dass der Herr den Wunsch hat, uns Sein Bestes zu geben, sehen wir daran, dass Er Adam und Eva ins Paradies setzte, und wir sehen es heute an den majestätischen Bergen, glühenden Sonnenuntergängen, grünen Wäldern, tosenden Meeren und stillen Wüsten. Aus vielfältigen Quellen (Pflanzen, Bäume, Wild) versorgt Er uns mit all der Nahrung, die unser Leib für ein langes, gesundes Leben braucht. Er gab uns einen kraftvollen Verstand, der lernen, entdecken und die Dinge konstruieren kann, die das Leben leichter machen. Er erschuf auch die Grundstoffe, aus denen sie hergestellt werden. Er erschuf die Frau, ›denn es ist nicht gut, dass der Mensch allein sei‹, Sex zum Vergnügen in der Ehe, und die Freude an Kindern. Musik und solche, die mit der Begabung gesegnet sind, Musikstücke zu komponieren, weitere Geschenke aus Seiner Schatztruhe. Sein Wort ist Sein Großartigstes. Er verwendete 1400 Jahre, um es zusammenzustellen, damit die, die heute leben, Ihn kennen können. Die Liste Seiner besonderen Geschenke für uns ist endlos.

Nachdem wir gesündigt und gegen Ihn rebelliert hatten, gab Gott uns das Allerbeste – das Opfer Seines Sohnes, wodurch wir Leben in Fülle haben und uns eines Tages daran erfreuen können, mit Ihm im Himmel zu sein.

SEINE GNADE ÜBERSTEIGT UNSERE ERBÄRMLICHSTEN SÜNDEN.

Es erstaunt mich, welche Gunst Manasse erfahren hat. Der Herr begnadigte einen Mann, der gehässig auf jede nur erdenklich Weise gegen Ihn rebellierte: durch Anbetung Satans, durch die Ermordung von Kindern und Erwachsenen, Schwelgerei in sexueller Sünde, Aufstellen von Götzenbildern im Tempel – und er verleitete Gottes auserwähltes Volk dazu, das Gleiche zu tun. Solch eine Gnade gegenüber einem so bösen und verdorbenen Mann ist unglaublich und für mich kaum zu verstehen – und das ist der springende Punkt. Gottes Gnade ist größer, weiter und tiefer, als wir verstehen können – sie ist wunderbarer, als wir erhoffen können.

SEINE LIEBE KANN MAN NICHT ERARBEITEN ODER VERDIENEN.

Du wirst nichts finden, was Adam und Eva, Kain, Lot, Rahab, Manasse, Petrus oder andere Personen in der Bibel getan haben, wodurch sie die Gnade Gottes erarbeiteten oder verdienten. Niemand versuchte, sie zu erarbeiten oder zu kaufen, und niemand verdiente sie – und das gilt auch für uns.

UNSERE SÜNDE FÜHRT NICHT DAZU, DASS GOTT AUFHÖRT, UNS ZU LIEBEN.

Der Herr war freundlich zu Kain, selbst als dieser Ihm bezüglich der Ermordung Abels frech ins Gesicht log (mach dir das mal bewusst). Die Männer von Sodom begingen sexuelle Sünde, als Abraham für die Stadt um Verschonung bat. Und Jesus schaute Petrus an, gleich nachdem dieser den Herrn mit einem Fluch verleugnet hatte. Wie viele von uns haben solche Liebe?

GOTTES GNADE HEBT SEINE HEILIGKEIT NICHT AUF UND BESEITIGT NICHT DIE KONSEQUENZEN VON SÜNDE.

Nachdem sie gefallen und aus dem Garten Eden verbannt worden waren, infizierten Adam und Eva die ganze menschliche Rasse mit Sünde. Der Schaden als Folge ihres Ungehorsams gegen Gott war schwer, intensiv und unumkehrbar. Kain ›ging aus der Gegenwart des Herrn weg‹, sah vielleicht seine Eltern niemals wieder und war nicht länger in der Lage, etwas vom Ackerboden zu ernten. Rahab und Manasse hatten mit physischem, emotionalem und mentalem Schrecken zu tun (ganz abgesehen von der öffentlichen Brandmarkung) als Folge ihres Lebens in Sünde. Nach der Verleugnung Jesu war der Ruf des Petrus ruiniert. Obwohl der Herr ihn danach weiter gebrauchte, erinnert man sich am meisten an sein Versagen.

Wir ernten, was wir säen (Galater 6,7). Wenn wir unsere Hand in die Flammen der Sünde halten, wird sie verbrannt werden.

DER HERR BEGEGNET UNS GEDULDIG DA, WO WIR SIND, SELBST WENN DER ORT EIN DRECKLOCH IST.

Der Herr begegnete Adam und Eva, als sie sich schamvoll versteckten und dann den Versuch machten, die Verantwortung für ihre Sünde abzuschieben. Ich wäre nicht so geduldig gewesen, als sie das Beschuldigungsspielchen spielten, was meine Kinder bezeugen können. Rahab war noch immer Prostituierte, als die beiden Kundschafter vor ihrer Tür auftauchten. Wenn ich Gott gewesen wäre, hätte ich möglicherweise abgewartet, bis sie die rote Laterne vor ihrem Haus ausmachte, bevor ich ihr den ›göttlichen Schutz‹ frei gewährt hätte. Jesus baute Petrus wieder auf, als er noch in Scham, Angst und Zweifeln verkümmerte – ohne auf eine Entschuldigung oder ein Sündenbekenntnis zu warten.

Wenn die Bedingung für Gottes Gnade darin bestehen würde, dass wir erst unser Leben in Ordnung bringen, wären wir alle in ernsthaften Schwierigkeiten.

GOTT MACHT DIE FEHLERHAFTEN SANFT WIEDER HEIL.

Ich habe mich immer gewundert, wie freundlich Jesus war, als er Petrus wieder aufbaute. Die Liebe des Herrn ist so erstaunlich, dass Er jemanden, den Er liebte und der Ihn dann so vehement verleugnete, dennoch ohne eine Spur von Ärger oder Verbitterung wieder herstellte.

Wenn ich hören würde, wie meine Frau sagt: »Ich kenne Mike nicht«, oder »ich liebe ihn nicht« und das dreimal zu einer anderen Person (vor allem, wenn es zu einem anderen Mann wäre), wäre ich wahnsinnig verletzt und zornig. Jesus muss tief betrübt gewesen sein, als Petrus ihn verleugnete.

Welche erstaunliche Liebe und Barmherzigkeit hat Er zu denen von uns, die Ihn in einem Augenblick preisen und Ihn im nächsten Moment mit Porno und Lust verleugnen. Wahrlich, Gottes ›Güte leitet uns zur Buße‹ (Römer 2,4).

GOTT SCHÜTTET SEINE LIEBE

ÜBER DIE SEXUELL VERDORBENEN AUS.

Wenn man sich die Liste der Männer und Frauen im Stammbaum Jesu ansieht, bekommt man den Eindruck, als ob Jesus besondere Anstrengungen unternimmt, um Seinen Wunsch sichtbar zu machen, den sexuell Verdorbenen Seine Gnade zu erweisen. Quer durch die ganze Schrift zeigt der Herr, dass Prostituierte, Ehebrecher und Sex-Missetäter (wie zum Beispiel Manasse) am Tisch Seiner göttlichen Liebe und Gunst willkommen sind. Vielleicht hat der Herr deswegen so viele Geschichten von sexuell Verdorbenen aufgenommen, weil Er die Wolke der Scham und Ablehnung, unter der sie leben, mit dem Licht Seiner Liebe durchbrechen wollte.

GOTT SUCHT DIE VERLORENEN.

Gott suchte Adam und Eva, als sie sich in Scham versteckten. Er kam zu Abraham und erzählte ihm von dem kommenden Gericht über Sodom, und später sandte Er zwei Engel nach Sodom, um Lot und seine Familie aus der Stadt heraus zu holen, bevor diese zerstört wurde. Gott suchte Rahab und offenbarte ihr, wer Er ist und führte dann die zwei Kundschafter zu ihrem Haus. Gott zog

Manasse, einen Mann, ›der Ihn mehr zum Zorn reizte als die Nationen der Heiden‹, mit Haken und Ketten zu Sich, anstatt zuzulassen, dass er im Kampf getötet wurde. Und nachdem Jesus am Strand für die Apostel das Frühstück zubereitet hatte, baute Er Petrus wieder auf.

Heute weiß ich, dass der Herr mich suchte, obwohl ich in die entgegengesetzte Richtung lief. Wenn du dir die Umstände deines Lebens anschaust, gehe ich jede Wette ein, dass du erkennen wirst, dass Er auch hinter dir her ist.

> *Denn der Sohn des Menschen ist gekommen, um das Verlorene zu suchen und zu retten.* LUKAS 19,10

WIR HABEN DIE WAHL,

WIE WIR GOTT SEHEN WOLLEN.

Gottes unverdiente Gunst gegenüber den Menschen findet sich überall: im Glanz Seiner Versorgung für uns, in Seiner Freundlichkeit die ganze Geschichte hindurch gegen solche, die gegen Ihn gesündigt haben, und in dem Geschenk Seines Sohnes am Kreuz. Dennoch gibt es viele, die sich wie der dritte Knecht immer noch dafür entscheiden, den Herrn als ›harten Mann‹ zu sehen. Gott zwingt niemanden, Ihn so zu sehen, wie Er ist – Er hat uns die Entscheidungsfreiheit gegeben, ob wir Ihn als Gott der Gnade sehen wollen oder an den Lügen Satans festhalten.

Wer sein Herz gegenüber Seiner Liebe verhärtet, läuft Gefahr, Empfänger Seines Zorns zu werden, denn Ihn als ›harten Mann‹ zu sehen bedeutet, Ihn und Seine Liebe zu uns boshaft abzulehnen.

In dem Gleichnis von den Talenten lesen wir übrigens nicht, dass der Herr das ursprünglich gegebene Geld und den Gewinn von den Knechten zurücknahm. Anscheinend haben sie, zusätzlich zu weiteren Segnungen, alles behalten. Der Herr zeigte kein Interesse daran, es zurück zu nehmen. Zweifellos war er reich, hatte er seinen Knechten doch anfänglich 448 Pfund Gold oder Silber zum Investieren gegeben. Er war nicht auf Geld aus, sondern es ging ihm um den wahren Herzenszustand eines Menschen. Er wollte wissen, ob sie ihn liebten oder nicht. Was sie mit seinem Schatz anfingen, offenbarte die Wahrheit.

WIR KÖNNEN ZU IHM KOMMEN,

EGAL, WAS WIR GETAN HABEN

ODER WIE BESCHÄMT WIR UNS FÜHLEN.

Als Jesus Petrus am Strand erschien, ›warf sich Petrus‹, der dreißig Meter entfernt in einem Boot beim Fischfang war, ›ins Wasser‹ und schwamm zu Jesus. Dort am Strand, Auge in Auge mit Jesus, wurde das Leben von Petrus verändert.

Im nächsten Kapitel werden wir das Gleiche tun und uns dem Herrn nähern.

KAPITEL 12

KOMMET HER ZU MIR

Wo die Sünde und die Sorge aufhört und das Singen und der Heilige beginnt. Möchte ich dorthin gelangen? Ich kann es nun. Es gibt auffallend wenige Fragen, auf die es im Leben ankommt, und sie alle finden ihre Antwort in dem Worte: »Kommet her zu Mir!« Nicht etwa: ›Tut dies oder jenes‹, sondern: »Kommet her zu Mir!« Wenn ich zu Jesus kommen will, wird mein Leben mit meinen wahren Wünschen in Übereinstimmung gebracht; ich werde tatsächlich aufhören zu sündigen und werde anfangen, dem Herrn zu singen.

Bist du schon einmal zu Jesus gekommen? Habe Acht auf die Verstocktheit deines Herzens; du wirst alles eher tun als den einfachen, kindlichen Schritt: ›Komm her zu Mir!‹ Willst du erleben, dass du wirklich aufhörst zu sündigen, dann musst du zu Jesus kommen.

> *Jesus Christus macht Sich Selbst zum Prüfstein. Achte einmal darauf, wie Er das Wort »Komm« anwendet. In jenen Augenblicken, in denen du es am allerwenigsten erwartest, vernimmst du das Flüstern des Herrn: »Komm her zu Mir!«, und wirst augenblicklich zu Ihm hingezogen. Der persönliche Kontakt mit Jesus verändert alles. Sei einfältig genug, zu kommen, und anvertraue dich Seinem Worte! Wenn wir »kommen«, bedeutet dies soviel, als dass unser Wille mit Entschiedenheit alles loslässt und mit bewusstem Vorsatz alles Ihm übergibt.*[1]
>
> OSWALD CHAMBERS
>
> aus ›Mein Äußerstes für sein Höchstes‹.

Es war im Juni 1999. Ich hatte mich voll in die Schlacht gegen die Lust geworfen. Mein Leben war angefüllt mit Begegnungen mit anderen Männern, um ihnen Rechenschaft zu geben über mein Handeln, und ich bearbeitete eine traumatische Vaterwunde. Seit meiner letzten Schwelgerei in Pornografie waren fast sechs Monate vergangen, aber trotz all dem war ich immer noch leer.

Obwohl das Gift verschwunden war, lauerte der Sog der Lust noch unter der Oberfläche.

Ich suchte wie wahnsinnig nach einem Weg, um die Leere zu füllen und übernahm viele Dienste. Ich ging auf eine Kurzzeitmission nach China und diente dann als freiwilliger Helfer im örtlichen Rettungsdienst. Ich war immer noch leer.
Verwirrt suchte ich Brians Rat.
»Ich habe alle diese Dinge gemacht, bin aber immer noch leer. Es scheint so, als suche ich nach Gott,« sagte ich.
Brian lächelte … »Du wirst Ihn dort nicht finden.«

Mir ging ein Licht auf. Ich hatte versucht, Gott zu finden, indem ich Dinge für Ihn *tat*. Meine Version des Christseins »kenne die Bibel und sei brav genug« hatte dazu geführt, dass ich nach etwas viel Transzendenterem, Mächtigerem und Lebensveränderndem hungerte. Ich hungerte nach Gott, und es reichte mir nicht länger aus, etwas über Ihn zu wissen. Zum ersten Mal in meinem Leben stieg ich mit Volldampf in eine uneingeschränkte Suche nach Gott ein. Ich hatte kein klares Verständnis davon, wie die Suche nach Gott aussah, aber wenigstens war ich aus der Tretmühle des ›etwas tun, um geliebt zu werden‹ ausgestiegen.

Ich begann, in Seinem Wort nach Anhaltspunkten zu suchen, wie ich Ihn finden könnte, und Er lieferte sie im Überfluss. Als ich durch die Psalmen streifte, waren die Verse über *Gott suchen* wie die Lichter auf einer Landebahn für einen Piloten bei dunkler Nacht:

> *Der Herr schaut vom Himmel herab auf die Menschenkinder, dass er sehe, ob ein Verständiger da sei, der nach Gott frage.* PSALM 14,2
>
> *Mir sagt das Herz, dass du gebietest: Suchet mein Antlitz! Dein Antlitz, o Herr, will ich suchen.* PSALM 27,8
>
> *O Gott, du bist mein Gott, dich suche ich; meine Seele dürstet nach dir. Mein Leib schmachtet nach dir wie dürres, lechzendes Land ohne Wasser.* PSALM 63,2
>
> *Wohl denen, die seine Vorschriften beachten, die ihn von ganzem Herzen suchen, die auch kein Unrecht tun, auf seinen Wegen wandeln.* PSALM 119,2–3

Ich verließ die Psalmen und fand weitere Verse über die *Suche nach Gott*:

> *Dann wirst du von dort aus den Herrn, deinen Gott, suchen und wirst ihn finden, wenn du von ganzem Herzen und von ganzer Seele nach ihm fragst.* 5. MOSE 4,29
>
> *Wenn ihr mich sucht, so sollt ihr mich finden; wenn ihr nach mir fragt von ganzem Herzen.* JEREMIA 29,13
>
> *Säet euch Gerechtigkeit, erntet nach dem Maße der Liebe! Brechet euch einen Neubruch der Erkenntnis, indem ihr den Herrn sucht, auf dass er komme und euch Heil regnen lasse.* HOSEA 10,12
>
> *Suchet vielmehr zuerst sein Reich und seine Gerechtigkeit! Dann werden euch alle diese Dinge hinzugefügt werden.* MATTHÄUS 6,33
>
> *Bittet, so wird euch gegeben werden; suchet, so werdet ihr finden; klopfet an, so wird euch aufgetan werden! Denn jeder, der bittet, empfängt; und wer sucht, der findet; und wer anklopft, dem wird aufgetan werden.* MATTHÄUS 7,7–8

Gott hat Sein Wort vom Alten bis zum Neuen Testament vollgepackt mit Einladungen, Ihn ›von ganzem Herzen‹ zu suchen, und große Verheißungen sind damit verbunden. Wer Ihn gesucht hat, wird ›keine Ungerechtigkeit tun‹ und ›alle Dinge verstehen‹, und Er wird ›Gerechtigkeit auf sie regnen lassen‹. Jesus versprach: ›… alles andere wird ihnen hinzu gegeben werden‹, und ›jeder, der bittet, empfängt, wer sucht, der findet, und wer anklopft, dem wird aufgetan werden‹. Mir war zu der Zeit am wichtigsten, dass Gott versprach, dass ich Ihn finden würde, wenn ich Ihn ›von ganzem Herzen‹ suchte.

Der Teil ›von ganzem Herzen‹ überzeugte mich. Ich war vorher mit Eifer hinter Sex, Arbeit, Geld und anderen Dingen her gewesen, hatte aber nie daran gedacht, mich auf die gleiche Weise um Gott zu bemühen. Während der Jahre, als ich Freiheit von sexueller Sünde suchte, hatte ich den Herrn vollständig verpasst. Ich wollte, dass Er mich frei machte, aber die Vorstellung, *Ihn* zu wollen, war mir nie in den Sinn gekommen. ›Vom ganzem Herzen‹ brachte ans Licht, dass meine wahre Leidenschaft mehr Dingen, Leuten oder guten Gefühlen galt als Ihm. Ich fühlte mich schal, als hätte ich Gott nur als Kaugummiautomat benutzt.

Ich setzte meine Suche in den Evangelien fort und konzentrierte mich auf das, was Jesus sagte und tat. Er hatte es zu einer Priorität gemacht, Zeit mit dem

Vater zu verbringen, selbst wenn Er einen vollen Arbeitstag hinter sich hatte (Matthäus 14,23; Lukas 6,12 und 21,37), und Er sagte uns, dass das höchste Gebot war ›liebe den Herrn, deinen Gott, von ganzem Herzen‹. Ich konnte in der Schrift nichts finden, dass Jesus auf eine Nacht Schlaf verzichtet hätte, nur um gut dazustehen. Er muss die Zeit mit dem Vater genossen haben.

Als die Rede davon war, sich an Gott zu erfreuen, war da bei mir nur ein leeres Blatt. Wie kann man die Beziehung zu jemand genießen, den man nicht sehen kann? Jesus allerdings tat es, und Er befahl uns, es auch zu tun. »Liebe Gott von ganzem Herzen« brachte etwas zu Tage, was in meiner Beziehung zu Ihm fehlte. Ich hatte die Bibel gelesen und war zur Kirche gegangen, aber ich war leer. So etwas wie ›Liebe zu Gott‹ gab es in meinem Herzen nicht.

Je mehr ich las, desto mehr steigerte sich in mir der Wunsch, Ihn zu kennen. Ich legte alle meine Pläne und Listen beiseite – meinen lebenslangen Wunsch nach Freiheit von sexueller Sünde eingeschlossen – und jagte dem Herrn nach, entschieden, mit der Suche nicht aufzuhören, bis ich Ihn gefunden hätte. »Ich will dich, Herr, bitte offenbare Dich mir. Bitte erfülle mich mit Dir. Ich will Dich kennen; ich bin hungrig nach Dir. Ich habe genug von meinen eigenen Wegen, ich bin bereit für Deine, uneingeschränkt … ich will Dich, Gott!!!«

Ich suchte Gott unaufhörlich und bat Ihn, sich mir zu offenbaren. Manchmal hörte ich mir morgens Lobpreismusik an und betete Ihn still an, dann wieder nährte ich mich von Seinem Wort wie ein Verhungernder in der Wüste. Eines Morgens las ich den ersten Johannesbrief durch, und die Worte über die Liebe Gottes sprangen mir ins Auge wie nie zuvor:

> *Geliebte, lasset uns einander lieben, denn* ***die Liebe ist aus Gott,*** *und* ***jeder, der liebt, ist aus Gott gezeugt und erkennt Gott. Wer nicht liebt, hat Gott nicht erkannt; denn Gott ist Liebe.*** *Darin ist* ***die Liebe Gottes zu uns offenbar geworden,*** *dass Gott seinen einzigen Sohn in die Welt gesandt hat, damit wir durch ihn leben. Darin besteht die Liebe, nicht dass wir Gott geliebt haben, sondern dass* ***er uns geliebt*** *und seinen Sohn als Sühnopfer für unsere Sünden gesandt hat. Geliebte, wenn Gott uns so geliebt hat, sind auch wir verpflichtet, einander zu lieben. Niemand hat Gott jemals geschaut;* ***wenn wir einander lieben, bleibt Gott in uns, und seine Liebe ist in uns vollendet.*** *Daran erkennen wir, dass wir in ihm bleiben und er in uns, dass er uns von seinem*

Geist gegeben hat. Und wir haben geschaut und bezeugen, dass der Vater den Sohn als Heiland der Welt gesandt hat. Wer bekennt, dass Jesus der Sohn Gottes ist, in dem bleibt Gott und er in Gott. Und ***wir haben erkannt und geglaubt die Liebe, die Gott zu uns hat. Gott ist Liebe, und wer in der Liebe bleibt, der bleibt in Gott, und Gott bleibt in ihm.*** *Darin* ***ist die Liebe bei uns zur Vollendung gekommen,*** *dass wir Zuverlässigkeit haben am Tage des Gerichts, denn wie jener ist, sind in dieser Welt auch wir. Furcht in nicht in der Liebe, sondern die vollkommene Liebe treibt die Furcht aus, denn die Furcht hat Pein, wer sich aber fürchtet, ist nicht zur Vollkommenheit in der Liebe gelangt.* ***Lasset uns lieben, denn er hat uns zuerst geliebt.***

1. JOHANNES 4,7–19 (Hervorhebungen durch den Autor.)

›Liebe ist von Gott‹ … ›jeder, der liebt, ist aus Gott geboren und kennt Gott‹ … ›Gott ist Liebe‹ … ›die Liebe Gottes ist in uns zur Vollendung gekommen‹ … ›darin besteht die Liebe, nicht dass wir Gott geliebt haben, sondern dass Er uns geliebt hat‹ … ›wer in der Liebe bleibt, der bleibt in Gott‹. Jedes Wort und jeder Satz war wie der schallende Klang einer Zimbel in die leere, dunkle Höhle meines Herzens hinein. Voller Verzweiflung und ohne nachzudenken stieß ich hervor: »Gott, warum werde ich jedes Mal depressiv, wenn ich über Deine Liebe lese?«

Sofort sagte Er mit sanfter, leiser Stimme: »Weil du es nicht glaubst.« Diese fünf Worte trafen mich tief. Mein ganzes Leben lang hatte Gott mir gesagt »ich liebe dich«, und ich hatte Ihn als Lügner bezeichnet und gesagt: »Nein, das tust Du nicht«, wenn ich mich dem bösen Götzen der Lust anbetend zugewandt hatte. Die Erkenntnis, dass ich Gott ins Gesicht geschlagen hatte, während Er mir in Liebe Seine Hand hinstreckte, war quälend.

Dann öffnete sich ein Ventil in meinem Herzen, das fest verschlossen gewesen war. Gott liebte mich wirklich, trotz meiner elendigen Untreue und all der beschämenden Dinge, die ich getan hatte. Ich brauchte nichts zu tun, um mir Seine Liebe zu verdienen, sie war da und wartete auf mich. Ein unglaublicher Strom der Freude durchflutete mein Herz, und Tränen flossen aus meinen Augen. Ich hatte das Leben, die Liebe, die Annahme und den Frieden gefunden, wonach ich gesucht hatte. Gott war da, und ich verliebte mich in Ihn.

In Johannes 5,39–40 spricht Jesus zu den Pharisäern, einer Gruppe von Leuten, die ihren ganzen Schwerpunkt darauf legten, wie gut sie waren:

Ihr durchforscht die Schriften, weil ihr meint, in ihnen ewiges Leben zu haben; und diese sind es, die von mir zeugen. Und ihr wollt nicht zu mir kommen, um Leben zu haben.

Die Pharisäer hatten enormes Bibelwissen, aber wenn man das Neue Testament durchliest, findet man heraus, dass sie richtend, kalt und elend waren – einem christlichen Sexabhängigen nicht unähnlich. Viele Männer, die zu unseren Selbsthilfe-Gruppen kommen, wissen viel über Gott und Sein Wort, aber wenig von Ihm. In meinem Fall hing ein Teil des Problems damit zusammen, dass ich in einer Gemeinde aufgewachsen war, deren Betonung auf Bibelwissen und Gehorsam gegenüber der Schrift lag, anstatt darauf, Gott zu kennen.

In seinem Buch ›*So You Want to Be Like Christ*‹ (Du willst also wie Christus sein) gibt Chuck Swindoll die folgende Geschichte wieder:
Ich werde nie einen Brief vergessen, den ich von einem Absolventen des Dallas Theological Seminary, wo ich als Kanzler diene, las. Er schrieb über seine Dankbarkeit für die Jahre an unserem feinen Seminar. Es bereitete mir aber Schwierigkeiten, dass er sich andererseits darüber beklagte, dass er, als er ankam, zutiefst in Jesus Christus verliebt war; als er aber das Seminar verließ, war er mehr in den biblischen Text verliebt. Aus all den richtigen Gründen hatten unsere Professoren ihr Bestes getan, ihn die Schriften zu lehren, aber als er uns verließ, liebte er die Bibel mehr als seinen Erlöser. Um es mit den Worten des Paulus zu sagen: ›Die Schlange verführte ihn‹. Nach einigen schwierigen Jahren des Dienstes kam er zu der Erkenntnis, dass es für ihn nötig war, Christus zu lieben. Ich erinnere mich nicht mehr an den genauen Wortlaut, aber er gab zu, dass er sich seinen Zeitplan genau anschauen, sich der Wahrheit seines Abdriftens stellen und bewusst Zeit reservieren musste, um zur einfachen Anbetung Christi zurück zu kommen.[2]

In Johannes 5,40 sagt Jesus über Sein Wort: »Sie (die Schrift) ist es, die von mir zeugt.« Die Bibel erzählt uns von Jesus und weist uns auf Ihn hin. Gottes Wort ist ein Mittel, Ihn zu kennen, nicht ein Zweck in sich selbst. Wenn wir das Leben und die Liebe haben wollen, nach denen wir hungern, müssen wir zu Ihm kommen, wie Er es gesagt hat.

In seinem Buch ›*Gottes Nähe Suchen*‹ schreibt *AW Tozer*:

Worte allein können diesem Bedürfnis nicht gerecht werden, sondern nur Gott. Erst dann, wenn die Zuhörer Gott in einer persönlichen Erfahrung begegnen, hat die biblische Verkündigung ihr Ziel erreicht. Die Bibel ist kein Selbstzweck, sondern immer Mittel zum Zweck. Sie soll den Menschen eine befriedigende und persönliche Erkenntnis über Gott vermitteln, damit sie das Wunder seiner Gegenwart erfahren mögen und Gott selbst in ihrem tiefsten Inneren spüren und erleben können.[3]

Im tiefsten Grunde ihrer Seele sehnt sich jeder Mann und jede Frau nach der ›inneren Süße Gottes‹. Unser Hunger nach Gott kann nicht gestillt werden durch Menschen, Sex, Arbeit, Essen Drogen, Bibelwissen oder irgendetwas sonst, was diese Welt zu bieten hat.

Ein christlicher Sexabhängiger sucht die Liebe Gottes tief ›im Zentrum seines Herzens zu schmecken und zu erkennen‹, während er ein Bad in der Kloake der Lust nimmt. Das ist Wahnsinn, wie ich aus Erfahrung weiß.

Das *American Heritage Dictionary* (US-amerikanisches Wörterbuch) definiert das Wort ›komm‹ wie folgt: ›sich auf einen Redenden oder einen bestimmten Platz zuzubewegen; sich nähern: komm zu mir.‹ (Ist es nicht interessant, wie sie ›komm zu mir‹ als Beispiel verwendet haben?) Wenn wir uns Jesus nähern wollen, müssen wir uns von unserer Sünde und unserer verdrehten Sicht von Gott abwenden, Ihn als Ziel ins Herz setzen und uns dann auf Ihn zu bewegen.

Tozer schreibt:

Wir müssen uns ihm in aller Einfachheit nahen, alles Unwesentliche beiseiteschieben und uns nur auf das Wesentliche konzentrieren (und das ist, wie wir feststellen werden, erstaunlich wenig). Wir müssen uns freimachen von Zwang, beeindrucken zu wollen, und uns Gott nahen wie Kinder, in aller Offenheit und ohne Falsch. Wenn wir das tun, wird Gott sich uns zweifellos schon sehr bald zeigen.

Wenn alles gesagt wurde, was es zum Thema Religion zu sagen gibt, bleibt nur wenig, was wir tatsächlich brauchen, und das ist Gott selbst. Die schlechte Angewohnheit, immer Gott und ... zu suchen, hält uns davon ab, Gott in seiner Ganzheit zu finden. In dem und ... liegt unser großer Fehler. Wenn wir dieses und ... nur ablegen könnten, würden wir schon bald Gott finden und mit ihm all das, wonach wir uns unser Leben lang im Geheimen gesehnt haben.[4]

1991 begann ich meine neun Jahre dauernde Suche nach Freiheit von Lust. Zuerst war ich verwundert, warum Gott so lange damit gewartet hatte, mir zu offenbaren, dass ich Ihn suchen müsste … bis ich über die Motive meines Herzens nachdachte.

Bis 1997 war ich ein rasender Workaholic (bis ich durch den Tod unseres zweiten Sohnes zerbrach), wenn Er mich also zu der Zeit von sexueller Sünde befreit hätte, hätte ich weiterhin den falschen Gott der Arbeit angebetet. Der Herr wusste, dass ich von Sünde frei werden wollte, damit ich mein Leben nach eigenen Vorstellungen leben konnte, ohne mit Schuld und Scham zu tun zu haben.

Einer meiner *Zwecke*, wie Tozer sie nennt, war Gott *und* Freiheit von sexueller Sünde zu bekommen. Wenn wir mit einem *und* zu Gott kommen, neigen wir dazu, dass wir das *und* mehr als Gott wollen. Das bedeutet, dass wir die Beziehung zu Gott haben wollen wegen dem, was Er für uns tun kann. Da streckt die Haltung ›Alles dreht sich um mich‹ wieder ihr hässliches Haupt empor.

Der Herr ließ auch zu, dass ich neun Jahre meines Leben ›die Schritte durcharbeitete‹ und andere Dinge tat, damit ich zu dem Punkt kommen konnte, an dem ich bereit war, meinen Stolz beiseite zu legen. Teilweise wollte ich von Sünde frei werden, indem *ich* etwas tat; *ich* wollte die Ehre. Wenn Gott ein Leben ändert (was kein von Menschen gemachtes Programm tun kann), gehen 100 % der Ehre an Ihn. Wir sind nur bloße Empfänger Seines freien Geschenks der Gnade.

Ein weiterer Grund, warum es neun Jahre dauerte, war meine mangelnde Bereitschaft, Ihm die Kontrolle über mein Leben zu geben. Wie auch Oswald Chambers geschrieben hat: »Wenn wir ›kommen‹, bedeutet dies, dass unser Wille mit Entschiedenheit alles loslässt und mit bewusstem Vorsatz alles Ihm übergibt.« Tief im Inneren wusste ich, dass der Herr Ansprüche an mein Leben stellen würde, und ich war nicht bereit, so weit zu gehen. Das Kreuz, durch das ich in die Gegenwart Gottes eintreten kann, hat Jesus alles gekostet, und es war dumm von mir zu denken, dass ich Sein Leben, Seine Freude und Freiheit von Sünde haben könnte, während ich gleichzeitig auf dem Thron meines Lebens sitzen bleiben wollte, besonders wenn man sieht, dass meine besten Bemühungen nur eine komische Tragödie waren.

Bei manchen ist das ›*und*‹ eine ungesunde Konzentration auf ihre Gefühle (ich kann nicht zur Freiheit von Sünde durchbrechen, bis ich Gott *fühle*). Wie ein Drogensüchtiger der 60er-Jahre suchen sie nach dem ultimativen, emotionalen

High, das sie freisetzt. Das ist kaum anderes als Gott wie eine Droge zu benutzen, so ähnlich wie sie Sex benutzten. Freude und Frieden kommen dann, wenn wir Jesus kennen. Auf Ihn muss unser Fokus gerichtet sein, nicht darauf, wie wir uns fühlen.

Es erfordert einen wahren Sinneswandel, Jesus zu unserer einzigen Hoffnung zu machen. Als ich begann, Ihn zu suchen, wusste ich nicht, was Gott tun würde. Ich verließ mich nur darauf, dass Er Seine Verheißungen erfüllte. Ich denke manchmal, dass die Gemeinden zu viel Betonung auf Programme und Prozesse legen, und wir vergessen, dass wir dem Allmächtigen, Ewigen, Lebendigen Gott dienen, dem nichts unmöglich ist. Wir leben entweder ein Abenteuer im Glauben mit der Überzeugung, dass ›für Gott nichts unmöglich ist‹, oder wir schwimmen in der Lüge herum, dass ›Er meine Probleme lösen kann‹. Wenn wir uns Ihm nähern, verlassen wir unsere physischen und (oftmals verdrehten) geistlichen Bequemlichkeiten und machen den Sprung in Seine Arme, voller Vertrauen, dass Er uns auffängt. Ich glaube, dass der Herr sich denen gerne in mächtiger Weise offenbart, die alles auf eine Karte setzen und sich nach Ihm ausstrecken.

Erst als ich aufhörte, das christliche Spiel zu spielen und meine Maske losließ, näherte ich mich Jesus. Ich musste all meine Hoffnung fahren lassen, dass ich ›gut genug sein‹ könnte, wenn ich betete, die Bibel las oder das richtige, christliche Verhalten an den Tag legte. Nachdem ich mich meiner Verdorbenheit stellte (das passierte, nachdem ich alles versucht hatte und merkte, dass nichts funktionierte), war es nicht schwer, die Maske wegzuwerfen und ›die Bemühungen, Eindruck zu machen, einzustellen und mit der unschuldigen Aufrichtigkeit eines Kindes zu kommen‹, wie Tozer schrieb. Etwas vorzutäuschen oder die richtigen Worte zu verwenden, wird Jesus nicht beeindrucken, also können wir unsere Deckung aufgeben und wie ein Kind kommen.

Wenn wir zu Jesus kommen, richten wir unsere Aufmerksamkeit zunächst weg von uns selbst, vergessen unseren Zeitplan und hören auf, so zu tun, als wären wir etwas, was wir nicht sind. Dann heften wir uns mit zielbewusster Absicht an Seine Fersen, bis wir Ihn gefunden haben. Halbherzige Bemühungen bringen nichts. Wer nicht mit ganzem Herzen nach Gott sucht, ist wie Lots Frau, die ihren Blick sehnsüchtig nach Sodom umwandte, bevor die Stadt verbrannte.

»Der persönliche Kontakt mit Jesus verändert alles«, schreibt Chambers. In den Berichten der Evangelien waren die, die zu Jesus kamen, hinterher nicht mehr die Gleichen. Als Maria Magdalena von dämonischer Besetzung befreit wurde, widmete sie Ihm ihr Leben. Sie war die erste Person, der sich Jesus nach Seiner Auferstehung offenbarte (Markus 16,9). Dann war da der reiche Zolleinnehmer Zachäus, der die Hälfte seines Besitzes den Armen gab, nachdem Jesus mit ihm gegessen hatte (Lukas 19,8). Der Mann, von dem Jesus ›Legionen‹ von Dämonen ausgetrieben hatte, bat Christus, ob er Ihm folgen dürfte (Lukas 8). Dann waren da Petrus, mit dem wir uns im letzten Kapitel beschäftigt haben, und Paulus, ein ehemaliger Verfolger der Gemeinde, den Gott mächtig gebrauchte, nachdem Jesus ihm erschienen war.

Was ist an Jesus, dass es so machtvolle und lebensverändernde Auswirkungen hat, wenn man zu Ihm kommt? In Psalm 63,4 steht: »*Denn deine Gnade ist besser als Leben.*« Wenn man hört, wie der Lebendige Gott zu einem sagt: »Friede sei mit dir. Ich liebe dich. Du bist mir kostbar«, dann wird das innerste Verlangen des Herzens mit Freude berührt. Wenn man Seine Gnade annimmt, weiß man, dass man kostbar ist, wert, geliebt zu werden, und dass all die Lügen der Vergangenheit verschwinden. Wir lernen Ihn so kennen, wie Er ist: heilig, freundlich, liebend, schön, mächtig, herrlich und erstaunlich, mit einer Weisheit, die tiefer ist, als wir verstehen können. Weil Er uns durch und durch sieht und uns annimmt, finden wir Frieden. Wenn man einmal diesen Segen erfahren hat, kann nichts anderes mehr so attraktiv, schön, mächtig oder anziehend sein wie Christus. Das Verlangen und die Besessenheit nach Porno und Lust verschwinden, und wir verlieben uns in Ihn. Ohne dass wir es merken, wird unser Herz von einem Betonblock in eine Quelle des Lebens verwandelt, die von Freude überfließt, und wir können ehrlich sagen: »Ich liebe den Herrn, meinen Gott, mit ganzem Herzen, ganzer Seele und ganzem Sinn.«

> *Du weisest mir den Pfad des Lebens; Fülle der Freuden vor deinem Angesicht und Wonnen in deiner Rechten ewiglich.*
>
> PSALM 16,11

Ich bete, dass du den Lebendigen Gott jetzt zu deinem einzigen Fokus machst und dich an Seine Fersen heftest, bis du Ihn findest. Zieh dich eine Zeit lang von jedem und allem anderen zurück und beseitige jede Ablenkung. Tue, was immer nötig ist.

Er hat verheißen, wenn du Ihn von ganzem Herzen suchst, wirst du Ihn finden. Wenn du Ihn gefunden hast, wird dein Leben nie mehr das gleiche sein.

KAPITEL 13

DAS GESCHENK DER GNADE ANNEHMEN

Gott aber, der reich ist an Barmherzigkeit, hat um seiner großen Liebe willen, mit der er uns geliebt hat, uns, die wir doch durch die Übertretungen tot waren, mit Christus lebendig gemacht – durch Gnade seid ihr gerettet – und uns mit ihm auferweckt und uns mit ihm Sitz gegeben in der Himmelswelt durch Christus Jesus, um in den kommenden Zeiten den überschwänglichen Reichtum seiner Gnade durch Gütigkeit gegen uns in Christus Jesus zu erweisen. Denn vermöge der Gnade seid ihr gerettet durch Glauben, und das nicht durch euch – Gottes Gabe ist es –, nicht aus Werken, damit nicht jemand sich rühme. Denn sein Gebilde sind wir, erschaffen in Christus Jesus zu guten Werken, zu denen uns Gott zum voraus bereitet hat, damit wir in ihnen wandeln sollten. EPHESER 2,4–10

Die Eröffnungsminuten von *Les Miserables*, der Filmadaption aus dem Jahr 1998 von Victor Hugos gleichnamigem Buch, warten mit einer der ergreifendsten Szenen über Gnade auf, die ich je gesehen habe.[1] Der Film spielt im Frankreich des 19. Jahrhunderts und beginnt damit, dass der hart gesottene Kriminelle Jean Valjean, soeben aus dem Gefängnis entlassen, spät abends auf einer Parkbank liegt und zu schlafen versucht. Valjean ist verdreckt und trägt abgetragene Kleidung.

Nachdem ihn eine alte Frau auf eine nahe gelegene Kirche aufmerksam gemacht hat, klopft Valjean dort an die Tür, die von einem Priester geöffnet wird. Valjean zeigt seinen Pass, aus dem hervorgeht, dass er ein Sträfling ist, und fragt schroff, ob er etwas zu essen haben könne. Zu seiner Überraschung lädt ihn der Priester herzlich zu einem Abendessen ein und bietet ihm für die Nacht einen Raum zum Schlafen an. Neunzehn Jahre harter Behandlung in Ketten haben Valjean darauf konditioniert, Ablehnung und Grausamkeit zu erwarten und nicht Freundlichkeit; deshalb glaubt er nicht, dass der Priester ihn hereinlassen wird. Er wiederholt gegenüber dem Priester, dass er ein Sträfling ist – zweimal sogar –, aber das Angebot von Essen und Übernachtung bleibt bestehen.

Trotz der Gastfreundschaft des Priesters bleibt Valjeans Haltung eher ablehnend als dankbar. Während er das Essen herunter schlingt, macht er die sarkastische Bemerkung, dass Mord sein Verbrechen war – und dass er das Gleiche dem Priester antun könnte. (Später bekennt er, dass er seine lange Gefängnisstrafe für Diebstahl von Nahrung bekommen hatte.) Als der Priester eine Bemerkung darüber macht, wie ungerecht Menschen sein können im Bezug auf das harte Leben, das Valjean erleiden musste, beschuldigt Valjean Gott voller Bitterkeit, genauso zu sein.

Spät nachts, als alle schlafen, steht Valjean auf und beginnt damit, das Silbergeschirr des Priesters in einen großen Stoffsack zu stecken. Durch den Lärm aufgeweckt, betritt der Priester den Raum – und steht Auge in Auge dem Mann gegenüber, der ihn gerade bestiehlt. Mit einem Blick der Verachtung schlägt Valjean dem Priester so heftig ins Gesicht, dass dieser bewusstlos zu Boden sinkt, und flieht dann, den Sack mit der Diebesbeute umklammernd, aus der Kirche.

Als der Priester am nächsten Morgen mit Madame Gilot durch den Garten spaziert, erscheint die Polizei mit Valjean, und dem Sack mit dem Silbergeschirr. Einer der Beamten fragt den Priester, ob dieser den Sack mit dem Silbergeschirr Valjean gegeben habe. Der Priester, der durch die ›Höflichkeit‹ seines ehemaligen Gastes ein ordentliches, blaues Auge hat, sagt ihnen, er habe Valjean tatsächlich den Sack mit dem Silbergeschirr gegeben – und schickt die geschockte Madame Gilot ins Haus, um die silbernen Kerzenständer zu holen (die wenigstens 2000 Francs wert sind), um sie ebenfalls Valjean auszuhändigen.

Als Madame Gilot mit den Kerzenständern zurückkommt, nimmt der Priester sie entgegen und bittet Madame Gilot, die Polizisten ins Haus zu führen und ihnen Wein zu reichen. Während sie die Polizisten in die Kirche begleitet, steckt der Priester die Kerzenständer zu dem anderen Silbergeschirr in den Sack und wirft diesen Valjean zu, der jetzt noch verblüffter ist als in jeder anderen Szene vorher.

Wie eingefroren steht Valjean da, umklammert einen Sack mit Silbergeschirr im Wert von tausenden von Francs, der ihm von einem Mann gegeben wurde, den er nur Stunden vorher niedergeschlagen hatte. Ein Mann, der ihm, wie Valjean zu seiner Schande gestehen musste, vom ersten Augenblick ihrer

Begegnung an nur mit Freundlichkeit begegnet war. Ein gequälter Blick geht über Valjeans Gesicht. Für jemanden, der darauf trainiert ist, Ablehnung und Grausamkeit zu erwarten, ist es schwer, Liebe anzunehmen. Er muss nun eine einfache Entscheidung treffen: er kann den Sack fallen lassen und die Großzügigkeit und Freundlichkeit des Priesters zurückweisen, oder er kann sie akzeptieren.

Die Entscheidung, das Geschenk anzunehmen, verändert das Leben des Sträflings für alle Zeit. Im weiteren Verlauf des Filmes erleben wir einen neuen Valjean, einen barmherzigen Mann, der freimütig anderen die gleiche Barmherzigkeit zuteil werden lässt, die er selbst erfahren hat.

> *Denn vermöge der Gnade seid ihr gerettet durch Glauben, und das nicht durch euch – Gottes Gabe ist es.* EPHESER 2,8

> *Durch Gottes Gnade aber bin ich, was ich bin. Und seine Gnade gegen mich ist nicht vergeblich gewesen, sondern mehr als sie alle habe ich gearbeitet; doch nicht ich, sondern die Gnade Gottes in mir.* 1. KORINTHER 15,10

Ich habe in Jean Valjeans Lage gesteckt. Ich war wie der ehemalige Sträfling geistlich verdreckt, entmutigt und verhärtet, und trotzdem lud mich Jesus ein, zu Ihm zu kommen. Trotz Seiner Freundlichkeit und Güte schaute ich dem Herrn in die Augen und schlug Ihm ins Gesicht, indem ich mich Pornografie, Lust und Promiskuität zuwandte (und das sogar in der Zeit, in der ich Christ war).

»Du bist für mich nicht genug, Jesus, ich will stattdessen Lust.« Das waren Jean Valjean und Petrus zusammengenommen. Ich hätte genauso gut sagen können: »Ich kenne den Mann nicht.« (Matthäus 26,72)

Trotz der Art, wie ich Ihn behandelte, packte der Herr weiterhin einen Sack voll mit Gefäßen der Gnade für mich – einen Sack, den ich mich im Gegensatz zu Valjean anzunehmen weigerte. Vor Jahren, als ich oft auf Reisen war und in Hotelzimmern in Porno schwelgte, kamen mir über Wochen hinweg immer wieder die Worte ›Geliebter des Herrn‹ in den Sinn. »Diese Worte können nicht für mich sein. Die können nicht von Gott sein,« dachte ich. »Das ist nur meine Einbildung.« Ich erwartete Gericht und Zorn von Gott, nicht Liebe.

Wie Valjean erwarten wir, dass Gottes Liebe genauso ist wie die, die wir von anderen sündhaften Männern und Frauen erfahren haben – schwach, seicht, von falschen Motiven entstellt und leistungsorientiert. Vielleicht denken wir, dass Er uns für unsere Fehler beschämen, beschimpfen oder verdammen wird.

Gottes Liebe ist nicht wie die von Menschen. Wenn der Priester zu vier verschiedenen Gelegenheiten versucht hätte, Valjean einen Sack mit Wertsachen zu geben und jedes Mal eine verpasst bekommen hätte, wie groß wären die Chancen gewesen, dass er es weiter versuchte? Wenn ein Mann eine Vielzahl von Affären hat, wie viel Schmerz und Betrug kann seine Frau ertragen, bevor sie geht? *Jahrelang* blieb ich mit meiner Liebesaffäre mit Lust und Sex, und trotzdem rief mich der Herr beständig und lud mich ein, einzutreten. Es gab Zeiten, in denen ich mich nur Minuten, nachdem ich mit Ihm geredet hatte, mit Porno vollstopfte. Wie auch immer wir Ihn beleidigen, der Herr klopft weiter an die Tür unseres Herzens.

> *Denn meine Gedanken sind nicht eure Gedanken, und eure Wege sind nicht meine Wege, spricht der Herr.* JESAJA 55,8

> *Wie mich der Vater geliebt hat, habe auch ich euch geliebt. Bleibet in meiner Liebe!* JOHANNES 15,9

> *Gott aber, der reich ist an Barmherzigkeit, hat um seiner großen Liebe willen, mit der er uns geliebt hat, uns, die wir doch durch die Übertretungen tot waren, mit Christus lebendig gemacht – durch Gnade seid ihr gerettet – und mit ihm auferweckt und uns mit ihm Sitz gegeben in der Himmelswelt durch Christus Jesus, um in den kommenden Zeiten den überschwänglichen Reichtum seiner Gnade durch Gütigkeit gegen uns in Christus Jesus zu erweisen.* EPHESER 2,4–7

Der vorstehende Abschnitt aus dem Epheserbrief offenbart einen Gott, der selbst dann liebt, wenn wir streiken, Ihn verleugnen oder vor Ihm weglaufen. »Denn der Sohn des Menschen ist gekommen, um das Verlorene zu suchen und zu retten« (Lukas 19,10). Er sucht absichtlich die Jean Valjeans dieser Welt, um ihre Herzen zu gewinnen, selbst wenn sie Ihn mit Verachtung strafen. Das ist ›die große Liebe, mit der Er uns liebt‹.

Gott beweist aber seine Liebe gegen uns dadurch, dass Christus für uns gestorben ist, als wir noch Sünder waren. RÖMER 5,8

Du wirst sicher bemerken, dass in Epheser 2,4 keine Namen von Personen aufgelistet sind, die Gott nicht liebt, auch deiner findet sich dort nicht. Der Text lautet nicht: »Gott aber, der reich ist an Barmherzigkeit, hat um seiner großen Liebe willen, mit der er uns geliebt hat, außer … (du kannst deinen Namen in das freie Feld einfügen). Die Gnade steht zu deiner Verfügung.

Wenn es um die Liebe Gottes geht, gibt es keine Grauzonen. Entweder Sein Wort ist wahr, und Er liebt dich mit der ›großen Liebe‹, wie Er sagt … oder Er tut es nicht, und dann ist alles eine Lüge. So wie Jean Valjean die Wahl hatte, den Sack mit Tafelgeschirr von dem Priester anzunehmen oder abzulehnen, hast du die Wahl, ob du die Liebe Gottes annehmen oder ablehnen willst.

Traurigerweise gibt es viele, die sich für das Letztere entscheiden, darum hat die Hölle keinen Mangel an Insassen. Manche werden durch Lügen getäuscht, während andere sich absichtlich lieber für sich selbst, Menschen, Vergnügen, Geld oder andere Dinge entscheiden, statt für Gottes Liebe. Einige versuchen so zu tun, als würde Er nicht existieren, was für mich viel mehr Glauben erfordert, als an den Allmächtigen Gott zu glauben.

Wenn du glaubst, dass der Herr der Schöpfer des Universums ist und Sein Wort wahr ist, dann ist die einzig mögliche Schlussfolgerung, zu der du kommen kannst, dass Er dich liebt, trotz deiner Vergangenheit, trotz allem, was du getan hast oder was andere gesagt haben.

Denn so sehr hat Gott die Welt geliebt, dass er seinen einzigen Sohn gab, damit jeder, der an ihn glaubt, nicht verloren gehe, sondern ewiges Leben habe. JOHANNES 3,16

Denn das Wort vom Kreuz ist zwar denen, die verloren gehen, eine Torheit; uns aber, die wir gerettet werden, ist es eine Kraft Gottes. 1. KORINTHER 1,18

Jesus hat nicht herumgespielt, als Er ans Kreuz ging. Kannst du dir vorstellen, dass Er diese Qualen auf Sich nahm, weil Er uns nur *ein kleines bisschen* liebte? Oder weil Er an jenem Tag ein netter Gott sein wollte? Viele Christen haben keine Ahnung, wie machtvoll Jesu Tat am Kreuz wirklich war. Durch Seinen Tod wurde die ganze Liebe, Macht und Gnade Gottes ausgegossen und uns zur Verfügung gestellt. Wegen des Kreuzes empfangen wir den Heiligen Geist (Apostelgeschichte 2,38). Es war Sein Geist, der zu mir sagte ›Geliebter des Herrn‹. (Ich glaube, Satan hat keinen Grund, so etwas zu sagen.) Durch das Kreuz erhalten wir die Kraft, Sünde zu überwinden, und durch das Kreuz sind wir als geliebte Kinder in die Familie Gottes adoptiert:

> *Sehet, was für eine Liebe uns der Vater geschenkt hat, dass wir Kinder Gottes heißen sollen; und wir sind es.* 1. JOHANNES 3,1

Wegen des Kreuzes ist uns eine Fundgrube geistlicher Segnungen gegeben worden …

> *Gepriesen sei Gott, der Vater unseres Herrn Jesus Christus, der uns mit jedem geistlichen Segen in der Himmelswelt durch Christus gesegnet hat.* EPHESER 1,3

> *Gnade und Friede werde euch in Fülle zuteil in Erkenntnis Gottes und unsres Herrn Jesus! Da seine göttliche Macht uns alles, was zum Leben und zur Frömmigkeit dient, geschenkt hat durch die Erkenntnis dessen, der uns vermöge seiner Herrlichkeit und Vollkommenheit berufen hat, durch die er uns die kostbaren und überaus großen Verheißungen geschenkt hat, damit ihr durch diese göttlicher Natur teilhaftig würdet, nachdem ihr dem in der Welt durch die Begierde herrschenden Verderben entflohen seid.*
> 2. PETRUS 1,2–4

So wie ich es tat, halten sich viele Christen in Scham und Verzweiflung gefangen, weil sie dem Sohn Gottes nicht erlauben, sie zu halten, zu lieben und für sie zu sorgen. Wenn Er flüstert ›Geliebter des Herrn‹, stoßen sie Ihn weg, weil sie denken, Er könnte solche Worte nicht zu ihnen sagen. Sie bemerken nicht, dass sie die ganze Macht und Liebe Gottes zurückweisen, nach der sie ihr ganzes Leben lang gesucht haben.

Gott der Vater sandte Seinen Sohn, damit Er für uns geschlachtet würde, weil Er Liebe ist (1. Johannes 4,8), und Er möchte, dass du den glänzenden Sack der Segnungen und Liebe annimmst, den Er dir in den Schoss legt. Ob du es bemerkst oder nicht, du bist bereits von Seiner Gnade umgeben und darin eingetaucht. Selbst während du dieses Buch liest, ruft Er dich und lädt dich ein.

> *Aus seiner Fülle haben wir ja alle empfangen, und zwar Gnade um Gnade. Denn das Gesetz ist durch Moses gegeben worden, die Gnade und die Wahrheit ist durch Jesus Christus gekommen.*
> JOHANNES 1,16–17

Wie empfangen wir nun das Geschenk Seiner Gnade? Zuerst einmal bekommen wir selten Geschenke von Personen, die wir nicht kennen, das bedeutet, dass wir zuerst eine Beziehung zu Gott aufbauen, bis wir wissen, dass wir Ihm vertrauen können. Aus Kapitel 12 »Der Gott der Gnade« und aus diesem Kapitel wissen wir, dass der Herr unser Freund ist.

> *Ich nenne euch nicht mehr Knechte, denn der Knecht weiß nicht, was sein Herr tut; euch aber habe ich Freunde genannt, denn alles, was ich von meinem Vater gehört habe, das habe ich euch kundgetan.* JOHANNES 15,15

Wir sind *Seine* wahren Freunde, wenn wir die Entscheidung getroffen haben, Lust und sexuelle Sünde aufzugeben und Ihn zum Herrn unseres Lebens gemacht haben …

> *… und was wir erbitten, empfangen wir von ihm, weil wir seine Gebote halten und das tun, was vor ihm wohlgefällig ist.*
> 1. JOHANNES 3,22

… und wenn wir glauben, dass Er der Gott der Gnade ist, wie Er sagt:

> *Ohne Glauben aber ist es unmöglich, ihm wohl zu gefallen; denn wer sich Gott nahen will, muss glauben, dass er ist und denen, die ihn mit Ernst suchen, ein Belohner wird.* HEBRÄER 11,6

Dann müssen wir uns der Person nähern, die den Wunsch hat, uns das Geschenk zu geben, wie im letzten Kapitel beschrieben (»Komm zu mir, um Leben zu haben«, Johannes 5,40). Unsere Freunde werden uns nicht aus der Ferne Geschenke im hohen Bogen zuwerfen, besonders dann nicht, wenn es ein schwerer Stoffsack ist, der mit teurem Silbergeschirr und anderen Kostbarkeiten gefüllt ist. Wir müssen auf sie zugehen, um das Geschenk in Empfang zu nehmen.

Wenn wir dem Lebendigen Gott persönlich gegenüberstehen und Er uns einen riesigen Sack mit Gnade überreicht, stellen wir die Gabe nicht infrage, ob wir ihrer würdig sind oder warum Er ihn uns geben will. Wir würden auch nicht sagen: »Warte hier auf mich, Herr, ich muss erst einmal meine Bibel studieren, damit ich das theologisch auf die Reihe kriege. Ich komme wieder, wenn ich soweit bin.« Nur ein Dummkopf würde es wagen, den Schöpfer des Universums zu beleidigen, indem er sagt: »Ich akzeptiere Deine Liebesgaben, wenn Du mir sagst, wie ich sie mir verdienen kann.«

Die Definition des Wortes ›empfangen‹ lautet: ›etwas nehmen oder aneignen, was gegeben, angeboten oder übertragen wird‹. Was Jesus anbietet, *können wir nehmen*! Wie ein Kind am Weihnachtsmorgen können wir nach dem Geschenk greifen und es aufreißen! Wir können es feiern, indem wir voller Freude im Zimmer herumtanzen und voller Preis und Danksagung laut schreien über etwas, das uns nun für immer gehört. Wir können vor Freude weinen, denn das mächtigste Wesen im Universum ist ein Gott des Lichts, der Liebe und des Friedens, und für den Rest unseres irdischen Lebens bis hinein in die Ewigkeit können wir uns an der lieblichen Gemeinschaft mit Ihm erfreuen. Da gibt es kein Abmühen mehr, um das Geschenk zu verdienen, keine Scham mehr, wir brauchen nicht mehr auf die Lügen Satans zu hören, dass wir zu viel gesündigt hätten, als dass uns Gott noch lieben könnte – und kein Bedürfnis mehr nach der aufgeblasenen Fälschung der Lust. Die Liebe Gottes gehört für immer uns, in Vergangenheit, Gegenwart und Zukunft. (Römer 8,35).

> *Und bewahret euch so in der Liebe Gottes und wartet auf die Barmherzigkeit unseres Herrn Jesus Christus zum ewigen Leben.*
>
> JUDAS 1,21

Gottes Liebe zu empfangen ist kein einmaliges Ereignis. Wir sind eingeladen, für den Rest unseres Leben immer wieder zu Ihm zukommen, um mehr zu erhalten – was für ein Segen, wenn man es tut.

Im September 2003 war ich ausgebrannt. Zwei Jahre lang hatten wir finanziellen Stress zu ertragen auf Grund eines nicht gut gehenden Geschäftes, das schließlich mit Verlust verkauft wurde. Um einige Schulden zu tilgen, mussten wir unser Haus verkaufen. Ende Juli fanden wir einen Käufer, der uns zwei Wochen Zeit gab, um unsere Sachen zu packen und auszuziehen. Die verrückte Hetze des Packens und Ausziehens geschah auch noch an einem der heißesten Tage des Jahres, sodass all meine Energie und mein Enthusiasmus buchstäblich ausgetrocknet waren.

Es war mir klar, dass ich einige Zeit mit dem Herrn brauchen würde, um meine Batterien wieder aufzuladen. Ich konnte aber keinen Urlaub nehmen. Das neue Geschäft, das ich begonnen hatte, wuchs und erforderte meine Aufmerksamkeit, unsere Kinder gingen wieder zur Schule, das Leben ging weiter, und ich musste dran bleiben.

Ich musste eine Geschäftsreise nach Südkalifornien machen und entschied mich, das Wochenende alleine in einer Stadt zu verbringen, die sich nur wenige aussuchen würden – Borrego Springs.

Borrego Springs ist eine kleine, isolierte Ortschaft in der Wüste, drei Autostunden südöstlich von Los Angeles, im Anza-Borrego Desert State Park. Es gibt keine Fastfood Restaurants, keine Autobahnen, wenige Ampeln und ungefähr 2500 Einwohner … und zwar in den Nicht-Sommer-Monaten. Zwischen Juli und September klettern die Temperaturen auf über 40° Celsius, einige der Ortsansässigen verlassen die Stadt in kühlere Gegenden, und einige Geschäfte sind geschlossen. Der Ort liegt in einem Tal, das an der Westseite von trockenen, felsigen Hügeln eingeschlossen ist. Landschaftlich sieht man gelegentlich Palmen, grüne Kakteen und eine Menge brauner Steppenläufer.

Mein Hotel in der Wüste lag ein paar Meilen von den Hügeln entfernt. Weil ich schon einmal dort gewesen war, wusste ich, dass es einen kleinen Palmenhain gab, etwa zehn Minuten zu Fuß vom Hotel aus in Richtung Hügel. Dort hatte ich meine Begegnung mit dem Herrn geplant.

Freitagabend kam ich im Hotel an und wachte Samstagmorgen früh auf, bereit, mich auf den Weg zum Palmenhain zu machen. Ich ergriff meine Bibel und wollte gerade das Zimmer verlassen, als mich vier Worte trafen: »Nimm einen Stift mit.« Ich war in Eile, um meinen Bestimmungsort zu erreichen, deshalb ignorierte ich die Worte, schloss die Tür und machte mich auf den Weg.

Aber die Worte kamen noch einmal zurück: »Nimm einen Stift mit.« Diesmal verstand ich, dass der Herr wollte, dass ich etwas aufschreiben sollte, was Er mir zu sagen hatte. Ich rannte ins Zimmer zurück und ergriff einen Stift.

Es gibt nur wenige Orte, die so gut dazu geeignet sind, den Herrn zu suchen, wie die Wüste. Hier gibt es keinen Lärm, kein Geschrei und keine Ablenkungen, wie man sie in der Stadt findet. Dort gibt es nur zerklüftetes Terrain, sengende Temperaturen und Stille, die genauso dick ist wie die Hitze. Stilles Alleinsein beruhigt, vertieft und stärkt das Herz eines Mannes und öffnet die Tür für innige Gemeinschaft mit dem Lebendigen Gott. Der Herr trainierte Moses 40 Jahre in der Wüste, zog dort Johannes, den Täufer, auf und sandte Jesus vierzig Tage dorthin, bevor dieser mit Seinem Dienst begann. In der Stille hören und empfangen wir am Besten.

Im Stillehalten und Vertrauen besteht eure Stärke. JESAJA 30,15

Der Hain besteht aus einer Ansammlung von sieben großen Wüstenpalmen, jede etwa vier bis fünf Meter hoch. Die großen, grünen Palmwedel an der Spitze eines jeden Baumes bewegen sich sanft wie leise Ventilatoren und bieten Schatten für jeden Besucher, der von der Picknickbank Gebrauch macht, die vom *Department of Park and Recreation* (Amt für Parkpflege und Erholung) für Besucher dort aufgestellt worden ist.

Nachdem ich mir einige Augenblicke Zeit genommen hatte, um in der ruhigen Gelassenheit der Umgebung durchzuatmen, öffnete ich meine Bibel, blätterte in den Psalmen herum und blieb beim 63. Psalm stehen. Der vierte Vers stach heraus: »Denn deine Gnade ist besser als das Leben; meine Lippen sollen dich preisen.« Ich dachte über die Implikationen dieses Verses nach. Der Psalmist sagte, dass Gottes Liebe besser ist als Leben und alles, was damit verbunden ist: Erfolg in der Arbeit oder im Dienst, Geld, Sex, Leute oder Vergnügen. Um mehr über diese unglaubliche Liebe zu erfahren, durchsuchte ich schnell die Kapitel davor und danach und fand Psalm 59,11: »Mein Gott kommt mir entgegen mit seiner Güte.« In Vers 16 wird ergänzt: »Ich aber will deine Güte besingen am Morgen.« (direkt übers.)

Dann hatte ich das starke Gefühl, dass ich nicht allein war, und wieder kam Seine Stimme durch: »Ich habe dich gemacht, und Ich liebe dich: du bist Mir lieb.«

»Bist Du das, Herr?«, überlegte ich laut. Konnte Er wirklich solche großartigen Worte zu mir sagen? Oder bildete ich mir das nur ein?

Mit noch mehr Nachdruck kam: »Ich liebe dich, Mike.«

Als ich dies hörte, schmolz mein trockenes, verkrustetes Herz, und ich brach in einen Freudenschrei aus. Tränen flossen über mein Gesicht, als ich augenblicklich mit Licht, Liebe und Frieden bis zum Überfließen angefüllt wurde. Ich fühlte mich wie im Himmel. Einige Minuten lang sang ich dem Herrn still Lobpreislieder und dankte Ihm für das Geschenk Seiner kostbaren Gegenwart an diesem Morgen. Seine Liebe ist besser als Leben, und Seine strahlende Gnade ist wahrhaft begeisternd. Er blieb dran, auch wenn ich Ihn ignoriert, abgelehnt oder Ihn angezweifelt hatte.

Jetzt wusste ich, wofür der Stift war, und schnell schrieb ich die Verse aus den Psalmen und das, was der Herr an dem Morgen gesagt hatte, auf ein leeres Blatt hinten in meiner Bibel. Oben auf die Seite schrieb ich: „20. 9.03, Borrego Springs.«

Ich denke, dass der Herr mich an jenem Morgen nicht nur meinetwegen zu einem Stift greifen ließ, sondern auch deinetwegen, denn ich glaube, dass Er *dir* begegnen will und *dich* mit Seiner Liebe, die besser als Leben ist, überschütten möchte.

Ich beende dies Buch hier in der Hoffnung, dass du dich Ihm an einem ruhigen Ort nähern und Seine Liebe empfangen wirst. Es gibt keinen größeren Segen als den, in der Gegenwart des Lebendigen Gottes zu sein.

> *Die Hoffnung aber lässt nicht zu Schanden werden, weil die Liebe Gottes ausgegossen ist in unsere Herzen durch den Heiligen Geist, der uns gegeben worden ist.* RÖMER 5. 5

> *Jedem einzelnen unter uns aber ist die Gnade nach dem Maß der Gabe Christi verliehen worden.* EPHESER 4,7

> *Du weisest mir den Pfad des Lebens, Fülle der Freuden vor deinem Angesicht und Wonnen in deiner Rechten ewiglich.* PSALM 16,11

DER KLEINE JUNGE – TEIL 2

Während der Kleine Junge schläft, erscheint ihm Jesus in einem Traum. Er und Jesus stehen außerhalb eines Hauses, das merkwürdig vertraut aussieht …

Jesus trägt ein helles, weißes Gewand. Licht scheint von Ihm auszugehen. Als Er den Kleinen Jungen fragt, liegt ein Ausdruck von Mitgefühl in Seinen Augen: »Erlaubst du mir, dich zu heilen?« Obwohl der Kleine Junge Angst hat, nimmt ihm der Ausdruck auf dem Gesicht Jesu seine Befangenheit.

»Ich glaube schon. Was muss ich tun?«

»Komm mit mir ins Haus.«

Plötzlich erinnert sich der Kleine Junge, vor wessen Haus sie stehen – es ist das von Onkel Frank.

»*Ich kann da nicht reingehen … ich kann es nicht*«, sagt der Kleine Junge mit erschrecktem Flüstern.

»Du hast die Wahl. Wenn du willst, kannst du bleiben, wo du bist, aber dann wird dein Leben so bleiben.«

Der Kleine Junge denkt zurück, wohin ihn sein Verhalten gebracht hat und wie er sein Kleines Mädchen verloren hat.

»Okay.«

Im nächsten Augenblick stehen der Kleine Junge und Jesus in Onkel Franks Schlafzimmer, dem Ort, wo dem Kleinen Jungen so schreckliche Dinge angetan worden waren. Er fühlt sich ganz schlecht im Bauch … und zornig. Er hasst

Onkel Frank. »*Warum*?«, fragt er. »Jesus, warum hast du zugelassen, dass das mit mir passiert ist?«

Mit festem Blick schaut Jesus ihn an: »Würde es einen Unterschied machen, es zu wissen?« fragt Er sanft.

»Ich …,« und dann merkt der Kleine Junge auf einmal, dass Jesus Recht hat. Zu wissen ›warum‹ kann das Geschehene nicht mehr ändern. Ein Gefühl völliger Hoffnungslosigkeit überkommt ihn, und der Kleine Junge beginnt zu weinen.

Jesus streckt ihm die rechte Hand entgegen und sagt: »Ich liebe dich, mein Kind.«

Als er das hört, wirft sich der Kleine Junge in die Arme Jesu und lässt alles raus; Jahre des Schmerzes, der Scham und des Kummers werden unter tiefen Wellen des Schluchzens ausgegossen. Als er Jesus erlaubt, ihn zu trösten, dringt die Wärme der Liebe Gottes in sein Herz ein und heilt das Herz des Kleinen Jungen. Gott liebt ihn *wirklich*, wie die Bibel es sagt.

»Mein Kind, du bist dein ganzes Leben lang in diesem Zimmer gewesen, und das hat dich in Schmerz und Sünde gefangen gehalten. Bist du bereit, es zu verlassen?«

»Ja, Herr!«

»Wenn du dieses Zimmer verlassen willst, musst du deinem Onkel vergeben.«

Der Kleine Junge zögert einen Augenblick; das hat er nicht erwartet. Onkel Frank verdiente keine Vergebung, verflixt nochmal, der hatte noch nicht einmal darum gebeten. Aber dennoch, die Freude im Herzen des Kleinen Jungen ist zu gut, um sie noch weiter mit Bitterkeit zu verpfuschen, wozu sollte es gut sein, sich weiter zu ärgern?

»Ich vergebe Onkel Frank«, sagt der Kleine Junge fest.

Jesus lächelt: »Du musst nie wieder in diesen Raum zurückkehren.«

Im gleichen Augenblick stellt der Kleine Junge fest, dass er und Jesus zurück im Wohnzimmer seines Hauses sind. Das einzige Licht im Haus geht von Jesus aus. Alle anderen Lichter im Haus sind noch ausgeschaltet. »Kann ich jetzt bitte mein Kleines Mädchen zurück haben?«, fragt der Kleine Junge.

»Das liegt bei ihr. Wenn sie mir nicht erlaubt, sie zu heilen, wie du es getan hast, kommt sie vielleicht nicht zurück. Es gibt viele Kleine Mädchen, die von anderen Kleinen Jungen verletzt worden sind, die nicht zurückkommen. Aber egal, was passiert, jetzt muss ich dein Erster Bester Freund sein, nicht das Kleine Mädchen. Wenn sie wieder zu dir zurückkommt, musst du die Entscheidung treffen, sie beständig in dein Herz zu lassen, damit eure Beziehung lebendig bleibt. Sie will dich, nicht die Brotkrumen deines Lebens. Wirst du mir vertrauen, egal, was passiert?«

Nachdem sie stundenlang im Haus ihrer Mutter geweint hat, hat das Kleine Mädchen sich entschieden. Sie wird nicht zu ihrem Kleinen Jungen zurückgehen. »Vielleicht hat der Kleine Junge, der mir begegnet ist, nie existiert«, überlegt sie. Innerlich fühlt sie sich hart, kalt und leer. »Ich werde nie wieder zulassen, dass mich jemand so verletzt«, verspricht sie sich selbst.

In dieser Nacht erscheint ihr Jesus in einem Traum. Er und das Kleine Mädchen stehen außerhalb des Hauses, in dem sie aufgewachsen ist.

»Erlaubst du mir, dich zu heilen?«, fragt Er.

»*Mich* heilen? *Wovon*?«

Jesus schweigt. Er schaut sie nur mit einem intensiven, aber mitfühlenden Blick an, der ihr Herz wie eine Wachskerze schmelzen lässt.

»Okay«, sagt sie.

Plötzlich sind sie in der Küche und stehen vor der Arbeitsplatte – und es liegt eine Notiz darauf. Es ist die, die ihr Papa schrieb, als er wegging.

»Wo warst du mein ganzes Leben lang?«, fragt das Kleine Mädchen Jesus …, »Warum hat mein Vater uns verlassen? Und warum hast du mir einen Kleinen Jungen gegeben, der sich die Bilder von anderen Kleinen Mädchen ansieht?«

Sanft wiederholt Jesus seine Anfangsfrage: »Erlaubst du mir, dich zu heilen?«

»*Warum beantwortet Er nicht meine Fragen?*«, überlegt sie, als sie noch einmal nickt.

Auf der Küchenarbeitsplatte steht eine kleine, rechteckige Schachtel. Jesus geht zu ihr, nimmt sie und reicht sie dem Kleinen Mädchen. In der Schachtel ist das Kleid, dass ihre Mutter ihr für den Tanz gekauft hatte.

»Möchtest du für mich tanzen?«, fragt Jesus.

Das Kleine Mädchen kann nicht glauben, was sie gerade gehört hat. Der König des Universums lädt sie ein, für Ihn zu tanzen.

»Okay«, flüstert sie und versucht, die Tränen zurück zu halten.

Plötzlich sind sie im Schulsaal. Das Kleine Mädchen trägt das weiße Kleid und die Schuhe, die ihre Mama ihr gekauft hat, und sie steht mitten auf der Bühne; alle Scheinwerfer sind auf sie gerichtet. Es sind viele Leute im Zuschauerraum, aber weil es dunkel ist, kann sie die Gesichter nicht erkennen, außer einem einzigen. In der Mitte der ersten Reihe sitzt Jesus, der sie anlächelt wie ein stolzer Vater.

Musik setzt ein, und das Kleine Mädchen tanzt, wie sie nie zuvor getanzt hat. Ihr Timing ist perfekt, ihre Bewegungen präzise. Während sie tanzt, kann sie ihre Augen nicht von Jesus abwenden. Aufmerksam beobachtet Er jede ihrer Bewegungen.

Einige Minuten später beendet das Kleine Mädchen ihren Tanz, und donnernder Applaus brandet auf. Die Lichter gehen an, und sie erkennt, dass das Auditorium mit Engeln gefüllt ist. Während sie wie erstarrt dasteht, steht Jesus auf, geht auf sie zu und umarmt sie. Das Kleine Mädchen bricht zusammen, fällt schluchzend zu Boden und schüttet vor Ihm all den Schmerz ihres Lebens aus. Als keine Tränen mehr kommen, breitet sich Wärme in ihrem Herzen aus, und da, wo Zorn und Kummer waren, ist jetzt Freude. Zum ersten Mal in ihrem Leben weiß sie, dass sie geliebt ist.

»Meine Tochter, vergibst du deinem Vater, dass er dich verlassen hat?«

»Ja, Herr«, antwortet das Kleine Mädchen eifrig.

»Vergibst du dem Kleinen Jungen?«

Das war nicht leicht. Er hatte sie wie kein anderer verletzt.

»Wenn ich ihm vergebe, bedeutet das, dass ich zu ihm zurückgehen muss?«

»Nein, das ist deine Entscheidung. Aber wenn du nicht die Entscheidung triffst, ihn loszulassen, wird dein Herz mit Bitterkeit vergiftet bleiben.«

Einige Sekunden lang denkt das Kleine Mädchen darüber nach und sagt dann leise: »Ja, ich vergebe ihm. Aber Jesus, ich kann nicht zu dem Kleinen Jungen zurückgehen, wenn er mich noch einmal so verletzt. Wirst du ihn genauso heilen wie mich?«

»Jeder kleine Junge muss die Entscheidung treffen, mich ihn heilen zu lassen. Es gibt viele, die es nicht tun. Wenn du die Antwort darauf wissen willst, geh hin und frag ihn. Wenn du entscheidest, bei ihm zu bleiben, wirst du ihn so annehmen müssen, wie er ist, damit eure Beziehung klappen kann. Ich habe ihn zu einem bestimmten Zweck so gemacht, wie er ist, und deine Rolle wird es sein, ihn für diesen Zweck aufzubauen.«

Es ist zwei Wochen später, sechs Uhr abends, und der Kleine Junge ist allein zuhause. Obwohl er nichts von dem Kleinen Mädchen gehört hat, seit sie weggegangen ist, ist er fest entschlossen, Jesus zu vertrauen, egal was geschieht.

Es klopft an der Tür … der Kleine Junge macht auf und ist über den Anblick vor ihm erstaunt. Da vor der Tür steht sein Kleines Mädchen und trägt ein weißes Kleid. Sie sieht wie ein Engel aus. Ihre Haare sind so frisiert, wie er sie noch nie zuvor gesehen hat, und eine dünne Goldkette mit einem Kreuz liegt um ihren Hals. Der Kleine Junge geht einige Schritte rückwärts, bis seine Füße gegen das Unterteil der Couch stoßen und er hinein fällt … er weiß nicht, was er sagen soll, und er spürt, was immer er sagen könnte, könnte nicht genug sein.

Das Kleine Mädchen tritt ein, schließt die Tür und setzt sich an das andere Ende der Couch. Einige Minuten lang schauen sie einander nur an, ohne etwas zu sagen.

Endlich fasst sich der Kleine Junge ein Herz und sagt:

»Es tut mir leid.«

Das Kleine Mädchen nickt …

»Ich bin Jesus begegnet!«, sagt er.

»*Bist* du?«, fragt sie. »Ich auch!«

Langsam nehmen sie einander bei der Hand …

… und Jesus lächelt.

DER WEG DER EHEFRAU

In vielen Wochen bekomme ich mehr E-Mails von Frauen, die fragen, wie sie mit dem Betrug ihrer Männer fertig werden können, als ich Mails von Männern erhalte. Eine Frau erleidet einen gewaltigen Schmerz und braucht ebensoviel Hilfe bei der Heilung vom Verrat ihres Mannes, wie sie der Mann braucht, um davon frei zu werden.

Vor einigen Jahren habe ich Michelle gebeten, mir in einem Brief zu beschreiben, wie mein Kampf mit sexueller Sünde sie beeinflusst hat. Das Folgende ist ihr Brief:

Zu dem Zeitpunkt waren die Dinge etwas unklar, und ich war jung und wusste nicht, was ich von dem allen halten sollte.

Es hat wirklich meine Unsicherheit aufflackern lassen. Ich verglich mich mit anderen Frauen ›in deinen Augen‹. Ich versuchte immer zu sehen, was du an anderen Frauen attraktiver fändest – wo meine Mängel waren. Am Anfang unserer Ehe war es am schlimmsten. Meine Unsicherheit und deine Abhängigkeit trugen in gleicher Weise zum Desaster bei.

Aus Neugier habe ich mir ein paar Mal Pornofilme angesehen, um herauszufinden, was mir im Bett fehlte. In gewisser Weise war das selbstquälerisch. »Ich bin nicht gut genug«, »Ich kann dem Vergleich nicht standhalten«. Was war es, was du dir angeschaut hast oder wovon du angezogen wurdest, das ich nicht erfüllen konnte? Ich habe mir beständig Frauen angeschaut (wahrscheinlich mehr als du), um zu sehen, ob du ihre schmaleren Taillen, ihren größeren Busen oder was auch immer bemerken würdest.

Es ist mir schließlich besser gelungen einzusehen, dass es nicht ›mein Fehler‹ ist. Solltest du dich jemals wieder auf die Straße abwärts und der Selbstzerstörung begeben, wird es nicht mein Fehler sein. Es würde mich beeinflussen, ja, aber nicht so wie vor zwölf Jahren.

Deine Sexabhängigkeit hat das bisschen Selbstwertgefühl, das ich damals hatte, ruiniert, und es blieb nicht mehr viel davon übrig, womit man etwas anfangen konnte. Ich wurde gegenüber allem übervorsichtig – ich hatte Angst, wenn ich nicht ›perfekt‹ wäre (was immer das sein mag), würdest du gehen oder abirren. Ich hatte dich zu meinem Alles gemacht, was falsch war, und als du mich 1991 mit einer Prostituierten betrogen hast, hat es mich verwüstet.

Noch heute kämpfe ich mit Unsicherheit; ich bin paranoid bei jedem Bild, das auf irgendetwas sein könnte, was wir mit der Post bekommen oder selbst in einer Zeitschrift, die ich lesen möchte. Es ist nicht so, dass ich glaube, dass du wieder dahin zurückgehen würdest, wo du einmal warst, aber dass du in diesem Bild etwas sehen könntest, was du nicht in mir hast.

Der Prozess der Heilung vom Ehebruch des Mannes oder seiner Pornoabhängigkeit ist schwierig, oft schmerzhaft und braucht Zeit. Weil Gott derjenige ist, der die Wiederherstellung in der Hand hat, kann Er auch das Herz einer Frau heilen und ihre Ehe erneuern. Oft ist die erneuerte Beziehung stärker als die alte. Ich werde einige der Punkte, die meine Frau in ihrem Brief angeführt hat, aufgreifen als Leitfaden für einige der Bereiche, die wir untersuchen müssen.

DIE PORNO/SEXABHÄNGIGKEIT DEINES MANNES IST NICHT DEINE SCHULD.

Du könntest 20 Jahre alt mit einem perfekten Körper sein, deinem Mann allen Sex geben, den er sich wünscht, und es würde dennoch seinen Kampf mit sexueller Sünde nicht beenden. Sexabhängigkeit ist die falsche Methode eines Mannes, mit der Leere, dem Schmerz und der Einsamkeit in seinem Herzen fertig zu werden. Es ist die Suche nach der Liebe Gottes an der falschen Stelle. Sex kann ein leeres Herz nicht mit der Liebe Gottes füllen, und du kannst es auch nicht. Seine Entscheidung, Ehebruch zu begehen durch lustvolle Gedanken, Porno anzusehen oder Sex mit einer anderen Person zu haben, ist nichts, was du verursacht hättest oder was du ändern könntest, *ganz egal, was er sagt*. Manche Männer versuchen es mit einer Vernebelungstaktik, indem sie sagen: »Wenn du mir nur mehr Sex geben würdest, wäre ich nicht so.« Wenn dein Mann versucht, dies bei dir anzuwenden, *sprich ihn darauf an*. Erlaube ihm nicht, seine Entscheidung, dem Gott der Lust zu dienen, an dir festzumachen.

Wenn dein Mann tief in sexueller Abhängigkeit steckt, besteht die Möglichkeit, dass er defensiv wird, in Ichbezogenheit eintaucht und besessen davon ist, seinen ›Schatz‹ zu schützen. Das heißt, dass er alles versuchen wird, um das Übernehmen der eigenen Verantwortung für seine Sünde zu vermeiden. Die Schuld für seine Entscheidung, Lust anzubeten, liegt zu 100 % auf seinen Schultern, deshalb lass niemals zu, dass dein Mann einen Schuldtrip auf dich legt.

> *Vielmehr wird jeder versucht, indem er von seiner eigenen Lust gezogen und gelockt wird.* JAKOBUS 1,14

ERLAUBE DEINEM MANN NICHT, DICH WIE EINE PROSTITUIERTE ZU BEHANDELN.

Frauen erlauben ihren Männern, sie wie Huren zu behandeln, wenn sie ihnen gestatten, mit ihrer sexuellen Sünde unvermindert weiterzumachen, ohne sie zu konfrontieren. Wenn dein angehender Bräutigam dir vor der Hochzeit gesagt hätte: »Ich werde wenigstens einmal wöchentlich zu Bildern von anderen nackten Frauen masturbieren … oder ich könnte in der Ehe ein bis zwei Affären haben«, wärst du nicht mit ihm vor den Altar getreten.

Du bist eine kostbare Tochter Gottes, nicht eine Trophäe für sein Bücherregal, die man abstaubt und benutzt, wenn einem danach ist.

> *Eine großartige Frau, wer kann sie finden? Denn ihr Wert ist größer als der von Juwelen.* SPRÜCHE 31,10 (DIREKT ÜBERS.)

Wenn dein Mann auf Pornografie oder Sexabhängigkeit besteht, musst du mit ihm eine Linie in den Sand ziehen: »Entweder ich oder Pornografie … oder wir müssen uns über Trennung unterhalten.« Ich weiß, das klingt hart, aber wenn du nicht einen festen Standpunkt einnimmst, gibst du ihm die Erlaubnis, mit Sünde weiterzumachen (man kann es auch *ermöglichen* nennen). Trennung ist eine berechtigte Alternative, die zeigt, dass es null Toleranz für jegliche Form des Ehebruches gibt und doch die unermesslichen Zerstörungen einer Scheidung vermieden werden. Leider sehen viele, christliche Männer nicht, wie zerstörend ihre sexuelle Abhängigkeit ist, bis ihre Frauen sagen: »Bis hierher und nicht weiter.« Die Mehrzahl der Männer, die zum ersten Mal zu unseren Gruppen gekommen sind, waren deshalb da, weil ihre Frauen sie erwischt hatten und darauf bestanden, dass sie Hilfe in Anspruch nahmen.

Du solltest von deinem Mann nicht weniger als eine vollkommene Hingabe akzeptieren, dass er alles tut, was nötig ist, *und zwar sofort*, um mit Lust zu brechen. Wenn er nicht alles daran setzt, wird es mit ihm nicht besser werden. Auch das Verweigern von Hilfe bedeutet, dass er immer noch versucht, an der ehebrecherischen Lust festzuhalten.

Die meisten Sexabhängigen sind professionelle Lügner; das bedeutet, dass nicht seine Worte, sondern nur sein Verhalten für dich der einzige Beweis ist, dass er sich ernsthaft von Lust trennen will.

›Ernsthaft‹ heißt, sich einmal wöchentlich mit einer Gruppe oder einem Austauschpartner zu treffen, alle Stolpersteine der Lust aus dem Haus zu entfernen (z.B. überwachende Software wie *Covenant Eyes* zu installieren oder, wenn nötig, das Internet oder TV komplett abzumelden) und die zentralen Themen anzugehen, die ihn zur Lust getrieben haben.

Es ist schwer, zu konfrontieren, aber es rettet deine Familie. Es ist eine schreckliche Vorstellung für einen Mann, über seine sexuelle Sünde zu sprechen, besonders wenn Porno und Masturbation involviert sind. Manche Männer werden auf Zornausbrüche und leere Beschuldigungen zurückgreifen (»du gibst mir nicht genug Sex«), um die Aufmerksamkeit von der eigentlichen Sache abzulenken. Beiße nicht an, wenn er einen Köder zum Themenwechsel hinwirft, bleibe auf seine Handlungen konzentriert.

Wenn es nötig ist, deinen Mann zu konfrontieren, schlage ich vor, dass du dir zuerst einige Tage Zeit nimmst und betest. Wenn möglich, bitte einige deiner Freunde, das auch zu tun. Bitte den Herrn, dass Er das Herz deines Mannes erweicht und ihn darauf vorbereitet, sich der Wahrheit zu stellen. Bitte um Seine Führung hinsichtlich des richtigen Timings und hinsichtlich der Art und Weise, wie du die Sache angehen kannst. Konfrontation sollte in einem Geist der Liebe geschehen, nicht aggressiv. Tu dein Bestes, um die Wahrheit in Liebe auszusprechen.

Wenn er dir nicht zuhören will, hast du zwei Möglichkeiten: zu packen oder ihn aufzufordern zu gehen. Du könntest auch in Betracht ziehen, einige christliche Männer zu bitten, die ihn kennen, zu intervenieren.

In dieser Schlacht steht deine Ehe und Familie auf dem Spiel. Wenn dein Mann zu Porno agiert, verdirbt er euer Zuhause mit Bösem. Satan hat schon viele Pornostapel von Vätern benutzt, um dessen Kinder mit diesem Medium vertraut zu machen. Ich höre beständig Geschichten von Männern, deren erste Begegnung mit Porno von ihren Vätern kam. Jeder Tag, an dem du die Konfrontation aufschiebst, ist ein weiterer Tag der Gefahr für deine Familie.

Obwohl es schwierig und schmerzhaft ist, deinen besten Freund zu konfrontieren, kann ich dir sagen, dass ich von vielen Männer gehört habe, dass das Erwischtwerden das Beste war, was ihnen passierte. Sie wurden dadurch gezwungen, das Versteckspiel aufzugeben und sich auf den Weg zur Freiheit zu begeben.

TRAUE DEINEN INSTINKTEN.

Meine Erfahrung hat gezeigt, dass Frauen die Porno- oder Sexabhängigkeit ihrer Männer spüren, bevor sie es definitiv wissen. Sie haben einen sechsten Sinn, der den Männern fehlt. Wenn dein Herz dir sagt, dass mit deinem Mann etwas nicht stimmt (und es nicht aus Unsicherheit kommt), dann besteht eine gute Möglichkeit, dass du richtig liegst. Warnzeichen sind emotionale Zurückgezogenheit, Isolation, mangelndes (oder zu viel) Interesse an Sex, Verteidigungshaltung, ein harter, kritischer Geist und langes Aufbleiben, um am Computer zu ›arbeiten‹ oder fernzusehen. Lass deinen Instinkten Gebet folgen und bitte den Einen, der alles Verborgene ans Licht bringt, das auch bei deinem Mann zu tun.

> *Dann hob der König an und sprach zu Daniel: Es ist wahr, euer Gott ist der Gott der Götter und der Herr der Könige und der Offenbarer der Geheimnisse; denn du hast ja dieses Geheimnis zu offenbaren vermocht.* DANIEL 2,47

> *Denn nichts ist verborgen, außer damit es offenbar wird, und nichts ist ein Geheimnis geworden, außer damit es an den Tag kommt.* MARKUS 4,22

HOLE ANDERE FRAUEN AUF DEINE SEITE.

Versuche nicht, diese Sache alleine durchzustehen. Du bist tief verletzt worden und brauchst andere Frauen, die dich unterstützen, trösten und mit dir beten können. (Es ist wichtig, dass deine Ermutiger nicht noch mehr Öl auf das Feuer deines Zorns gießen – das würde es nur noch schlimmer machen!) Frauen, die alles in sich wie in einer Flasche verschließen, sind ein Vulkan, der nur darauf wartet, auszubrechen, und es aufzuschieben, andere um Unterstützung zu bitten, legt noch mehr Druck hinter die kommende Explosion.

> *… und unsere Hoffnung ist eurethalben fest, weil wir wissen, dass ihr, wie der Leiden, so auch des Trostes teilhaftig seid.*
>
> 2. KORINTHER 1,7

So wie die meisten mit Sexabhängigkeit kämpfenden Männer denken »ich bin der einzige, der dieses Problem hat, deswegen kann ich mit niemandem darüber sprechen«, so denken ihre Ehefrauen »ich kann mit niemandem darüber reden; keine andere Frau redet darüber, deshalb muss ich die einzige sein.« Erinnere dich daran, dass die Untersuchungen ergeben haben, dass mindestens 50 % der Männer in den Gemeinden ein Problem mit Pornografie oder Sexabhängigkeit haben. Das bedeutet, dass 50 % der Ehefrauen zu irgendeiner Zeit (wenn der Kampf ihrer Ehemänner ans Licht kommt) mit dem Schmerz der Untreue ihrer Männer zu tun haben. Du bist nicht allein, und es gibt viele andere Frauen, die durch die gleiche Situation gehen.

Einige Frauen vermeiden das Gespräch über das Problem ihrer Ehemänner, weil sie Angst haben, dass andere denken könnten, »sie hat nicht genug getan (du kannst hier die Unsicherheit deiner Wahl einsetzen) für ihn.« Die Sexabhängigkeit ihrer Ehemänner, so denken sie, ist ein deutlicher Hinweis auf die beklagenswerte Tatsache, dass es in ihrer Ehe einen Bereich gegeben haben muss, wo sie versagt haben, und wenn andere Frauen das herausfinden, würde man sie richten. Denke immer daran: die Sexabhängigkeit deines Mannes ist nicht deine Schuld. Satans Ziel ist es, deine Ehe zu zerstören, und er wird den Angriff verstärken mit Gedanken des Zweifels, der Unsicherheit und der Angst davor, von anderen gerichtet zu werden, um dich isoliert zu halten, abgeschnitten von Hilfe und Ermutigung. (Er verwendet die gleiche Angriffsmethode bei deinem Mann, um ihn davon abzuhalten, Hilfe zu suchen.)

Du brauchst andere Frauen auch, um zu vermeiden, dass die gesamte Wucht deines Schmerzes und deines Zornes auf deinem Mann abgeladen wird. Das heißt nicht, dass du nicht deinem Mann gegenüber deine Gefühle zum Ausdruck bringen sollst; das solltest du schon tun, aber erinnere dich daran, er ist die Quelle deines Schmerzes. Das Gespräch mit anderen Frauen über deinen Schmerz und Zorn ist ein Sicherheitsventil, das Druck von der Ehe wegnimmt, damit sie abkühlen und heilen kann.

HAST DU EIN FAULES EI ERWISCHT, LASS ES FALLEN UND SCHAU AUS NACH EINEM GUTEN.

Ich sage es nicht gerne, aber die Wahrheit ist, dass es viele Christen gibt, Pastoren eingeschlossen, die von den Bereichen, die mit der Wiederherstellung einer Ehe nach sexueller Sünde zu tun haben, nichts verstehen oder nicht dazu ausgerüstet sind, Hilfe zu geben. Ich bekomme E-Mails von Ehefrauen, die in der Seelsorge von Pastoren zu hören bekamen: »Durch so etwas gehen Männer eben«, »vielleicht tust du zuhause nicht genug« (Übersetzung – ihm genug Sex geben) oder »du musst nachhause gehen und dich deinem Mann unterordnen«. Ratschläge wie diese sind genauso Missbrauch wie das, was dein Mann dir antut.

Wenn du dich der falschen Person anvertraut hast, dann lass dich dadurch nicht so entmutigen, dass du aufgibst oder in Isolation bleibst. Bitte den Herrn, dich zu jemandem zu führen, der versteht und helfen kann.

Wir haben Frauen im ›LOVEISMORE‹-Dienst, die dir per E-Mail gerne Unterstützung zukommen lassen, wenn es in deiner Nähe niemanden gibt, mit dem du sprechen kannst. Unter www.loveismore.de findest du weitere Informationen.

STELL DICH AUF SEINE SEITE.

Wenn dein Mann sich auf den Weg der Gnade begibt, erwarte nicht, dass er über Nacht vollkommen und endgültig frei wird von jeglicher, sexueller Sünde, besonders dann nicht, wenn er seinen Sinn über Jahre hinweg mit Lust gesättigt hat. (Ich beziehe mich hier nicht auf außereheliche Sexualität, die sofort beendet werden muss.) Die meisten Männer werden in ihren Teenagerjahren von Pornografie oder sexueller Sünde abhängig, was bedeutet, dass sie in einem Kampf stehen, der schon ihr ganzes Leben lang dauert. Das ist keine leichte Aufgabe.

Wenn dein Mann durch sein beständiges Verhalten zeigt, dass er von der Sexabhängigkeit wirklich frei werden will, unterstütze ihn bei diesem Kampf. Bete jeden Tag mit ihm und für ihn. Frage ihn einmal pro Woche (nicht täglich), wie es ihm damit geht; das wird seinem Leben mehr Verantwortlichkeit hinzufügen. Seine Sexabhängigkeit hat mit der Behandlung eines verwundeten Herzens zu tun, und er ist wahrscheinlich genauso verwirrt und ängstlich, wie du es bist, zusätzlich zu der Scham.

Die Ehefrau eines Mannes kann seine größte Hilfe im Kampf gegen Lust sein. Du kennst seine blinden Flecken, seine Schwächen und Ängste besser als sonst jemand. Deine Unterstützung bedeutet ihm am meisten. Wenn er zum Beispiel auf Geschäftsreise gehen muss, bete mit ihm am Telefon, wenn er im Hotelzimmer ist und frage ihn am nächsten Morgen, was er sich angeschaut hat. Wenn ich auf Reisen bin und Michelle fragt, ob ich den Fernseher ausgeschaltet gelassen habe, baut das meinen Geist auf. Sie zeigt mir damit, dass sie mich trotz meiner Schwächen liebt, und bereit ist, mit mir zu kämpfen. Satan hätte es lieber, wenn du dich gegen deinen Mann stellst, anstatt mit ihm gemeinsam im Kampf zu stehen.

> *Zweie sind besser dran als nur einer; sie haben doch einen guten Lohn für ihre Mühe.* PREDIGER 4,9

SUCHE NICHT AN DEN FALSCHEN STELLEN TROST.

Du magst in der Versuchung stehen, Trost in den Armen eines anderen Mannes zu finden oder mit anderen Männern in Chat-Rooms Kontakt aufzunehmen, während dein Mann sich abmüht. Tu das nicht. Dadurch wird nur noch mehr Schmerz, Stress und Druck auf eine Ehe gelegt, die schon am Zerreißpunkt angekommen ist. Fange nicht an, dir selbst Pornofilme anzusehen – wie es Michelle tat –, um herauszufinden, wo »es bei dir gefehlt hat«. Das wird dich und deine Familie nur noch mehr verderben. Bleibe standhaft gegen die Versuchung, in romantischen Fantasien zu schwelgen, was ein Wegbereiter für sexuelle Sünde ist. Halte deine Seite der Straße sauber, egal, was dein Mann tut.

Einige Frauen mögen eine Tendenz haben, sich während dieser Zeit dem Essen als Trost zuzuwenden. Sich mit Essen vollzustopfen, wird das Problem nicht lösen, und so wie bei Lust kann das eine emotionale Mauer von Scham zwischen dir, Gott und deinem Mann aufrichten. Andere versuchen, abzuhungern, um die ›vollkommene Frau‹ zu werden, sodass sie ›das Problem ihres Mannes lösen können‹. Die vollkommene Frau ist ein Mythos, und wenn du abnimmst, ändert das sein Herz nicht.

Suche Trost von anderen Frauen und besonders von Jesus, der darauf wartet, dass du zu Ihm kommst. Wenn du noch nicht damit angefangen hast, beginne ein Tagebuch und schreibe dem Herrn deine Gefühle nieder, so wie es Hiob mitten in seinem Kummer tat. Gott kann dich segnen, trösten und zu dir sprechen, wenn du dein Herz vor Ihm ausschüttest. Lass Ihn dich lieben.

> *Vertraue auf ihn, du ganze Volksgemeinde, schüttet euer Herz vor ihm aus! Gott ist unsre Zuflucht.* PSALM 62,9
>
> *Lass doch deine Gnade mir zum Troste werden nach deiner Verheißung an deinen Knecht.* PSALM 119,76
>
> *Denn wie die Leiden Christi überaus reichlich über uns kommen, so ist durch Christus auch unser Trost überaus reichlich.* 2. KORINTHER 1,5

SUCHE NACH HEILUNG VON DEN TIEFEN WUNDEN IN DEINEM EIGENEN HERZEN.

Es ist kein Zufall, dass du einen Mann geheiratet hast, der in sexuelle Sünde gefallen ist. Oft hat die Frau einen Sexabhängigen geheiratet, weil der ihren Vater emotional widerspiegelt. Frauen, die von einem emotional abwesenden Vater aufgezogen worden sind, werden oft von einem emotional abwesenden Mann angezogen. Viele suchen ihren Ehemann mit dem versteckten Motiv aus, die Verletzungen der Kindheit zu bewältigen – das heißt, sie glauben, den Ehemann zu verändern und/oder ›die perfekte Ehe und das perfekte Zuhause‹ zu erschaffen, würde ihre Verletzungen heilen.

Wenn dann der Betrug des Mannes tief in diese alten Furchen der Ablehnung und des Schmerzes schneidet, gleiten sie in eine tiefe Depression, kämpfen mit unkontrollierbaren Wutausbrüchen oder wenden sich Fälschungen des Trostes zu. Genauso wie dein Mann sich um die Grundprobleme kümmern muss, um das Unkraut herauszureißen, das ihn in die Sklaverei der sexuellen Sünde gebracht hat, musst du dich den Kernbereichen stellen, die deinen Zorn, deine Unsicherheit oder Depression füttern. Wenn die Wurzeln dieser tiefen Grundverletzungen erhalten bleiben, wirst du noch in Bitterkeit und Depression verharren, wenn dein Mann längst aus seiner Sexabhängigkeit heraus ist, mit der unerwünschten Wirkung, dass die Ehe nicht über den Betrug hinwegkommt und heilen kann.

Kapitel sieben bis zehn können dir helfen, diese Bereiche anzuschauen, ebenso wie der Prolog und der Epilog.

MACHE DEN HERRN ZU DEINER ERSTEN LIEBE.

In ihrem Brief schrieb Michelle: »Ich hatte dich zu meinem Alles gemacht«, was eine andere Formulierung dafür ist, dass sie aus mir einen Götzen gemacht hatte. Ich werde nie vergessen, was sie sagte, nachdem ich ihr meinen Ehebruch gestanden hatte: »Ich hatte dich auf ein Podest als großer, christlicher Mann gestellt, und du hast es zerschmettert.«

Männer sind keine Ritter in glänzenden Rüstungen, auch keine romantischen Traummaschinen, die das Herz einer Frau mit all der Liebe füllen können, die sie sich ersehnt – wir sind zerbrochene Tongefäße. Während Männer (die aufgabenorientiert sind) dazu neigen, ihren Beruf oder Dienst zu ihrem Götzen oder ihrer Lebensquelle zu machen, neigen Frauen dazu, ihre Beziehungen zur Hauptquelle ihres Selbstwerts, ihrer Annahme und Liebe zu machen. Wenn eine Frau ihren Mann oder ihre Familie zu ihrem Gott macht (das heißt: »Ich bin vollkommen, wenn ich den perfekten Ehemann mit den perfekten Kindern habe«), legt sie damit unmäßige Lasten und Erwartungen auf die Schultern ihrer Lieben. Wenn dann etwas falsch läuft, wenn sie zum Beispiel entdeckt, dass ihr Mann ein Sünder ist, abhängig von Porno und Masturbation, bricht ihre Welt zusammen, wenn das mangelhafte Fundament, auf das sie ihr Selbstwertgefühl aufgebaut hat, auseinander fällt.

Als Gott sich entschloss, dem Adam die Eva zu geben, sagte Er (1. Mose 2): »Es ist nicht gut, dass der Mensch allein sei. Ich will ihm eine Hilfe schaffen, die zu ihm passt.« Es war nicht Seine Absicht, dass Adam Evas Gott sein sollte, ebenso sollte Adam die Eva nicht anbeten. Du bist nicht die Antwort auf ›die Frage‹ deines Mannes, ebenso wenig kann er dein Herz mit der Liebe Gottes füllen.

Unsere Erste Liebe sollte Christus sein, nicht der Ehepartner. In Ihm finden wir unsere Erfüllung und die Liebe, die ein leeres Herz heilt und erfüllt.

> *… und ihr seid erfüllt in ihm, der das Haupt jeder Gewalt und Macht ist.* KOLOSSER 2,10

> *Deshalb beuge ich meine Knie vor dem Vater, von dem jedes Geschlecht im Himmel und auf Erden den Namen hat, damit er euch mit dem Reichtum seiner Herrlichkeit verleihe, durch seinen Geist mit Kraft gestärkt zu werden am inwendigen Menschen, auf dass Christus durch den Glauben in euren Herzen wohne, indem ihr in der Liebe gewurzelt und gegründet seid, damit ihr imstande seid, mit allen Heiligen innezuwerden, welches die Breite und Länge und Höhe und Tiefe sei, und zu erkennen die das Erkennen übersteigende Liebe Christi, auf dass ihr erfüllt werdet zu der ganzen Fülle Gottes.* EPHESER 3,14–19

Wenn eine Frau ihren Selbstwert darauf gründet, ob ihr Mann sexuell rein ist oder nicht und dann alles daransetzt, ihn in Ordnung zu bringen, sagt sie damit in Wirklichkeit, dass er ihr Gott ist und sie sich nicht geliebt fühlt, solange er sich nicht wie ein Gott verhält. Meine Schwester, Gottes Liebe zu dir beruht nicht auf dem, was dein Mann tut, sondern auf der Tatsache, dass du Seine Tochter bist, die dazu geschaffen wurde, sich an einer Liebesbeziehung mit Ihm zu erfreuen.

> *Denn in ihm leben, weben und sind wir, wie auch einige von euren Dichtern gesagt haben: »Denn auch wir sind seine Kinder«.*
> APOSTELGESCHICHTE 17,28 (direkt übers.)

> *Denn Gott ist es, der in euch sowohl das Wollen als auch das Vollbringen wirkt um seines Wohlgefallens willen.* PHILIPPER 2,13

Um dein Selbstwertgefühl auf dem starken Felsen Seiner Liebe wieder aufzubauen, untersuche einmal das fehlerhafte Fundament der Lügen, auf dem dein

Leben aufgebaut sein mag, und ersetze es durch Wahrheit. Ich schlage vor, dass du dir etwas Zeit mit dem Herrn nimmst und Ihn bittest, dir alle falschen Götzen in deinem Herzen aufzuzeigen oder Wunden, die Heilung brauchen. Du könntest auch deinen Mann oder andere starke, christliche Frauen fragen, was sie sehen können. Oft spricht der Herr durch die engsten Freunde.

Wenn du Gottes Liebe angenommen hast und Er an erster Stelle in deinem Leben steht, kannst du von deinem Mann verlangen, sich zwischen dir und Pornografie zu entscheiden, denn dein Wert kommt vom Herrn und nicht von deinem Mann. Wenn Gott an erster Stelle steht, wird deine Selbstachtung durch die Kämpfe deines Mannes mit Lust nicht schwer erschüttert, denn dann siehst du deinen Mann als ein zerbrochenes Tongefäß, als jemanden, der die Gnade Gottes braucht, nicht als dein ›Alles‹, von dem dein Leben abhängt. Wenn Gott bei dir an erster Stelle steht, wird es dir leichter fallen, schmutzig zu werden und deinem Mann in dem Kampf zur Seite zu stehen.

Wenn es dir schwerfällt, Gottes Gnade anzunehmen, empfehle ich dir, Kapitel 10–12 zu lesen.

VERGIB DEINEM MANN.

Wenn du wirklich völlig geheilt werden willst von all der Bitterkeit und dem Schmerz durch den Betrug deines Mannes, und wenn du willst, dass deine Ehe überlebt, wirst du ihm irgendwann vergeben müssen.

Vergebung bedeutet nicht, die Zeit für den natürlichen Prozess der Betrübnis zu verkürzen oder das Geschehene zu verdrängen. Es wird teuer sein, deinem Mann zu vergeben. Seine Schuld, die nie zurückgezahlt werden kann, wird vollkommen ausgelöscht.

Deinem Mann die Sünde gegen dich zu vergeben, wird vielleicht die christusähnlichste Sache sein, die du jemals tun wirst. Jesus wurde von den Menschen getötet, die Er liebte, sodass die Menschen, die Er liebte, Ihm nahe sein konnten. Du bist von dem Mann, den du geliebt hast, betrogen worden, und ihm zu vergeben ist der einzige Weg, durch den du jemals jede Barriere zwischen dir und deinem Mann beseitigen kannst.

Vergebung gibt ihm nicht die Erlaubnis, deine Barmherzigkeit zu missbrauchen und in sexueller Sünde zu verharren. Es bedeutet nicht, dass du ihn von der Verantwortung für seine Handlungen freisprichst oder dass er nicht trotzdem den Kampf gegen Lust mit aller Kraft führen muss.

Das Timing ist wichtig. Wirf deine Perlen der Gnade nicht vor die Säue. Wenn dein Mann aggressiv in sexueller Sünde beharrt, würde es bedeuten, dass er mit seinen Füßen darauf herumtrampelt, wenn du ihm sagst, dass du ihm vergibst.

Auf der anderen Seite wird das Geschenk deiner Gnade für einen zerbrochenen Mann, der seine Ehe wieder herstellen möchte, unbezahlbar sein. Den Abend, an dem Michelle mir vergab, werde ich nie vergessen. Es war einer der kostbarsten Augenblicke in unserer Ehe. Sie hatte ihre Vergebung in einem Brief niedergeschrieben und las ihn mir eines Abends vor. Der Brief begann damit, dass sie beschrieb, wie ich sie verletzt hatte, und das Vorlesen dessen war für sie genauso schmerzhaft wie für mich das Zuhören. Dann las sie ihre Vergebung vor, und für jemanden, der sie so tief verletzt hatte, war das ein unbeschreibliches Geschenk der Gnade. Wir weinten beide, als wir uns in diesen Augenblicken umarmten. Sofort hatte ich das Gefühl, dass eine Mauer entfernt wurde, die sich zwischen uns aufgebaut hatte, als ich Ehebruch beging, und unsere emotionale Intimität war wiederhergestellt.

Wenn die Zeit zum Vergeben reif ist und du sie zurückhältst, wird deine Seele mit Bitterkeit vergiftet bleiben. Die Person, die Abstand davon nimmt zu vergeben, wird mehr verletzt als die Person, die einem wehgetan hat. Dein Groll wird eine Mauer zwischen dir und deinem Mann sein und deine Ehe in der Vergangenheit feststecken lassen, in unterbrochener Kommunikation und beständiger Qual.

Vergebung ist eine machtvolle Tat des Willens. Es ist nicht etwas, was du dem Gefühl nach tun möchtest. Wenn du darauf wartest, bis du es gefühlsmäßig tun willst, wird es vielleicht nie geschehen. Zu vergeben bedeutet, all deinen Zorn aufzugeben und deinen Mann von jeder Erwartung frei zu setzen, es in Ordnung zu bringen. Wenn du deinen Mann freisprichst, öffnest du eine Pipeline zu deinem Herzen, durch die Gottes Gnade frei fließen kann und all deinen Schmerz, Zorn und Kummer wegspült.

EINE NEUE EHE BAUEN

Nachstehend einige Schritte, die ein Ehemann und eine Ehefrau tun können, um ihre Ehe nach der Zerstörung durch Porno und Ehebruch wieder aufzubauen. Ich spreche beide Seiten an und beginne mit dem Ehemann.

Nachdem man Ehebruch begangen hat, ist die große Frage: »Sage ich meiner Frau, was ich getan habe?« Beide Antworten sind mit Problemen beladen. Untreue zu verstecken ändert nichts an der Tatsache, dass der Ehebund erschüttert worden ist. Es andererseits zu bekennen, ist eine Reise ins Ungewisse; niemand kann vorhersagen, wie seine Frau reagieren wird, wenn der Betrug offenbar wird. Sie könnte augenblicklich auf Trennung oder Scheidung bestehen. Wenn sie einer Aufarbeitung zustimmt, wird das Ehepaar über Monate emotionale Auseinandersetzungen und Schmerzen erleben. So oder so, es gibt keinen leichten Weg heraus.

Nachdem ich Ehebruch begangen hatte und mich die Frage beschäftigte, ob ich Michelle davon erzählen sollte, fragte ich John um Rat, der die gleiche Unterstützergruppe wie ich besuchte. John hatte viele Affären gehabt, und ich wusste, dass John und seine Frau durch eine harte Zeit gegangen waren, um ihre Ehe zusammenzuhalten. Ich hoffte, dass er sagen würde: »Auf keinen Fall würde ich es ihr noch einmal erzählen«, denn ich wollte es Michelle nicht bekennen. Aber seine Antwort klang in meinen Ohren: »Du musst es ihr sagen, sonst wird es in eurer Ehe keine wahre Intimität mehr geben. Die Frau, mit der du Ehebruch begangen hast, wird immer zwischen dir und deiner Frau stehen.«

Das Timing für eine solche Offenbarung ist wichtig. Wenn deine Frau kürzlich einen Elternteil verloren hat oder gerade in seelsorgerlicher Betreuung wegen der Aufarbeitung eines Traumas wie sexuellem Missbrauch in der Kindheit oder Vergewaltigung steht, wäre eine Mitteilung zu diesem Zeitpunkt etwa so, als würde man eine Abrissbirne in ein Glashaus schmettern. Das heißt nicht, dass es ihr niemals gesagt werden sollte, sondern dass du warten musst.

Wie schon früher in Kapitel 7 angesprochen, werden Beziehungen auf Vertrauen aufgebaut, und Ehrlichkeit ist der Eckstein für das Fundament. Wenn du möchtest, dass deine Ehe wieder rein und heil wird, muss Ehebruch bekannt werden.

Wenn du es tust, übernimm die hundertprozentige Verantwortung für deine Sünde. Füge keine Spitzen hinzu wie »wenn du mehr Sex mit mir gehabt hättest, wäre ich auch nicht untreu gewesen«. Das ist ein missbräuchlicher Versuch, ihr die Schuld zuzuschieben.

Wenn die Enthüllung stattgefunden hat, rechne mit einer emotionalen Achterbahnfahrt, die lange dauern kann. Als ich John fragte, wie lange es gedauert hatte, bis seine Frau von seinem Betrug geheilt war, war seine Antwort kurz und auf den Punkt. »Jahre.«

Mein Kinnladen fiel herunter. »*Jahre???*«, sagte ich ungläubig. »Ich dachte mir, dass du sicher von einigen Wochen oder vielleicht sogar Monaten sprechen würdest, aber *Jahre??!!*«

»Ja, Jahre,« wiederholte John bestimmt. »Die alte Ehe, die du gehabt hast, ist tot, und du musst eine neue bauen. Das wird eine Menge Zeit und Anstrengungen von deiner Seite erfordern. Du musst deine Frau mit Freundlichkeiten bedecken und sie ganz von neuem gewinnen.«

Heute weiß ich, dass er Recht hatte. Es dauerte eine Anzahl von Jahren, bis Michelles Herz wieder hergestellt war.

Deine beharrlichen, entschlossenen Bemühungen, mit allen sexuellen Sünden aufzuhören, geben deiner Frau einen Grund, dir wieder zu vertrauen. Wenn du dich weiter mit Pornografie und Masturbation abgibst oder den Kontakt zu der Person nicht abgebrochen hast, mit der du die Affäre hattest, dann gibst du deiner Frau keinen Grund, bei dir zu bleiben. Sie hat dann jedes Recht dazu, die Trennung zu verlangen, bis du deine Prioritäten richtig gesetzt hast.

Wenn sie dich nach Einzelheiten über »wer, was, wann und wie oft« fragt, antworte ihr wahrheitsgemäß und sorgfältig. Versuche, allzu grafische Details zu vermeiden.

Deine Worte werden die Szenen wie eine Videoaufnahme in ihren Verstand malen, die immer wieder vor ihr ablaufen werden. (Ehefrauen, bevor ihr damit beginnt, jede Einzelheit aus ihm herauszupressen, lest bitte meine unterstehenden Kommentare in dem Teil für euch.) Obwohl deine Antworten ihr tiefe Stiche versetzen werden, denke daran, dass Ehrlichkeit und Wahrheit Heilung und Hoffnung bewirken. Lüge sie nicht an.

Du *willst*, dass deine Frau dir ihre Wut und ihrer Schmerz ausdrückt, weil das zur Bewältigung nötig ist. Lass nicht zu, dass sie ihre Gefühle verdrängt, bis sie in einem gewaltigen Wutausbruch explodieren. Wenn sie zornig ist, sei still und höre zu, egal, was sie sagt (Flüche und Beleidigungen eingeschlossen). Versuche nicht, deine Position zu verteidigen, die sich nicht verteidigen lässt. Erinnere dich daran, dass du es warst, der sie verletzt hat. Menschen, die einen Stich ins Herz bekommen haben, schreien oft ihre Qual hinaus. Gib ihr die Freiheit, ihren Schmerz auszudrücken. Liebe sie und tröste sie, wenn sie dich lässt.

Respektiere ihr Bedürfnis nach Abstand und bedränge sie nicht, wenn sie Zeit allein braucht. Wenn sie sich für eine längere Zeitdauer von dir zurückzieht, überrede sie sanft dazu, mit dir zu sprechen. Bitte sie, dir zu sagen, wie sie sich fühlt.

Gib dein Recht auf Sex auf. Das zeigt ihr, dass es dir um sie geht und du nicht mehr der ›Alles-dreht-sich-um-mich‹-Kerl bist, der du warst. Sage deiner Frau, dass du den Schaden erkennst, den du angerichtet hast, und halte dich von jeglicher Erwartung nach Sex zurück, bis sie wieder dazu bereit ist. Du hast deine Frau emotional vergewaltigt, und sie wird einige Zeit brauchen, um sich in der Beziehung wieder soweit sicher zu fühlen, dass sie für sexuelle Intimität bereit ist. Zerdrückte Blumen brauchen Zeit zum Heilen, bevor sie sich wieder öffnen und neu erblühen können.

Fange so bald wie möglich an, täglich mit deiner Frau einmal am Tag zu beten. Bei einer Konferenz von ›*Focus on the Family*‹, die ich besuchte, teilten die Sprecher folgendes Ergebnis einer Befragung zum Thema Gebet in der Ehe mit: jede zweite Ehe endet mit Scheidung, wenn der Mann und die Frau nicht miteinander beten. Bei den Ehen, wo die Partner regelmäßig miteinander beten, wird eine von tausend Ehen geschieden. Du brauchst die Beteiligung des Herrn an deiner Ehe so schnell wie möglich, damit Er euch wieder zusammenbinden kann. Bekenne Ihm mit deiner Frau deine Sünden. Bitte Ihn, sie zu heilen und eure Ehe von jedem Bösen zu reinigen. Sie kann für Heilung, Schutz und Führung des Herrn in deinem Leben beten. Fragt einander jeden Abend nach speziellen Gebetsanliegen.

Da du der geistliche Leiter in eurer Ehe bist, liegt die Initiative für das Gebet mit deiner Frau auf deinen Schultern. Ich möchte dich ermutigen, tägliches Gebet mit deiner Frau nachdrücklich zu einem regelmäßigen Bestandteil deiner Ehe zu machen, ungeachtet deiner Gefühle wegen der geschehenen Ereignisse.

> *Und mag einer auch den Einzelnen überwältigen, so halten ihm doch die Zweie stand; und gar die dreifache Schnur ist nicht so bald zu zerreißen.* PREDIGER 4,12

> *Denn der Mann ist das Haupt der Frau, wie auch Christus das Haupt der Kirche ist, er, der es als Erlöser seines Leibes ist.*
> EPHESER 5,23

Die alte Ehe ist tot, und du musst eine neue bauen. Geh zurück zu den Grundlagen und sei wieder der beste Freund deiner Frau. Mache ihr ganz von vorn den Hof. Verabrede dich mit ihr, ganz ohne Erwartung von Sex. Öffne ihr dein Herz und lass sie dich kennen lernen, teile deine Ängste, Verletzungen und Freuden mit. Höre ihr zu. Tue die Dinge die sie mag, die du wahrscheinlich vernachlässigt hast, wie zum Beispiel ihr die Tür öffnen, Blumen mitbringen, sie während des Tages vom Büro aus anrufen, ihr morgens ein Kärtchen dalassen oder ihr ein kleines Geschenk machen. (Beachte: Versuche nicht, »ihre Freundschaft zu kaufen«, indem du ihr teuren Plunder kaufst – das wird sie sofort durchschauen!) Gieße das Öl der Gnade und Liebe über ihr aus, und lass sie durch dein Verhalten sehen, dass sie dir kostbar ist.

> *Die Liebe ist langmütig, sie ist gütig: die Liebe eifert nicht, die Liebe prahlt nicht, sie bläht sich nicht auf, sie tut nichts Unschickliches, sie sucht nicht das Ihre, sie lässt sich nicht erbittern, sie rechnet das Böse nicht an; sie freut sich nicht über die Ungerechtigkeit, sie freut sich aber mit der Wahrheit; sie erträgt alles, sie glaubt alles, sie hofft alles, sie erduldet alles.*
> 1. KORINTHER 13,4–7

> *Ihr Männer, liebet eure Frauen, wie auch Christus die Kirche geliebt und sich für sie dahingegeben hat …* EPHESER 5,25

Erinnere dich an die einfache Anweisung des Herrn, wie man dafür sorgt, dass eine Ehe funktioniert: »Ihr Männer, liebt eure Frauen.« Nicht: »Ihr Ehemänner, predigt an, manipuliert, korrigiert herum oder kontrolliert.« Arbeite daran, sie so anzunehmen und zu lieben, wie sie ist, und überlasse dem Herrn ihre Fehler. Ehen werden unerfreulich, wenn einer der Partner versucht, den anderen zu verändern. Gib ihre Schwächen in Seine Hände.

Wenn es euch schwerfällt, miteinander zu kommunizieren, ohne gleich in Streit zu geraten, nehmt so schnell wie möglich die Eheberatung eines christlichen Seelsorgers oder Pastors in Anspruch. Fragt sie, ob sie Erfahrung damit haben, Eheleuten bei der Heilung von Ehebruch zu helfen. Wenn nicht, haltet weiter Ausschau, bis ihr so jemanden gefunden habt. Eheberatung kann ein sicherer Weg sein, sensible Bereiche durchzuarbeiten, die für euch zu emotionsgeladen sind, um sie allein anzupacken.

Wenn eine Ehe durch ein traumatisches Erlebnis wie Ehebruch weit aufgebrochen wird, können oft ungesunde Muster in der Kommunikation und der Beziehung zu Tage treten, zum Beispiel Abhängigkeit, Machtausübung und Kontrolle, Vergötterung des Ehepartners und unangemessene Eingrenzungen. Wenn man sich diesen Themen stellt und sie aufarbeitet, wird eine neue und stärkere Ehe wiederaufgebaut. Noch einmal, wenn du dich überfordert fühlst von dem Schmerz deiner Frau, der Erholung und dem Neubau eurer Ehe, suche die Hilfe eines christlichen Eheberaters.

Der Herr sollte deine erste Liebe und Priorität sein, nicht deine Frau. Er ist für dich die primäre Quelle des Lebens, der Liebe und der Annahme, also wirst du deine Frau (oder Sex) nicht zur Erfüllung von Nöten heranziehen, wozu sie nicht bestimmt ist. Einem zerbrochenen Mann von Integrität, der vor allem anderen entschieden ist, dem Herrn zu folgen, wird sie mehr vertrauen und respektieren als jemandem, der immer noch so tut, als ob und alles in seiner eigenen Kraft tut. Ich habe erlebt, dass der Herr Ehen, die schon tot waren, zum Leben zurück gebracht hat, selbst wenn die Frau ihrem Mann schon gesagt hatte, dass sie die Scheidung wolle. Gebet spielt eine gewaltige Rolle in dem Heilungsprozess, und je mehr Leute für dich und deine Frau beten, desto besser.

Nun wenden wir uns den Frauen zu.

Ehebruch ist ein sehr schmerzvolles, traumatisches Ereignis, von dem man sich schwer erholt. Dein emotionaler Zustand kann heftig schwanken zwischen Schockzustand, aufbrausendem Zorn bis hin zu Tränen der Trauer. Das ist normal, wenn man von jemand, den man liebt, so tief verletzt wird. Erinnere dich, es ist nicht deine Schuld, was er getan hat. Es war allein die Entscheidung deines Mannes, gegen dich zu sündigen. Lass dir weder von ihm, noch von jemand anderem die Schuld dafür einreden.

Du hast das Recht dazu, deinen Mann nach allen Einzelheiten seiner Sünde zu fragen. Bedenke aber, dass das Wissen um die Haarfarbe der anderen Person oder was dein Mann sexuell mit ihr getan hat, lebendige Farben zu dem inneren Video hinzufügen wird, das du dazu verwenden kannst, dich immer wieder selbst zu quälen. Du solltest fragen, wie lange eine Affäre gedauert hat, wie oft und mit wem, aber nach eigentlichen und peinlich genauen Einzelheiten zu fragen, wird wahrscheinlich mehr Schaden als Gutes bewirken. Denke gleichermaßen darüber nach, was du fragen solltest und was nicht; was ist gesund und notwendig, um wieder Vertrauen aufzubauen, im Gegensatz zu dem, was dich nur noch mehr verletzen würde. Wunden müssen gereinigt werden, nicht aber mit Salz eingerieben oder noch tiefer geschnitten werden.

Um den Druck auf deiner Ehe zu verringern, brauchst du wenigstens eine andere Frau außerhalb deiner Ehe, der du dich mitteilen kannst. Wenn du im Augenblick keine solche Freundin hast, bitte den Herrn, dir eine Person, Gruppe oder einen Seelsorger zu zeigen, woran du dich wenden kannst.

Achte genau darauf, wem du etwas mitteilst – besonders, was die Familie angeht. Es Tante Betty, der Streitaxt, zu erzählen, die auf deinen Mann nicht gut zu sprechen ist, ist ein schwerer Fehler. Anstatt zur Heilung beizutragen, würden solche Leute nur Öl auf das Feuer deines Zorns gießen und den Heilungsprozess sabotieren. Es ist oft auch keine gute Idee, es der Familie zu erzählen, zumindest am Anfang. Du braust keine Verwandten, die noch mehr Druck auf den Kocher ausüben und jedes Mal, wenn sie dich sehen, dich zur Scheidung von deinem Mann drängen. Noch schlimmer ist es, wenn manche Familienmitglieder sogar die Ehefrau beschuldigen, wenn der Ehemann Ehebruch begangen hat, mit Aussagen wie: »Oh, Schätzchen, das hast du dir nur selbst eingebrockt, du musst einfach deinen Pflichten als Ehefrau nachkommen.« (In ihrem Buch ›*An Affair of the Mind*‹ (Eine Sache des Verstandes) beschreibt Laurie Hall, was das für eine Hölle ist, wenn man es den falschen Personen erzählt.) Gehe deshalb sorgsam vor und finde erst heraus, welche Haltung die Person gegenüber Ehebruch, Zerbrochenheit und Gnade hat, bevor du dich ihr gegenüber öffnest.

Verlange Offenheit von deinem Mann, aber versuche nicht, seine Probleme für ihn zu bewältigen. Gib ihm den Raum und die Gnade, dass er stolpern, lernen und selbst entdecken kann. Lass den Herrn Sein Gott sein. Sei seine Frau und sein bester Freund, nicht seine Mutter.

Die Entscheidung deines Mannes, Lust aus seinem Leben zu schneiden, könnte dich zwingen, selbst einige Bereiche von Reinheit anzuschauen. Zeitschriften wie *People* (die oft vollgepackt sind mit Bildern von spärlich und freizügig gekleideten Frauen und pikantem Klatsch) oder Kataloge für Unterwäsche wie den V*ersandkatalog Otto* könnten ein Stolperstein für ihn sein. Sie vermitteln gleichzeitig eine Botschaft und einen Lebensstil, der unterschwellig verderblich für dich und deine Kinder ist.

Wenn ein Ehepaar damit beginnt, sein Leben neu aufzubauen, merkt manchmal auch die Frau, dass sie in ihrem Leben einige Kompromisse eingegangen ist. Die meisten Fernsehprogramme haben im besten Fall eine geistlich einschläfernde Wirkung, viele sind eindeutig böse. Ich höre oft, dass Männer sich beklagen, wenn ihre Frauen sich Programme anschauen, Zeitschriften kaufen oder Bücher lesen mit eindeutig sexuellen Inhalt. (Ein Liebesroman, der Ehebruch und Unzucht verherrlicht, ist genauso Pornografie wie die einschlägig sexuellen Inhalte, die dein Mann sich angeschaut hat.) Das Engagement, ein reines Leben vor dem Herrn zu führen, sollte bei dir genauso entschieden sein wie bei deinem Mann. Wenn er zuhause das Kabelfernsehen oder TV überhaupt entfernen will, unterstütze ihn dabei. Ermögliche ihm, der geistliche Leiter zu sein, den du dir wünscht.

> *Ich will mein Auge nicht auf wertlose Dinge richten; ich hasse das Werk derer, die Übertretungen begehen, das soll mir nicht anhaften.* (DIREKT ÜBERS.) PSALM 101,3

> *Im übrigen, ihr Brüder, allem, was wahr, was ehrbar, was gerecht, was rein, was liebenswert, was wohl lautend ist, wenn es irgendeine Tugend und wenn es irgendein Lob gibt, dem denket nach! Was ihr auch gelernt und überkommen und gehört und gesehen habt an mir, das tut! dann wird der Gott des Friedens mit euch sein.* PHILIPPER 4,8–9

Dein Ehemann ist ein Mensch der gefallenen Schöpfung, ein Sünder. Frauen, die ihren Selbstwert von der Wiederherstellung ihres Mann abhängig machen, programmieren für sich selbst einen schmerzhaften Sturz vor, denn jeder

Versuch, ihn zu ›reparieren‹, wird zwangsläufig in einem Desaster enden. Wenn eine unsichere Frau es sich zur Aufgabe macht, an der Wiederherstellung oder Erneuerung ihres Mannes zu arbeiten und das zu ihrem Gott macht, werden die Funken fliegen, und die Ehe wird unerträglich. Sie verliert ihre Identität und Würde auf einem Altar der Umgarnung.

Wenn beide Ehepartner den Herrn zur ersten Quelle ihrer Liebe machen, kann die Ehe zu dem werden, wozu Gott sie bestimmt hat: ein Mann und eine Frau, die für das ganze Leben die besten Freunde sind. Durch eine Einheit, die nicht durch unrealistische Erwartungen verstopft ist, kann die Gnade frei fließen. Seid deshalb entschieden, Christus zu eurer ersten Liebe zu machen.

Wenn du bereit bist, deinem Mann zu vergeben, schlage ich vor, deine Vergebung in einem Brief niederzuschreiben und ihm vorzulesen. Beschreibe im ersten Teil des Briefes, wie seine Untreue auf dich gewirkt hat. Nimm dir die Zeit, ihm deinen Schmerz und deine Qual auszudrücken. Beschreibe, was ihr beide verloren habt. Dann beende den Brief, indem du ihm seine Sünde gegen dich vergibst.

Zum Vorlesen des Briefes plane eine ruhige Stunde (mindestens) am Tag ein, wo du sicher bist, dass ihr nicht gestört werdet. Zieh den Stecker von Telefon ab und überlege, die Kinder für eine Nacht bei den Großeltern zu lassen. Dies könnte einer der zartesten, heiligsten und intimsten Augenblicke eurer Ehe werden, und da willst du keine Unterbrechungen.

Nehmt euch Zeit und dient einander, nachdem du den Brief vorgelesen hast. Weint über das, was ihr verloren habt, und freut euch über das neue Leben, das eurer Ehe gegeben worden ist. Ich schlage vor, dass ihr anschließend beide betet. Bittet den Herrn, dass Er den Prozess der Heilung eurer Ehe vollendet und euch beide von allem Schmerz, aller Bitterkeit und Sünde heilt.

Möge der Herr euch beide segnen.
Möge Er eure Familie reinigen und säubern.
Möge euch Seine heilende Gnade
und Sein heilender Friede in vollem Maße zuteil werden.
Möge Er eure Ehe fruchtbar in Liebe machen.
Möge eure Ehe Ihn verherrlichen.

BUCHEMPFEHLUNGEN

RALPH H. EARLE & MARK R. LAASER:
WENN BILDER SÜCHTIG MACHEN

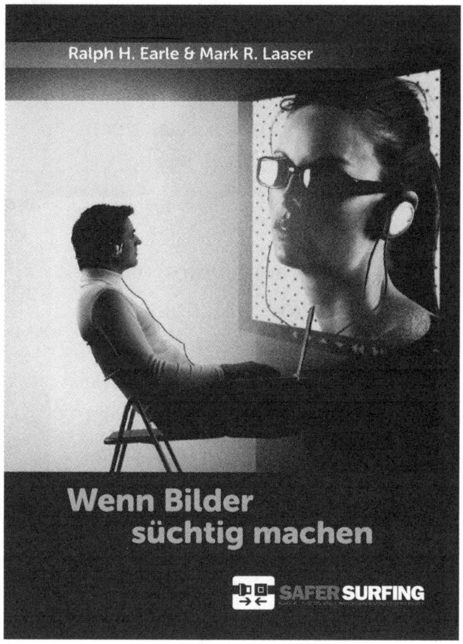

Der sexuelle Adrenalinstoß ist immer nur ein paar Mausklicks entfernt und drängt sich per E-Mail sogar ungebeten auf unsere Bildschirme. Tausende von Männern und Frauen tappen in die Falle und merken erst spät, wie Heimlichkeit und Angst vor Entdeckung sie in ein Doppelleben treiben. Earle und Laaser zeigen dank ihrer langjährigen Erfahrung als Berater Wege zur Befreiung auf. Sie gehen den tieferen Ursachen sexuellen Fehlverhaltens auf den Grund und beschreiben anhand der Bibel Grundzüge einer gesunden Sexualität und Intimität und bieten praktische Hinweise zur Überwindung zerstörerischer Verhaltensmuster.

Verlag: Safer Surfing
ISBN 978-3-200-01821-1

BUCHEMPFEHLUNGEN

WOLF DELING:
DER SEXTE SINN

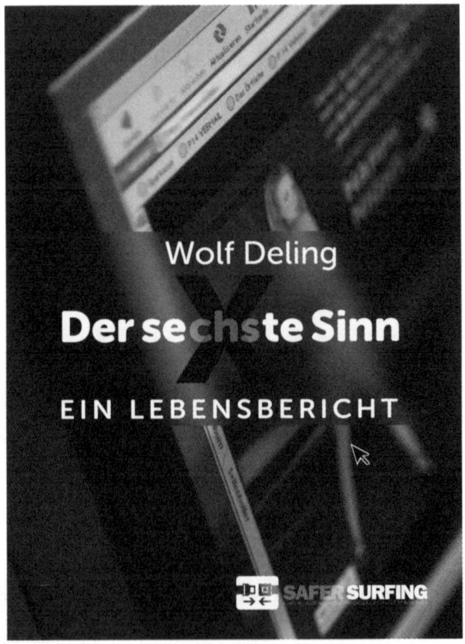

Immer tiefer rutscht Wolf Deling in die Pornowelt des Internets. Immer wieder will er mit aller Kraft aus dem Sumpf heraus, doch der Sog und die Sehnsucht sind zu stark!

Dies ist das schonungslos offene Bekenntnis eines Mannes, der ganz genau weiß, was er tut, aber mit seinem Willen seine Gefühle nicht steuern kann. Und es ist vor allem das Zeugnis eines Menschen, das anderen in ähnlicher Lage Mut macht und Hoffnung auf Veränderung gibt.

Verlag: Safer Surfing
ISBN 978-3-9502975-0-8

BUCHEMPFEHLUNGEN

ILONA JACOBS:
ICH WAR EINE VON VIELEN

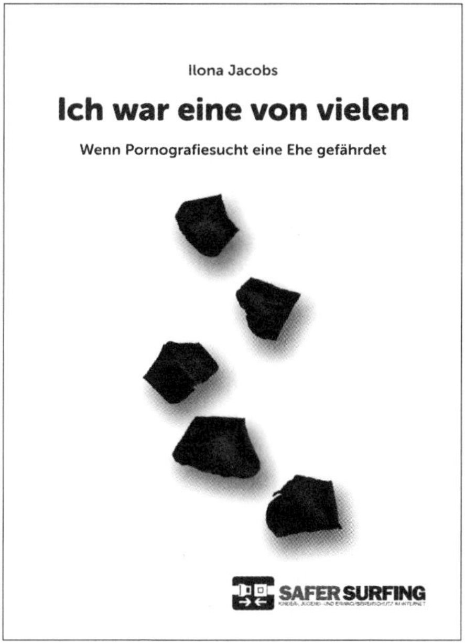

» Wenn er sich Pornofilme anschaut ...
» Wenn er immer wieder im Internet surft, auf der Suche nach ...
» Wenn er süchtig nach Sex ist, aber nicht mit dir ...

Wie fühlt sich das an? Was bleibt von einer Ehe übrig? Wohin soll man gehen mit seiner Verzweiflung und Wut? Man schämt sich zu Tode und ist zugleich so wütend und enttäuscht ...

Ilona Jacobs weiß, wie sich das anfühlt: Jahrelang hatte ihr Ehemann mit seiner Pornosucht zu kämpfen. Ihre Ehe ging deshalb fast in die Brüche. Jetzt hat sie den Mut, uns einen Einblick in ihren Kampf zu gewähren. Was sie mitgemacht hat, was sie fühlte, was sie aus ihren falschen Entscheidungen und Reaktionen gelernt hat, ihren Zorn und ihr Verlangen – wir erleben alles hautnah mit und nehmen teil an ihrem Ringen ums Überleben.

Verlag: Safer Surfing
ISBN 978-3-9502975-1-5Ralph H. Earle & Mark R. Laaser:
Wenn Bilder süchtig machen

LETZTE SEITE

Für weitere Quellen zum Thema von sexueller Abhängigkeit und wie Ihre Gemeinde oder Ihr Dienst denen helfen kann, die damit Probleme haben, besuchen Sie die Webseiten

www.safersurfing.eu
www.loveismore.de
www.nacktetatsachen.at

Information und Artikel über das Thema der Gesundung von sexueller Abhängigkeit.

» Unterstützung für Ehefrauen.

» Information über die Bildung und Durchführung von Selbsthilfe-Gruppen (SHGs)

» Forum.

» Information über das ›Safer Surfing‹-Seminar.

» Bestellung des monatlichen E-Mail Rundbriefs.

QUELLENANGABEN

KAPITEL 1

1 Auf die Webseite gestellt von Family Safe Media: „Pornography Statistics". Online im Internet: http://familysafemedia.com/pornography_statistics.html#anchor4 (Abgerufen 23.1.08)

2 Ebd.

3 CARVER, Lloyd: „Follow The Porn". In: CBS News. Stand: 26. April 2006. Online im Internet: http://www.cbsnews.com/stories/2006/04/26/opinion/graver/-main1548040.shtml?source=search_story

4 COLLIS, Richard: „That Old Feeling, When Porn Was Chic". In: Time.com. Stand: 29. März 2005. Online im Internet:
http://www.time.com/time/columnist/corliss/article/0,9565,1045367,00.html

5 BERGIN, Mark: „Porn Again". In: World Magazine, Stand: 23.April 2005. Online im Internet: http://www.worldmag.com/articles/10555

6 Auf die Webseite gestellt von der National Coalition to Protect Children and Families: „Pornography". Online im Internet: http://www.nationalcoalition.org/resourcesservices/stat.html (Abgerufen 28.1.08)

7 GARDNER, Christine: „Tangled the Worst of the Web". In: Christianity Today. Stand: 5. März 2001. Online im Internet: www.christianitytoday.com/ct/2001/004/1.42.html

8 MEANS, Patrick: "Men´s Secret Wars" (Der Männer geheime Kriege). Grand Rapids, Michigan: Revell, 1999, Seite 225 der englischen Ausgabe.

9 RICHARDS, Ramona: „Dirty Little Secrets". In: Christianity Today. Stand: Oktober 2003. Online im Internet: http://www.christianitytoday.com/tcw/2003/sepoct/5.58.html

10 Auf die Webseite gestellt von Pastors.com ministry tool box: "Pastor's forum poll". Stand. 3. November 2002. Online im Internet: http://www.pastors.com/article.asp?ArtID_=_1971

11 LUCK, Kenny: „The Necessary Revolution; Why You Need to Connect with Your Men". In: Pastors.com. Online im Internet: http://www.pastors.com/RWMT/?ID=114&artid=4394&expand=1

12 Eine Untersuchung von Internet Filter Review auf die Webseite gestellt von Focus on the Family. Stand: 2003. Online im Internet: http://www.focusonthefamily.com/

KAPITEL 2

1 ROBERTS, Ted: „Pure Desire“ (Pures Verlangen). Ventura, California: Regal Books, 1999, Seite 45 der englischen Ausgabe.

2 HALL, Laurie: „An Affair of the Mind“ (Eine Affaire in Gedanken). Focus on the Family, 1996, Seite 149 der englischen Ausgabe.

KAPITEL 3

1 CHAMBERS, Oswald: „Mein Äußerstes für sein Höchstes“. P. Hüni, Bern: Berchtold Haller Verlag, 22. Auflage, 1985, Lesung 10 April

2 Auf die Webseite gestellt von Divorce Wizards: „Porn Matters – Divorce and Pornography Statistics“. Online im Internet: http://www.divorcewizards.com/divorcestats_porn.html (Abgerufen 30.1.08)

3 Auf die Webseite gestellt von Fathermag.com: „Fatherless homes Statistics“. Online im Internet: http://www.fathermag.com/news/2756-suicide.shtml (Abgerufen 30.1.08)

4 Ebd.

5 Auf die Webseite gestellt von Fathermag.com: „Fatherless homes Statistics“. Online im Internet: http://www.fathermag.com/news/2756-suicide.shtml (Abgerufen 30.1.08)

6 Auf die Webseite gestellt von Crown Financial Ministries: „Singel Parent Ministries – Single Parent Statistics – Associate Risks“. Online im Internet: http://www.crown.org/FinancialWisdom/church/single_parent/statistics.asp#Risks (Abgerufen 30.1.08)

7 Auf die Webseite gestellt von Crown Financial Ministries: „Single Parent Ministries – Single Parent Statistics – Income/Poverty“. Online im Internet: http://www.crown.org/FinancialWisdom/church/single_parent/statistics.asp#Income (Abgerufen 30.1.08)

8 Ebd.

KAPITEL 4

1 CHAMBERS, Oswald: „Mein Äußerstes für sein Höchstes“. P. Hüni, Bern: Berchtold Haller Verlag, 22. Auflage, 1985, Lesung vom 1. Dezember

KAPITEL 6

1 TOLKIEN, J.R.R.: “Der Herr der Ringe – Die Gefährten”. Stuttgart: Klett-Cotta Verlag, 2000, Seite 81

2 TOLKIEN, J.R.R.: “Der Herr der Ringe – Die Rückkehr des Königs”. Stuttgart: Klett-Cotta Verlag, 2002

3 TOLKIEN, J.R.R.: “Das Silmarillion”. Stuttgart: Klett-Cotta Verlag, 1978, Seite 386

4 HART, Dr., Archibald: „The Sexual Man“ (Der sexuelle Mann). Dallas: World Publishing, 1994, Seiten 136-139 der englischen Ausgabe.

5 HALL, Laurie: „An Affair of the Mind“ (Affaire in Gedanken). Focus on the Family, 1996, Seiten 105-106 der englischen Ausgabe.

KAPITEL 7

1 LUBBEN, Shelley: „The Truth Behind the Fantasy of Porn“. In: Shelley Lubben – Transformed. Online im Internet: http://www.shelleylubben.com/index.php?truth=story (Abgerufen 31.1.08)

2 EVERSON, Eva Marie: „Sex, Lies and the Media“ (Sex, Lügen und die Medien). Colorado Springs, CO: Cook Communications, 2005, Seite 158 der englischen Ausgabe.

KAPITEL 8

1 SEAMANDS, David: „Heilung der Gefühle“ Marburg: Verlag der Francke-Buchhandlung GmbH, 2002, Seite 28

2 MARSHALL, Bruce: “The World, the Flesh and Father Smith” (Die Welt, die Fleischeslust und Vater Smith). New York: Houghton Mifflin Co., 1945

KAPITEL 9

1 HARNISH, James

2 STEINEM, Gloria: „Top 50 Fathers Quotes“. In: momscape. Online im Internet: http://www.momscape.com/articles/father-quotes.htm

3 SORENSEN, Austin: „C.G.G. Weekly – Essay: Are We Losing Our Childen?“. In: Church of the Great God. Online im Internet: http://cgg.org/index.cfm/fuseaction/Library.CGGWeekly/ID/3179/-Are-We-Losing-Our-Children.htm

4 Auf die Webseite gestellt von momscape: „Top 50 Fathers Quotes“. Online im Internet: http://www.momscape.com/articles/father-quotes.htm

5 ELDREDGE, John: „Der ungezähmte Mann, Auf dem Weg zu einer neuen Männlichkeit“. Gießen: Brunnen Verlag, 2003, Seite 89 und 90.

6 SMALLEY, Gary; TRENT, John: „The Blessing“ (Der Segen). Nashville: Thomas Nelson Publishers, 1986, Seite 24-29 der englischen Ausgabe.

7 CAMPBELL, Ross: „How to Really Love Your Child“ (Wie man sein Kind wirklich liebt). Wheaton, Illinois: Victor Books, 1977, Seite 73 der englischen Ausgabe.

8 In der Schrift gibt es weitere Geschichten von Männern, die durch die passive Leitung ihrer Väter beeinflusst wurden. Dazu gehören die beiden Söhne Elis, die mit einer

Dienerin schliefen, die am Heiligen Zelt Dienst tat (1. Samuel 2–3) und Davids Kinder (siehe 1. Könige 1,5–6). Amnon vergewaltigte Thamar und wurde dann von Absalom getötet, der das Volk Israel später in einen Bürgenkrieg führte, in dem er sein Leben verlor. David wies Amnon nicht wegen der Vergewaltigung Thamars zurecht, noch Absalom wegen der Tötung Amnons.)

9 ELDREDGE, John: „Der ungezähmte Mann, Auf dem Weg zu einer neuen Männlichkeit". Gießen: Brunnen Verlag, 2003, Seite 101 und 102.

10 SMITH, James Bryan; MULLIS, Rich: „An Arrow Pointing to Heaven" (Ein Pfeil, der zum Himmel zeigt). Nashville: Broadman and Holman Publishers, 2000, Seite XII der englischen Ausgabe.

11 Zitat aus dem Film: „Dad" (Papa). Regie: Gary David Goldberg. Universal Studios, 1989

12 WRIGHT, H. Norman: „Always Daddy's Little Girl". Ventura, California: Regal Books, Seite 11 und 12 der englischen Ausgabe.

13 SMITH, James Bryan; MULLIS, Rich: „An Arrow Pointing to Heaven" (Ein Pfeil, der zum Himmel zeigt). Nashville: Broadman and Holman Publishers, 2000, Seite XII-XIII der englischen Ausgabe.

KAPITEL 10

1 WILLINGHAM, Russel: „Breaking Free" (Frei werden). Downer's Grove, Illinois: Intervarsity Press, 1999, Seite 131 der englischen Ausgabe.

2 SMITH, James Bryan; MULLIS, Rich: „An Arrow Pointing to Heaven" (Ein Pfeil, der zum Himmel zeigt). Nashville: Broadman and Holman Publishers, 2000, Seite XII der englischen Ausgabe.

KAPITEL 12

1 CHAMBERS, Oswald: „Mein Äußerstes für sein Höchstes". P. Hüni, Bern: Berchtold Haller Verlag, 22. Auflage, 1985, Lesung am 11. Juni.

2 SWINDOLL, Charles: „So You Want to Be Like Christ?" (Du willst also wie Jesus Christus sein?). Nashville: W. Publishing Group, div. of Thomas Nelson Publishers, 2005, Seite 40 der englischen Ausgabe.

3 TOZER, AW: „Gottes Nähe Suchen". Holzgerlingen: Hänssler Verlag, 2006, Seite 13

4 TOZER, AW: „Gottes Nähe Suchen". Holzgerlingen: Hänssler Verlag, 2006, Seite 21 und 22

KAPITEL 13

1 Zitat aus dem Film: „Les Miserables". Regie: Billie August. Sony Pictures, 1998.